下垂体の画像診断

Diagnostic imaging of the pituitary gland

編集

三木幸雄
大阪市立大学大学院医学研究科　放射線診断学・IVR学教授

佐藤典子
国立精神・神経医療研究センター病院　放射線診療部部長

MEDICAL VIEW

本書では，厳密な指示・副作用・投薬スケジュール等について記載されていますが，これらは変更される可能性があります。本書で言及されている薬品については，製品に添付されている製造者による情報を十分にご参照ください。

Diagnostic imaging of the pituitary gland
（ISBN978-4-7583-1603-3　C3047）

Editors：Yukio Miki
　　　　　Noriko Sato

2017. 12. 1　1st　ed

©MEDICAL VIEW, 2017
Printed and Bound in Japan

Medical View Co., Ltd.
2-30　Ichigayahonmuracho, Shinjyukuku, Tokyo, 162-0845, Japan
E-mail　ed ＠ medicalview.co.jp

序文

　下垂体は，全身の大部分の内分泌腺の機能を調節する，内分泌のマスターグランドである。小さな臓器だが，種々の重要な機能を持つと同時に，多くの種類の疾患が生じうる。

　ほとんどの下垂体疾患はMRIで描出が可能であり，診断には，内分泌学的アプローチとともに，MRIが重要な位置を占めている。下垂体疾患の画像所見は多彩であるため，正確な画像診断をするためには豊富な知識が必要であるが，下垂体疾患の画像診断に関する書籍での記載は，頭部画像診断の本の一部や下垂体疾患の内科・外科の本の一部に含まれているのみであった。本書は，下垂体の画像診断に特化した，わが国で最初の書籍となる。

　本書の構成は，まず，下垂体の画像診断に必要な内科的知識・外科的知識・病理学的知識の章を設け，続いて，個々の下垂体疾患の画像診断についての章を設ける構成とした。Common diseaseのみならず，まれな疾患についても詳細な画像所見を記載いただいた。特に大切な疾患については，下垂体を専門とする内分泌内科医・脳神経外科医が求める情報も加え，より詳細な画像診断ができる内容とし，かつ最新の知識もトピックに記載していただいた。また，後葉の高信号の発見，疾患概念の提唱，画像診断法の開発など，下垂体のMRIは，日本が世界をリードしてきた分野の一つであり，要所に科学史的なエピソードも盛り込んで頂いた。その際当事者の一人として，MRIを用いた下垂体研究のパイオニアである藤澤一朗先生に執筆者として参加していただいたことは，大変光栄である。また他の著者の先生方も素晴らしい内容の原稿を書いてくださったので，画像診断医のみならず，内分泌内科・脳神経外科・神経内科・眼科・小児科・耳鼻咽喉科などの診療科医師にも役立つと信じている。

　本書の編集にあたり，下記の方々にご指導・ご協力を頂いた。ここに記して謝意を表す。大畑建治先生(大阪市立大学)，富樫 かおり先生(京都大学)，中本 裕士先生(京都大学)，山本 憲先生(京都大学)。また，まれな疾患の多くは，神経放射線ワークショップ，関西NR勉強会，NR懇話会などで提示された先生方にお願いした。これらの症例検討会を運営されている世話人・当番の先生方，ならびに，いつのどの会でどの疾患が提示されたかを教えていただいた下野 太郎先生(大阪市立大学)にも感謝する。3年前に本書を提案くださったメジカルビュー社の伊藤 彩氏，綺麗で見やすいレイアウトに仕上げてくださった同社の中澤 恵氏にも感謝する。

　本書が，下垂体疾患に関わる医師のみならず，患者さん方のお役に立てることを祈念している。

2017年8月

三木 幸雄，佐藤 典子

著者一覧

■ 編集

三木 幸雄	大阪市立大学大学院医学研究科 放射線診断学・IVR学教授
佐藤 典子	国立精神・神経医療研究センター病院 放射線診療部部長

■ 執筆（掲載順）

島津 章	国立病院機構京都医療センター 臨床研究センター長
後藤 剛夫	大阪市立大学大学院医学研究科 脳神経外科学講師
井下 尚子	虎の門病院 病理診断科医長
福原 紀章	虎の門病院 間脳下垂体外科
西岡 宏	虎の門病院 間脳下垂体外科医長
山田 正三	虎の門病院 副院長・間脳下垂体外科部長
横田 悠介	京都大学大学院医学研究科 放射線医学（画像診断学・核医学）
伏見 育崇	京都大学大学院医学研究科 放射線医学（画像診断学・核医学）
三木 幸雄	大阪市立大学大学院医学研究科 放射線診断学・IVR学教授
藤澤 一朗	市立岸和田市民病院副院長・放射線科部長
佐藤 典子	国立精神・神経医療研究センター病院 放射線診療部部長
里上 直衛	京都市立病院 放射線診断科医長
東 美菜子	宮崎大学医学部 病態解析医学講座放射線医学分野
平井 俊範	宮崎大学医学部 病態解析医学講座放射線医学分野教授
藤井 裕之	自治医科大学附属病院 放射線科
古川 理恵子	自治医科大学とちぎこども医療センター 小児画像診断部講師
木村 有喜男	国立精神・神経医療研究センター病院 放射線診療部医長
坂本 真一	大阪市立大学大学院医学研究科 放射線診断学・IVR学講師
金柿 光憲	兵庫県立尼崎総合医療センター 放射線診断科科長
立川 裕之	大阪市立大学大学院医学研究科 放射線診断学・IVR学
雫石 崇	日本大学医学部 放射線医学系画像診断学分野

影山 咲子	公立置賜総合病院 放射線科
鹿戸 将史	山形大学医学部 放射線診断科講師
井手口 怜子	長崎大学原爆後障害医療研究所 アイソトープ診断治療学研究分野
松尾 孝之	長崎大学病院 脳神経外科教授
石丸 英樹	長崎大学病院 放射線科講師
勝部 敬	島根大学医学部 放射線医学
樋渡 昭雄	九州大学大学院医学研究院 臨床放射線科学分野
前田 正幸	三重大学大学院医学系研究科 先進画像診断学講座教授
松木 充	近畿大学医学部 放射線医学講座放射線診断学部門准教授
下野 太郎	大阪市立大学大学院医学研究科 放射線診断学・IVR学准教授
鈴木 賢一	東邦大学医療センター大森病院 放射線科
榎園 美香子	国立精神・神経医療研究センター病院 放射線診療部
相田 典子	神奈川県立こども医療センター 放射線科部長
森 暢幸	大阪赤十字病院 放射線診断科副部長
東山 央	大阪医科大学 放射線医学
西澤 光生	大阪医科大学 放射線医学
鳴海 善文	大阪医科大学 放射線医学教授
外山 芳弘	高松赤十字病院 放射線科
中田 安浩	都立神経病院 神経放射線科医長
豊田 圭子	帝京大学医学部附属病院 放射線科准教授
土井下 怜	大阪市立大学大学院医学研究科 放射線診断学・IVR学

（敬称略）

目 次

I 下垂体の画像診断に必要な内分泌内科的知識

島津　章

ホルモン検査 ········· 2

下垂体ホルモン ········· 3
成長ホルモン（GH）－インスリン様成長因子 - 1（IGF-1） ········· 3
プロラクチン（PRL） ········· 4
甲状腺刺激ホルモン（TSH） - 甲状腺ホルモン ········· 5
副腎皮質刺激ホルモン（ACTH）－コルチゾール ········· 6
性腺刺激ホルモン（LH・FSH）－性ホルモン ········· 7
抗利尿ホルモン（ADH） ········· 7

下垂体腺腫患者の内分泌学的評価 ········· 8

下垂体腺腫の薬物療法 ········· 9

II 下垂体の画像診断に必要な脳神経外科的知識

後藤剛夫

下垂体腺腫 ········· 14
術前画像診断 ········· 14
海綿静脈洞進展 ········· 14
鞍隔膜上進展 ········· 17

頭蓋咽頭腫 ········· 21
術前画像診断 ········· 21
視交叉，第三脳室底との位置関係を考慮した頭蓋咽頭腫の細分類 ········· 21
細分類別画像と手術難易度 ········· 22

Ⅲ 病理と解剖

井下尚子, 福原紀章, 西岡　宏, 山田正三

総論 ……………………………………………………………………… 28

　下垂体の解剖 …………………………………………………………… 28

　下垂体近傍腫瘍の概要 ………………………………………………… 29

　下垂体病変に対する病理学的な検索 ………………………………… 31

下垂体病変各論 …………………………………………………………… 32

　前葉病変の概要 ………………………………………………………… 32

　下垂体腺腫の組織分類の考え方 ……………………………………… 32

　下垂体腺腫の構造 ……………………………………………………… 34

　囊胞を伴いやすい病変 ………………………………………………… 35

　漏斗・茎部の病変 ……………………………………………………… 36

　下垂体後葉の病変 ……………………………………………………… 37

　その他の間葉系腫瘍 …………………………………………………… 39

　下垂体の悪性腫瘍 ……………………………………………………… 39

　下垂体の炎症性疾患 …………………………………………………… 40

Ⅳ 画像診断

撮像方法 下垂体のMRI・CT撮像条件 横田悠介，伏見育崇，三木幸雄

MRI ·· 42

　撮像装置 ·· 42

　下垂体の解剖学的特徴と疾患 ·· 42

　撮像断面 ·· 42

　撮像に際して注意すべきアーチファクト ·· 44

　2D撮像と3D撮像 ·· 46

　下垂体ダイナミック造影MRI ·· 47

　拡散強調像 ··· 49

　読影のポイントと注意点 ·· 49

CT ·· 49

　概論 ·· 49

　撮像方法 ·· 49

　読影のポイントと注意点 ·· 50

正常像

前葉 ·· 三木幸雄　　52
　解剖・機能／サイズ／信号強度／造影パターン／トルコ鞍空洞症 (empty sella)

後葉①　視床下部－下垂体後葉系のMR画像パターン ··················· 藤澤一朗　　58
　視床下部-下垂体後葉系／後葉系の信号パターン

後葉②　視床下部－下垂体後葉系のMR画像パターン ··················· 佐藤典子　　69

CONTENTS

下垂体柄 ⋯⋯⋯⋯⋯⋯⋯⋯⋯⋯⋯⋯⋯⋯⋯⋯⋯ 里上直衛，三木幸雄　　**74**
解剖／径／長さ／信号・造影パターン

海綿静脈洞 ⋯⋯⋯⋯⋯⋯⋯⋯⋯⋯⋯⋯⋯ 東　美菜子，平井俊範　　**78**
定義と位置／形態と壁構造／海綿静脈洞内の脳神経／海綿静脈洞と関連ある静脈路／
海綿静脈洞部の内頚動脈とその分枝／画像所見

先天奇形 (congenital abnormalities)

重複下垂体 (duplication of the pituitary gland)
⋯⋯⋯⋯⋯⋯⋯⋯⋯⋯⋯⋯⋯⋯⋯ 藤井裕之，古川理恵子，木村有喜男　　**84**

中隔視神経形成異常症 (septo-optic dysplasia : SOD)
⋯⋯⋯⋯⋯⋯⋯⋯⋯⋯⋯⋯⋯⋯⋯ 藤井裕之，古川理恵子，木村有喜男　　**88**

カルマン症候群 (Kallmann syndrome)⋯⋯ 藤井裕之，古川理恵子，木村有喜男　　**92**

鞍棘 (sellar spine) ⋯⋯⋯⋯⋯⋯⋯⋯⋯⋯ 藤井裕之，古川理恵子，木村有喜男　　**95**

腫瘍性疾患 (neoplastic diseases)

下垂体腺腫 (pituitary adenoma) ⋯⋯⋯⋯⋯⋯⋯⋯⋯⋯⋯ 三木幸雄，坂本真一　　**97**
microadenoma ⋯⋯⋯⋯⋯⋯⋯⋯⋯⋯⋯⋯⋯⋯⋯⋯⋯⋯⋯⋯⋯⋯⋯⋯⋯ **98**
macroadenoma ⋯⋯⋯⋯⋯⋯⋯⋯⋯⋯⋯⋯⋯⋯⋯⋯⋯⋯⋯⋯⋯⋯⋯ **100**
産生ホルモン別の留意事項 ⋯⋯⋯⋯⋯⋯⋯⋯⋯⋯⋯⋯⋯⋯⋯⋯⋯⋯ **101**
macroadenomaにおける異所性後葉形成 ⋯⋯⋯⋯⋯⋯⋯⋯⋯⋯⋯ **104**
異所性下垂体腺腫 (ectopic pituitary adenoma) ⋯⋯⋯⋯⋯⋯⋯⋯ **104**
術後画像診断 ⋯⋯⋯⋯⋯⋯⋯⋯⋯⋯⋯⋯⋯⋯⋯⋯⋯⋯⋯⋯⋯⋯⋯ **105**

下垂体腺腫の出血・下垂体卒中
(hemorrhage in pituitary adenoma and pituitary apoplexy)
·· 坂本真一, 三木幸雄　110

神経下垂体ジャーミノーマ (胚腫) とその他の胚細胞腫瘍
(neurohypophyseal germinoma and other germ cell tumors) ········ 金柿光憲　118

頭蓋咽頭腫・ラトケ嚢胞······························· 坂本真一, 三木幸雄　126
　頭蓋咽頭腫 (craniopharyngioma) ·· 126
　ラトケ嚢胞 (Rathke cleft cyst) ··· 131

下垂体細胞腫 (pituicytoma) ························· 立川裕之, 三木幸雄　140

神経下垂体顆粒細胞腫 (granular cell tumor of the neurohypophysis)
··· 雫石　崇　143

腺性下垂体紡錘形細胞オンコサイトーマ
(spindle cell oncocytoma of the adenohypophysis) ······影山咲子, 鹿戸将史　147

下垂体神経膠腫 (pituitary glioma) ············ 井手口怜子, 松尾孝之, 石丸英樹　151

下垂体癌 (pituitary carcinoma) ······································ 勝部　敬　155

下垂体発生悪性リンパ腫 (pituitary lymphoma) ··········· 藤井裕之, 木村有喜男　160

トルコ鞍部神経芽腫 (neuroblastoma of the sellar region) ··············· 樋渡昭雄　164

転移性下垂体腫瘍 (metastatic pituitary tumor) ································ 前田正幸　167

下垂体発生の衝突腫瘍 (collision tumors of the sellar region) ·············· 松木 充　171

非腫瘍性疾患 (non-neoplastic diseases)

クモ膜嚢胞 (arachnoid cyst) ……………………………………………………… 伏見育崇　175

成長ホルモン分泌不全性低身長症 (growth hormone deficiency)
…………………………………………………………………………………… 藤澤一朗　181

下垂体過形成と下垂体外疾患による下垂体腫大を呈する病態
(pituitary hyperplasia and pituitary enlargement associated with
extrapituitary conditions) ………………………………………………………… 下野太郎　186

シーハン症候群 (Sheehan syndrome) ………………………………………… 鈴木賢一　193

金属沈着 ………………………………………………………………………… 藤澤一朗　196

ランゲルハンス細胞組織球症 (Langerhans cell histiocytosis : LCH)
……………………………………………………………… 榎園美香子, 相田典子　199

神経サルコイドーシス (neurosarcoidosis) ……………………………………… 森　暢幸　204

結核 (tuberculosis) ………………………………… 東山　央, 西澤光生, 鳴海善文　210

トルコ鞍部黄色肉芽腫 (xanthogranuloma of the sellar region) ……… 外山芳弘　214

リンパ球性下垂体炎 (lymphocytic hypophysitis : LYH) …… 中田安浩, 佐藤典子　218

IgG4関連下垂体炎 (IgG4-related hypophysitis) ……………………………… 豊田圭子　224

下垂体膿瘍 (pituitary abscess) ……………………………… 土井下　怜, 三木幸雄　229

索引 ……………………………………………………………………………………　233

I

下垂体の画像診断に必要な
内分泌内科的知識

I

下垂体の画像診断に必要な内分泌内科的知識

島津 章

　下垂体機能異常を見つけ的確に診断するためには，それぞれのホルモンの低下や過剰による症状および症候を知って疾患を疑い，そのホルモン値に異常があるかどうかを判断する。基礎値のみで判断できない場合負荷試験を行うが，その必要性は十分検討する。下垂体機能異常の原因疾患検索に画像診断は非常に有用であり，下垂体機能異常を呈した患者すべてに適応される。

▶▶ ホルモン検査[1]

　ホルモンの種類により，変動があるものと比較的安定したものがある。表1に示すように，短期的変動をきたす要因として，食事や運動，睡眠，ストレスなどの影響，採血条件などがある。また長期的変動では，年齢，性による違いや栄養状態によって異なる場合がある。

　ホルモン検査は，適正な診断と適切な治療のため必要であるが，その評価に際しいくつかの注意点がある（表2）。変動が少ないホルモンでは単回測定で基礎値の評価が可能であり，分泌低下や分泌過剰を診断できる。しかし，変動が大きいホルモンでは単回測定による評価は困難なことが多く，疾患群と健常人との区別が容易でない。治療のメルクマールとしてホルモン検査が行われるが，症状と検査値に乖離がみられることや時間経過や反応の違いなどがみられることがある。症状と検査値の両者を照らし合わせ，総合的に評価する。

表1　ホルモンの分泌動態

変動するホルモン	安定したホルモン
成長ホルモン（GH） 副腎皮質刺激ホルモン （ACTH）	インスリン様成長因子-1 （IGF-1） 甲状腺刺激ホルモン （TSH）

短期的変動
食事・運動・睡眠・ストレスの影響，採血の条件

長期的変動
年齢・性による違い，栄養状態

表2　ホルモン検査

適正な診断のため

ホルモンの基礎値（安定した状態の採血）
- 単回測定で評価できるホルモン（変動が少ない）
  分泌低下と分泌過剰
- 単回測定では評価が困難なホルモン（変動が大きい）
  健常人と疾患の区別ができない

適切な治療のため

症状と検査値の両者を照らし合わせる
- 症状と検査値が異なる場合がある
- タイムラグ：時間経過
- 反応の違い：体の部位で異なる

下垂体ホルモン[2]

下垂体ホルモン（前葉，後葉）は（図1），それぞれ独自の分泌調節を受けている。それぞれについて，主な作用と機能低下症や機能亢進症を疑う症状，症候，ホルモン検査を簡単に解説する。

図1　下垂体ホルモン（前葉・後葉）
標的内分泌臓器のホルモン分泌を調節する。

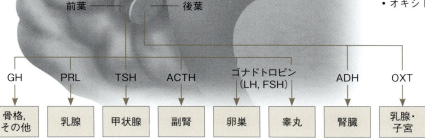

- 成長ホルモン　GH：growth hormone
- プロラクチン　PRL：prolactin
- 甲状腺刺激ホルモン
  TSH：thyroid stimulating hormone
- 副腎皮質刺激ホルモン
  ACTH：adrenocorticotropic hormone
- 性腺刺激ホルモン（ゴナドトロピン）
  LH：luteinizing hormone,
  FSH：follicle stimulating hormone
- 抗利尿ホルモン（バゾプレシン）
  ADH：antidiuretic hormone
- オキシトシン　OXT：oxytocin

▷成長ホルモン（GH）−インスリン様成長因子-1（IGF-1）（図2）

● 機能低下症[3]
症状：新生児期は低血糖発作がみられ，小児期には成長障害（低身長と身長増加速度の減少）がみられる。成人期では体脂肪増加と除脂肪体重低下の体組成の変化，易疲労感や意欲低下などの症状がみられる。

ホルモン検査：成長ホルモン分泌はパルス状であり，基礎値で分泌低下を判断できない。分泌不全症の確定診断にGH（growth hormone）分泌刺激試験が用いられる。インスリン低血糖試験が標準であったが，最近はGHRP-2（growth hormone releasing peptide-2）試験がよく用いられる。そのほかにアルギニン試験とグルカゴン試験がある。IGF-1（insulin-like growth facter-1）濃度はGHの1日総分泌量と相関し，半減期が長く診断の参考となる。年齢と性別で基準範囲が異なるため，相当する基準範囲で判断する。

● 機能亢進症（先端巨大症，下垂体性巨人症；acromegaly）
症状：GH分泌過剰は，小児で高身長，成人で先端巨大症となる。先端巨大症では，顔貌の変化，前額外側の角張，巨大舌，いびき，四肢末端の腫大，発汗過多，高血圧，手根管症候群，月経異常などの症状がみられる。

ホルモン検査：GH濃度とIGF-1濃度を測定する。確定診断には経口ブドウ糖負荷試験が用いられ，GH底値が0.4ng/mL以下に抑制されなければ，GH分泌過剰と診断する。IGF-1濃度は年齢，性別基準範囲を超える。

図2　下垂体の働き；GH

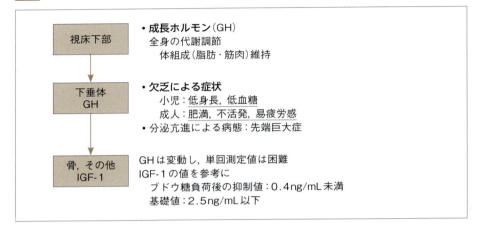

▷プロラクチン(PRL)（図3）

●機能低下[3]
症状：産褥期の乳汁分泌低下がみられる。
ホルモン検査：プロラクチン(prolactin)基礎値の低下とTRH(thyrotropin-releasing hormone)試験に対する低反応がみられる。

●機能亢進
症状：女性の無月経と乳汁分泌，男性の性欲低下，勃起障害がある。高プロラクチン血症の原因（表3）として，妊娠を含め様々な疾患があり鑑別が重要である。
ホルモン検査：プロラクチン基礎値が高い。下垂体プロラクチンは視床下部ドパミンにより恒常的に抑制されていることから，視床下部や下垂体茎病変でも高値をとる。

図3　下垂体の働き；PRL

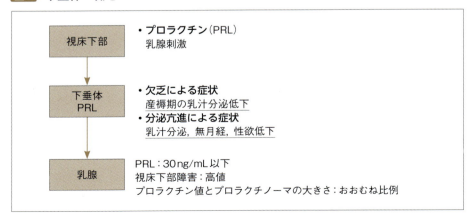

表3 高プロラクチン血症の原因疾患

① 下垂体腺腫
② 視床下部下垂体障害，頭蓋咽頭腫，胚細胞腫瘍，ランゲルハンス細胞組織球症，サルコイドーシス，下垂体茎途絶症候群，トルコ鞍空洞症
③ 異所性プロラクチン産生腫瘍
④ 胸壁ならびに神経路の刺激性障害
⑤ 原発性甲状腺機能低下症
⑥ 多嚢胞性卵巣症候群
⑦ 薬剤（ドパミン拮抗剤，経口避妊薬，エストロゲン製剤）
⑧ 機能性高プロラクチン血症，分娩後，分娩と無関係
⑨ 精神疾患
⑩ 慢性腎不全
⑪ マクロプロラクチン血症

▷ 甲状腺刺激ホルモン（TSH）・甲状腺ホルモン（図4）

● 機能低下症[3]

症状：中枢性甲状腺機能低下症では，浮腫，便秘，徐脈，耐寒性低下などの症状は軽いことが多い。

ホルモン検査：遊離サイロキシン（free thyroxine 4：FT4）の基礎値で判断する。FT4が正常下限以下で，TSH（thyroid stimulating hormone）が正常もしくは低下する。

● 機能亢進

症状：動悸，発汗過多，手指振戦，甲状腺腫大などがみられる。

ホルモン検査：FT4が高値で，TSHが正常もしくは増加している（TSH不適合分泌症候群；syndrome of inappropriate sercretion of TSH：SITSH）。TSH産生腺腫と甲状腺ホルモン不応症（受容体異常症）の鑑別が必要である。

図4 下垂体の働き；TSH

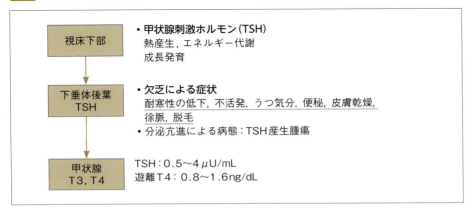

▷副腎皮質刺激ホルモン（ACTH）－コルチゾール（図5）

●機能低下症[3]

症状：中枢性副腎不全は，ストレス下で強い体調不良，意識障害，ショックや低ナトリウム血症など急性症状を呈する。慢性的には，体重減少，倦怠感，嘔気，食欲不振などがみられる。一般検査では，低ナトリウム血症，低血糖，好酸球数増加がみられることがある。

ホルモン検査：ACTH（adrenocorticotropic hormone），コルチゾールともに日内変動とパルス分泌のため，1回の測定値の判断が困難な場合がある。コルチゾールが早朝空腹時で4μg/dL未満，ストレス下で低値か基準範囲（増加していない）の場合は副腎不全と考えられる。DHEA-S（dehydroepiandrosterone sulfate）は低値であれば慢性的な中枢性副腎不全が示唆される。基礎値で判断できない場合に分泌刺激試験が行われる。通常量のACTH負荷試験が有用であり，30，60分値でコルチゾールが18μg/dLを超えない場合，副腎皮質機能低下症と診断される。慢性でない中枢性副腎不全の診断にはインスリン低血糖試験が必要となる。

●機能亢進症（クッシング病；Cushing disease）

症状：近位筋萎縮，皮膚菲薄化，異所性脂肪沈着として鎖骨上窩，後頸部，腹部の脂肪沈着と満月様顔貌がみられる。生理的色素沈着が増加し，多毛やざ瘡がみられる。

ホルモン検査：コルチゾールの日内変動が消失して夜間コルチゾールが低下しないこと，1日尿中遊離コルチゾールが増加していることが有用である。0.5mg（または1mg）デキサメタゾン抑制試験を行い，翌朝のコルチゾール値を測定する。異所性ACTH産生腫瘍とクッシング病との鑑別に8mgデキサメタゾン抑制試験およびCRH負荷試験が行われる。下錐体静脈洞（もしくは海綿静脈洞）サンプリングが必要な場合がある。

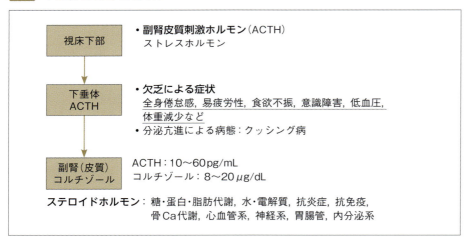

図5 下垂体の働き；ACTH

▷性腺刺激ホルモン（LH・FSH）－性ホルモン（図6）

●機能低下症[3]
症状：二次性徴の欠如または進行停止，月経異常，性欲低下，勃起障害，不妊，恥毛・腋毛の脱落，性器萎縮，乳房萎縮などがみられる．小陰茎，停留精巣，尿道下裂，無嗅症を伴うことがある．

ホルモン検査：男性では総（遊離）テストステロン値の低下があり，黄体形成ホルモン（LH：luteinizing hormone）が基準範囲内もしくは低下する．女性の場合，性周期の時期によってLH，卵胞刺激ホルモン（FSH：folicle stimulating hormone）の基準範囲が異なる．エストロゲン低下にもかかわらずLH，FSHが上昇していない場合や更年期以降にLH，FSHの上昇が認められない場合は低下症とする．

●機能亢進症
症状：思春期前では思春期早発症がみられる．成人ではFSH産生腺腫による卵巣過剰刺激症候群（腹痛，巨大卵巣，腹水）がみられることがある．

図6 下垂体の働き；LH, FSH

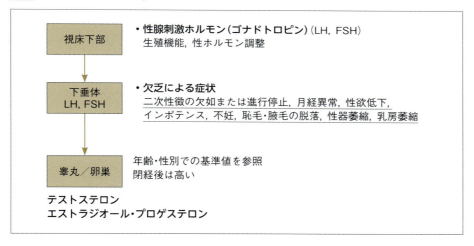

▷抗利尿ホルモン（ADH）（図7）

●機能低下症（中枢性尿崩症；central diabetes insipidus）[3]
症状：突然始まる多尿，口渇，多飲であるが，軽症の場合夜間尿だけのこともある．口渇中枢の障害により口渇感がない場合や意識障害などで飲水が困難な場合に，高ナトリウム血症が起きる．中枢性副腎不全が合併していると多飲，多尿が目立たなくなることがある（仮面尿崩症）．

ホルモン検査：尿量が多く，尿浸透圧は低く，血漿ADH濃度は低値である．高張食塩水負荷試験および水制限試験で診断を確定する．

●機能亢進症（抗利尿ホルモン不適合分泌症候群；syndrome of inappropriate secretion of antidiuretic hormone：SIADHS）
症状：低ナトリウム血症とそれによる食欲不振，嘔気などがあり，進行すると意識障害をきたす．慢性的に進行した低ナトリウム血症では意識障害がみられないこ

とがある．急速な血清ナトリウムの補正を行うと，意識を回復したのち数日後再度意識障害が進行する浸透圧性脱髄症候群が起こり重篤となることがある．

ホルモン検査：低ナトリウム血症であるにもかかわらずADH(antidiuretic hormone)が抑制されていない．副腎不全でないことを診断しておく．循環血漿量の評価を行う．

図7 下垂体の働き；ADH

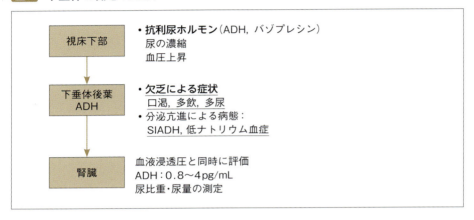

▶ 下垂体腺腫患者の内分泌学的評価

①機能性であるか非機能性であるか（表4）．
②非機能性が疑われる場合，分泌低下しているホルモンを調べる（主に基礎値で評価）．
③機能性が疑われる場合，過剰分泌しているホルモンとともに分泌低下しているホルモンがないかを調べる（分泌過剰ホルモンによる臨床的活動性を評価する）．
④治療方針を立てるうえで，腺腫の大きさ，拡がり，傍トルコ鞍部周辺組織（特に海綿静脈洞）への浸潤・進展度，正常下垂体の同定について，画像診断を依頼する．
⑤治療目標を明らかにする（表5）．
⑥手術療法を第一選択とする場合，術前薬物療法の必要性を考慮する（補充療法は行う）．

表4 下垂体腺腫の種類

非機能性腺腫（ホルモンを分泌しない腫瘍）
・ゴナドトロピン産生腺腫（主に）
機能性腺腫（ホルモンを分泌する腫瘍）
・GH 産生腺腫（先端巨大症） ・PRL 産生腺腫（プロラクチノーマ） ・ACTH 産生腺腫（クッシング病） ・TSH 産生腺腫

表5 下垂体腺腫の治療目標

局所制御
下垂体腺腫の腫瘍縮小・退縮
機能制御
ホルモン過剰分泌および分泌不全による機能障害の是正
臨床症状の改善，メルクマールとなるホルモンのコントロール

⑦術後一定の時期に，手術療法の効果および副作用について画像診断と内分泌学的評価を行う。

⑧定位的放射線治療が追加された場合，照射後新たな下垂体機能低下を起こす可能性（図8）がある[4]。画像診断にて定期的に放射線治療の効果をみるとともに内分泌学的評価を行う。

図8 下垂体近傍腫瘍に対する放射線治療後の下垂体機能低下症

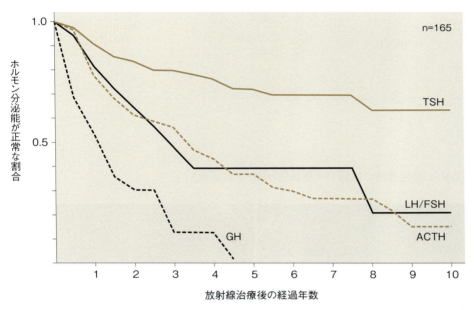

(Littley MD: QJ Med, 70: 145-160, 1989.より引用)

▶ 下垂体腺腫の薬物療法

現在，プロラクチノーマを除く機能性下垂体腺腫および非機能性下垂体腺腫は，手術療法が第一選択である[5]。手術療法ができない場合や治療効果が不十分である場合に，薬物療法が実施される。表6には，現在行われている薬物療法のまとめを示した。括弧内は，未承認の薬剤を提示しているが，将来承認されることが期待される。

薬物療法により，局所制御されて腫瘍縮小・退縮する（図9）ことがあり，治療経過中は定期的な画像診断が望まれる。一方，下垂体腺腫に直接作用しないGH受容体拮抗薬（先端巨大症に対する治療薬）や副腎皮質ステロイド合成酵素阻害薬（クッシング病に対する治療薬）の場合，下垂体腫瘍増大を引き起こす可能性を完全には否定できないため，これらの場合も定期的な画像による経過観察を行う必要がある。

表6 下垂体腺腫に対する薬物療法

	局所制御	機能制御
PRL産生	ドパミン作動薬	ドパミン作動薬
GH産生	ソマトスタチン誘導体	ソマトスタチン誘導体 ドパミン作動薬 GH受容体拮抗薬
ACTH産生	（ソマトスタチン誘導体）	副腎皮質を標的 （ソマトスタチン誘導体） （ドパミン作動薬）
TSH産生	（ソマトスタチン誘導体）	（ソマトスタチン誘導体） （ドパミン作動薬）
Gn産生 臨床的非機能性	—	—

（　）：未承認

図9 カベルゴリンによるPRL産生腺腫の退縮（T1強調冠状断・矢状断像）

a：治療前
　（PRL＝580 ng/mL）

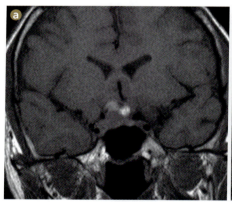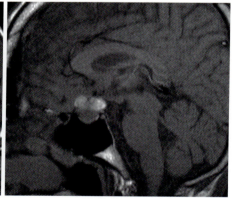

b：CAB治療3カ月目
　（PRL＝5.6 ng/mL）

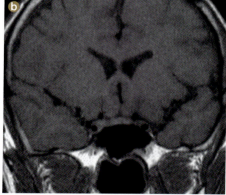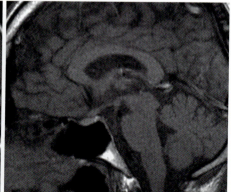

ポイント

下垂体炎における機能障害について[6]

下垂体後葉機能障害では中枢性尿崩症を合併する。一方，下垂体前葉機能障害では，ACTH分泌不全・TSH分泌不全が多くみられ，GHやPRLは保たれていることがある。また合併する下垂体茎障害の回復により前葉機能障害の一部分が改善することがある。

◆ 文献

1) 島津 章: 内分泌検査とその実際. 下垂体腫瘍のすべて, 寺本明, 長村義之 編, 医学書院, 東京, p148-158, 2009.

2) 島津 章: 下垂体機能と下垂体ホルモン総論, 最新 内分泌代謝学, 中尾一和 総監修. 診断と治療社, 東京, p88-93, 2013.

3) Higham CE, Johannsson G, Shalet SM: Hypopituitarism. Lancet, 388: 2403-2415, 2016.

4) Littley MD, Shalet SM, Beardwell CG, et al: Hypopituitarism following external radiotherapy for pituitary tumours in adults. QJ Med, 70: 145-160, 1989.

5) Molitch ME: Diagnosis and treatment of pituitary adenomas: a review. JAMA, 317: 516-524, 2017.

6) Caturegli P, Newschaffer C, Olivi A, et al: Autoimmune hypophysitis. Endocr Rev, 26: 599-614, 2005.

Ⅱ

下垂体の画像診断に必要な脳神経外科的知識

II

下垂体の画像診断に必要な脳神経外科的知識

後藤 剛夫

　近年下垂体近傍腫瘍は，経鼻内視鏡手術手技の進歩に伴い，腫瘍切除度が目覚ましく進歩した疾患である。このため，以前は切除が困難であった鞍隔膜を越えて上方に進展した腫瘍や，海綿静脈洞進展を示した腫瘍に対しても積極的な切除が行われるようになった。こうした手術を安全に行うためには，術前の腫瘍と周囲解剖構造との位置関係の把握が脳神経外科医にとっては最も重要となる。周囲解剖構造をきれいに描出した画像，および画像レポートは脳神経外科医にとってどれだけ重要かについて傍鞍部腫瘍を例に挙げながら解説したい。

下垂体腺腫

▶▶ 術前画像診断

　現在ほとんどの下垂体腺腫は経鼻内視鏡下経蝶形骨洞到達法で切除されている。しかしこの手術法は単一の術式ではなく，海綿静脈洞進展の有無，および鞍上部進展の有無により，海綿静脈洞下壁の骨を削除して術野を側方に拡大，あるいは鞍結節部の骨を削除して同部硬膜を切開後，術野を前後方向に拡大して硬膜内に進入するなど拡大蝶形骨洞到達法とよばれる術式が広く行われるようになっている。このため術前画像としては，拡大法が必要かを判断するために，腫瘍と周囲構造との位置関係を正確に描出・診断されることが脳神経外科医にとっては非常に役立つ所見となる。

ポイント

　経鼻内視鏡手術の進歩によって傍鞍部腫瘍の切除範囲は大幅に拡大している。このため脳神経外科医にとっては，切除できるがゆえに従来以上に腫瘍と周囲構造との解剖学的位置関係の把握が重要となっている。

▶▶ 海綿静脈洞進展

　まず**図1**は右海綿静脈洞進展を示す下垂体腺腫の一例である。この症例では脳神経外科医にとって必要となる情報は海綿静脈洞進展の有無以上に，海綿静脈洞内のどの部分に腫瘍が進展しているかが問題となる。このため画像としては内頸動脈と

腫瘍のコントラストがわかりやすい画像が欲しい。以前の顕微鏡下手術では術中観察できる範囲はトルコ鞍底前半部に限られるため，海綿静脈洞内の腫瘍は術者の手の感覚を頼りにしたキュレットでの摘出が中心であった。しかし経鼻内視鏡手術では斜台骨，錐体骨，海綿静脈洞下壁，トルコ鞍全体を術野におさめることができるため，海綿静脈洞内の構造を直接観察しながらの手術が可能となっている。このため内頸動脈傍斜台部（C5）が外側に移動しているかなどの情報は術者にとって大変有用なものとなる。また後床突起が腫瘍により圧迫破壊されている所見などがあると，腫瘍は内頸動脈背側に回り込んでいることを疑わせる重要な所見と考えられる。この症例では右内頸動脈傍斜台部（C5）が外側に変位していることが術前画像でわかる（図1a）。30度の内視鏡を用いて内頸動脈C5部周囲骨をドリルで削除後，内頸動脈C5部，内頸動脈海綿静脈洞部（C4部）を外側に移動させながら，海綿静脈洞に

図1 海綿静脈洞進展を示す下垂体腺腫-1

a：腫瘍は右海綿静脈洞に進展し，内頸動脈傍斜台部（C5）が外側に変位しているのがわかる（→）。

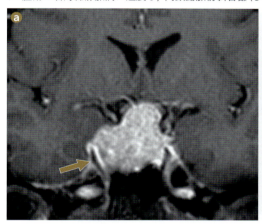

a：術前造影T1強調冠状断像　　　　　　b：術後造影T1強調冠状断像

c：術前写真。
C3：内頸動脈傍前床突起部
C4：内頸動脈海綿静脈洞部
C5：内頸動脈傍斜台部

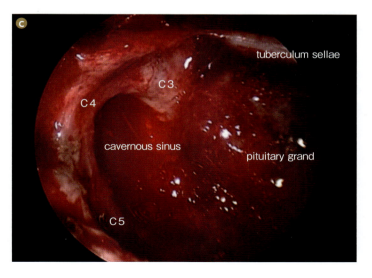

進入し内頸動脈内側の空間から腫瘍を安全に摘出することができた(図1b, c)。

また，ときに海綿静脈洞進展を示す腫瘍がさらに硬膜内に進展しているようにみえる場合がある(図2a)。この場合，腫瘍上面には海綿静脈洞上壁の硬膜が一層存在するのか，あるいは，腫瘍が動眼神経の海綿静脈洞入口部を通って硬膜内に真の意味で進展しているのかがわかると手術到達法を決定するうえで非常に役に立つ。また3D-CISSなどの強T2強調像(heavily T2-weighted image)で動眼神経と腫瘍の位置関係について所見があるとさらに手術を安全に行うことができる。この患者ではMRI造影冠状断像上，腫瘍にくびれが認められるがこのくびれを形成している低信号の構造が海綿静脈洞上壁の硬膜と思われた。腫瘍は動眼神経の海綿静脈洞硬膜貫通部を通って硬膜内に進展していると推定して手術を行った(図2a, b)。拡大経鼻内視鏡手術で右海綿静脈洞内に進入，海綿静脈洞内腫瘍を摘出すると，硬膜に欠損部があり同部を通って硬膜内に腫瘍が進展していた。手術所見からも硬膜欠損部は動眼神経硬膜貫通部と考えられた。同部から腫瘍を摘出し硬膜内腫瘍も摘出した(図2c〜e)。

図2 海綿静脈洞進展を示す下垂体腺腫-2

a：腫瘍は右海綿静脈洞に進展し，さらに硬膜内に進展しているようにみえる。➡は，海綿静脈洞上壁硬膜。

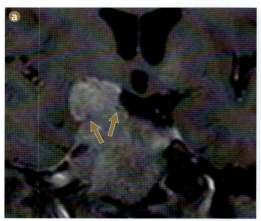

a：術前造影T1強調冠状断像　　　　　　　　　b：術前造影T1強調横断像

c：術中写真(30度内視鏡で下方から病変を観察している)。
右海綿静脈洞天井に硬膜欠損部があり同部を通り腫瘍が硬膜下に進展している。内視鏡を近づけ腫瘍を摘出した。白点線で囲まれた範囲は，硬膜欠損部。

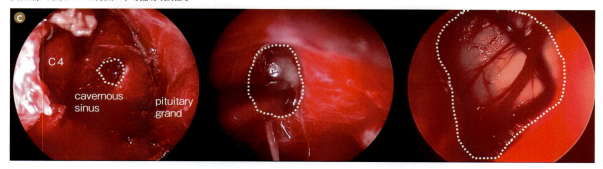

d, e：硬膜内の腫瘍も摘出された。

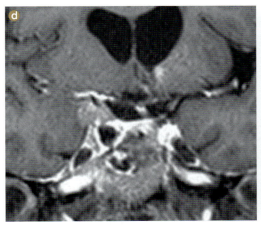

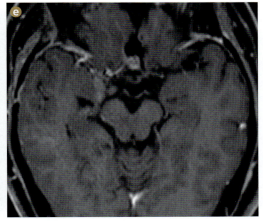

d：術後造影T1強調冠状断像

e：術後造影T1強調横断像

▶▶ 鞍隔膜上進展

　下垂体腺腫はしばしば上方に大きく進展している場合がある。図3はトルコ鞍拡大が少なく腫瘍が上方に大きく進展した非機能性下垂体腺腫である。この症例では腫瘍上部はすでに鞍隔膜を通って硬膜内に進展しているのかそれとも硬膜をかぶって鞍隔膜下にとどまっているのかがわかると実際の手術では非常に役立つ所見である。腫瘍が鞍隔膜を貫通して硬膜内に進展していると腫瘍は直接視交叉，視床下部，前大脳動脈をはじめとする脳血管と癒着しているため手術が非常に難しくなる。一方，菲薄化しても鞍隔膜が腫瘍上面を覆っているとこれら重要構造物との境界となり腫瘍切除はかなり安全となる。また視神経，視交叉の位置も手術を考えるうえで知っておきたい所見である。腫瘍が鞍隔膜内にとどまっている場合は視交叉は上方に挙上されていることがほとんどだが，鞍隔膜上進展を認める下垂体腺腫ではしばしば腫瘍は視交叉後方部で増大し，視交叉が前方に圧迫されている場合がある。この場合，視交叉とトルコ鞍底の距離が少なく，通常の経蝶形骨洞到達法で視交叉後方の腫瘍を無理に摘出しようとすると視神経障害を引き起こす可能性がある。

　図3a, bを再度観察するとトルコ鞍拡大が少なく腫瘍は上方に進展していることがわかる。しかし腫瘍上面は比較的スムーズな形状であり腫瘍は鞍隔膜に覆われたまま上方に進展していると推測した。腫瘍の形状からこのように推定しているが鞍隔膜そのものを描出できる撮像法があれば非常に役立つと思われる。実際の手術では鞍結節と前頭蓋底の骨を削除する拡大経蝶形骨洞到達法で，同部硬膜を切開して硬膜内に入り直接視神経，視交叉を確認した。上方に引き伸ばされた鞍隔膜が観察できすべの腫瘍は鞍隔膜下に存在した（図3c〜f）。鞍隔膜を境界に安全に腫瘍を全摘出した。30度内視鏡で下方から上方を観察しているが，引き伸延ばされた正常下垂体と鞍隔膜が存在するため第三脳室底が直接観察されることはない（図3c〜f）。術後MRIでは腫瘍がすべて切除されているのがわかる（図3g）。

図3　上方進展を示す下垂体腺腫-1

a, b：腫瘍上面は冠状断，矢状断ともにスムーズな形状で腫瘍上面は鞍隔膜に覆われていると判断した。

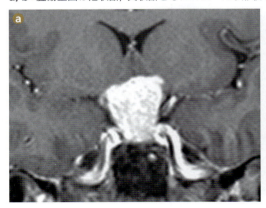

a：術前造影T1強調冠状断像

b：術前造影T1強調矢状断像

c～f：術中写真．
c：トルコ鞍底の骨削除に加え，鞍結節の骨も広く削除している．
d：鞍結節硬膜と視神経管の硬膜を露出したところ．
e：腫瘍を切除すると視神経視交叉と腫瘍の間には鞍隔膜の明瞭な境界が存在した．
f：腫瘍をすべて摘出したところ．
OC：optic canal　　TS：tuberculum sellae　　Ⅱ：optic nerve

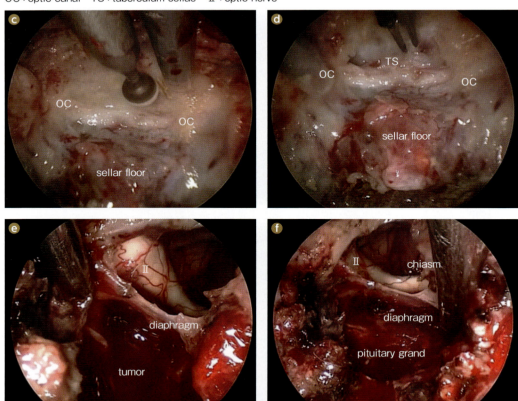

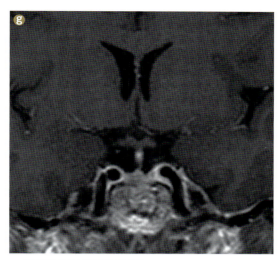

g：術後造影T1強調冠状断像

　図4は同じく上方進展が強い再発下垂体腺腫である。この症例では矢状断，冠状断ともに腫瘍中央部付近にくびれている部位が確認できる。さらに，このくびれには線上の低信号の構造が確認できる。これがおそらく鞍隔膜であると推定し手術を行った。また，この患者では視神経，視交叉の走行をうまく描出することはできなかった。この患者で正確な視神経視交叉の走行が描出できれば手術には非常に有用となる。実際の手術では拡大経蝶形骨洞到達法を用いて腫瘍切除を開始した。トルコ鞍の腫瘍を摘出すると鞍隔膜が確認できたが（図4c），画像上認めた硬膜欠損部を通じてかなりの腫瘍が硬膜内に進展していることがわかった。また，くびれた部

図4　上方進展を示す下垂体腺腫-2

a, b：矢状断，冠状断MRIともに腫瘍に明瞭なくびれが認められる。くびれよりも頭側の腫瘍は硬膜内に進展した腫瘍と判断した（➡）。

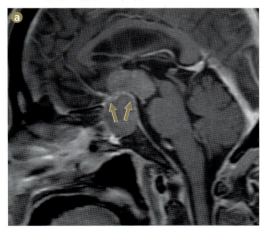

a：術前造影T1強調矢状断像

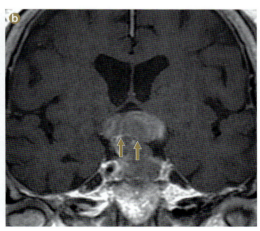

b：術前造影T1強調冠状断像

位は非常に小さくその部位を通して硬膜内腫瘍を摘出することは困難であった(図4c)。そこで鞍隔膜を縦に分割し，硬膜内の腫瘍を観察した(図4d)。腫瘍は視交叉後方から第三脳室の食い込むように存在していた(図4e)。腫瘍を摘出すると第三脳室底が開放され，第三脳室内が観察できた(図4f)。このように鞍隔膜上腫瘍はすべて神経，血管と直接接することになるため非常に注意深い剥離が必要となる。術後すべての腫瘍は摘出されているのがわかる(図4g, h)。

c～f：術中写真。
c：トルコ鞍内の腫瘍を摘出したところ。腫瘍頭側に鞍隔膜が存在，さらに小さな欠損部を通して腫瘍は硬膜下に進展していた。白点線で囲んだ範囲は，硬膜欠損部。
d：硬膜内の腫瘍を観察するため鞍隔膜を縦に分割しているところ。
e：鞍隔膜上を観察し，視交叉後方から第三脳室底に進展した腫瘍を摘出しているところ。
f：第三脳室底を観察しているところ。

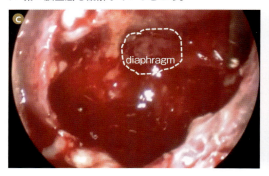
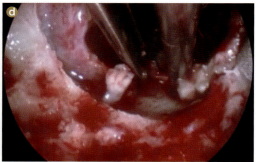
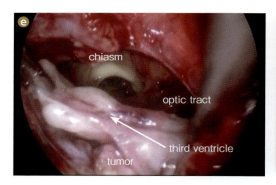
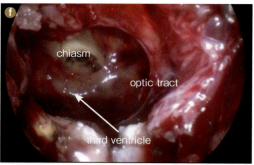

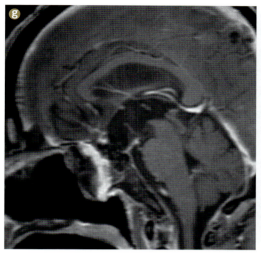
g：術後造影T1強調矢状断像

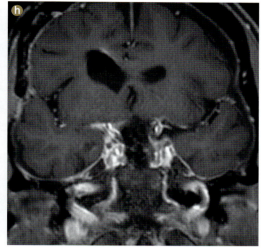
h：術後造影T1強調冠状断像

頭蓋咽頭腫

▶ 術前画像診断

　頭蓋咽頭腫は頭蓋咽頭管の遺残から発生する腫瘍であるため基本的には下垂体茎が発生部位となるが，より下垂体に近い側つまりトルコ鞍内に発生する場合もあれば第三脳室底下垂体茎付着部に発生し第三脳室内腫瘍となる場合もある。脳神経外科医にとっては前者と後者では手術難易度が大きく異なる。また視神経，視床下部との位置関係も手術難易度に大きく影響する。このため術前画像診断としては，頭蓋咽頭腫の発生部位，および視神経，視床下部との関係，下垂体，下垂体茎との位置関係が正確に把握できる画像を得ることができると手術の際に非常に役立つ。

▶ 視交叉，第三脳室底との位置関係を考慮した頭蓋咽頭腫の細分類

　頭蓋咽頭腫に対しては視交叉と腫瘍の位置関係が最も手術難易度と関連しているといわれている。われわれは頭蓋咽頭腫を発生部別に4つに細分類している。腫瘍が最も下垂体に近い部位で発生した場合は，下垂体腺腫と同様にトルコ鞍を拡大させながら鞍内腫瘍としての発育形態をとる。こうした症例をintrasellar typeと分類した。つぎに下垂体に近い側の下垂体茎に腫瘍が発生すると腫瘍は視交叉の下に潜り込み視交叉，前交通動脈を上方に挙上して成長することになる。画像での視交叉と前交通動脈の位置に注目し，これが上方に挙上されている場合をprechiasmatic typeとした。つぎに腫瘍が視床下部に近い側の下垂体茎に発生する

と腫瘍は視交叉の後方で発育し，視交叉，前交通動脈が全く挙上されることがない。第三脳室底は腫瘍により上方に挙上されているか，あるいは，腫瘍が第三脳室底を穿破して第三脳室内に進展している。これをretrochiasmatic typeとした。最後に腫瘍が第三脳室底上衣から発生した場合をintra-ventricular typeとした。この例は第三脳室底が下方に移動していることになる（図5）[1, 2]。この分類はあくまで概念的なものであり腫瘍が大きい場合には分類困難となることもあるが，視交叉，前大脳動脈，第三脳室底の位置がわかるような画像検査をしていただくと脳神経外科医にとっては非常に役に立つ。

図5 発生部位に基づいた頭蓋咽頭腫の細分類　概念図

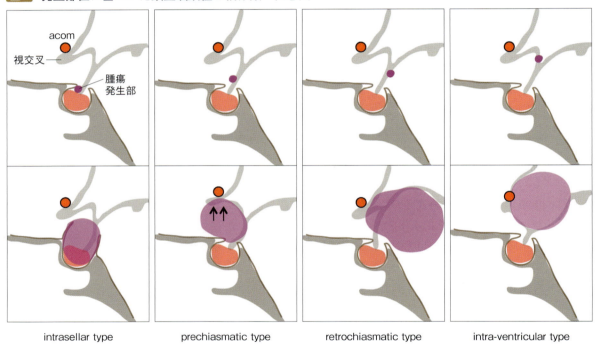

intrasellar type　　prechiasmatic type　　retrochiasmatic type　　intra-ventricular type

細分類別画像と手術難易度

▷ intrasellar type

　この例はトルコ鞍が拡大し，視交叉も上方に圧迫されているため，視交叉からトルコ鞍底までの距離が長く，経鼻内視鏡手術を行った場合に術野が広く非常に手術が行いやすい（図6）。

図6 intrasellar type
術前画像ではトルコ鞍が拡大し，また視交叉も上方に挙上されているのがわかる。経鼻内視鏡手術で安全に摘出可能であった。

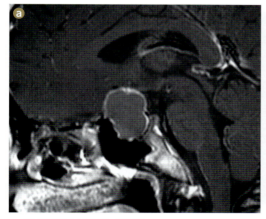

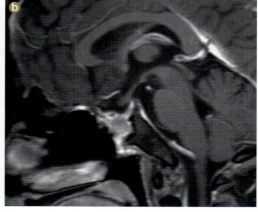

a：術前造影T1強調矢状断像   b：術後造影T1強調矢状断像

▷ prechiasmatic type

　トルコ鞍拡大は少ないがやはり視交叉が上方に挙上されているため，経鼻手術が比較的容易な頭蓋咽頭腫になる。ただこのタイプでは視交叉と腫瘍が強く癒着している場合があり，視神経，視交叉との剥離に特に注意が必要である（図7）。

図7 prechiasmatic type
術前画像では視交叉が上方に挙上されているのがわかる。また視交叉とトルコ鞍底までの距離が大きいのがわかる。鞍結節を削除した拡大経鼻内視鏡手術で腫瘍を全摘出した。

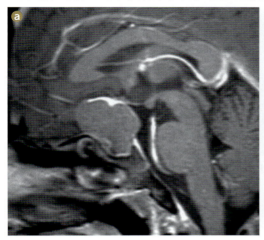

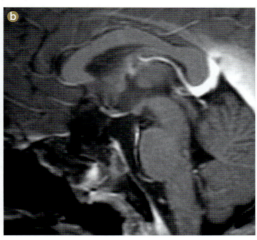

a：術前造影T1強調矢状断像   b：術後造影T1強調矢状断像

▷ retrochiasmatic type

　視交叉は全く挙上されておらず，病変の主座が視交叉後方に存在すると，経鼻手術でもトルコ鞍底と視交叉の間が狭く，手術操作が難しい。また開頭手術を行った場合も，視交叉前方に腫瘍を切除する空間がなく手術が難しい。これまでは最も手術が困難な頭蓋咽頭腫と考えられていた。しかし最近，経鼻内視鏡下に斜台上部，鞍背，後床突起を削除して術野を拡大することで腫瘍を切除できるようになっている（図8）。

▷ intra- ventricular type

　第三脳室底が下方に移動し，腫瘍の主座が第三脳室内にあるのがこのタイプである。またしばしば囊胞形成がないpapillary typeの病理像を示す例もある。手術の際には腫瘍を視床下部から丁寧に剥離する必要がある。このタイプに対しては開頭手術で大脳間裂を分けた後，終板を開放して腫瘍を摘出することが多いが，終板経由で観察できる視床下部の範囲には限界がある。しかし最近では，この腫瘍に対しても，斜台上部と鞍背，後床突起を削除することで術野を拡大し，30度の内視鏡を用いて脳室底側から上方を見上げるようにすると，視床下部を直視下に観察して腫瘍を摘出することが可能になっている（図9）。

図8 retrochiasmatic type
術前画像では視交叉は挙上されず，前方に移動している。腫瘍は視交叉後方で増大し，一部は第三脳室側に進展している。斜台上部，鞍背，後床突起を削除した拡大経鼻内視鏡手術で腫瘍を全摘出した。

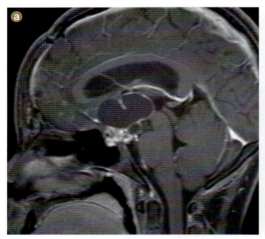
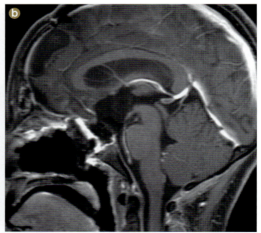

a：術前造影T1強調矢状断像　　　　　　　　b：術後造影T1強調矢状断像

図9 intra-ventricular type

術前画像では囊胞のない実質性腫瘍が第三脳室を充満しているのがわかる。第三脳室底は下方に移動していた。斜台上部，鞍背，後床突起を削除した拡大経鼻内視鏡手術で視床下部を直視下に観察し腫瘍を全摘出した。病理はpapillary typeの頭蓋咽頭腫であった。

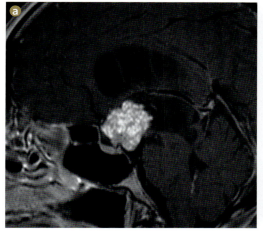
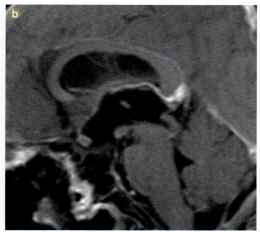

a：術前造影T1強調矢状断像　　b：術後造影T1強調矢状断像

以上のように視交叉，前大脳動脈，第三脳室底がある程度描出されると，脳神経外科医にとって実際の手術術野をイメージしやすい画像となる。

▶ おわりに

脳神経外科の立場から術前情報として知りたい情報を中心に記載した。画像上描出が難しい構造もあると思われるが，さらなる撮像法の進歩，改良に期待して純粋に知りたい情報を中心に記載した。

文献

1) 後藤剛夫，國廣誉世，森迫拓貴，ほか：頭蓋咽頭腫に対する手術到達法選択の重要性　脳神経外科ジャーナル，23: 12-19, 2014.
2) Morisako H, Goto T, Goto H, et al: Aggressive surgery based on an anatomical subclassification of craniopharyngiomas Neurosurg Focus, 41: E10, 2016.

Ⅲ

病理と解剖

Ⅲ

病理と解剖

井下 尚子, 福原 紀章, 西岡 宏, 山田 正三

▶ 総論

▷ 下垂体の解剖

　下垂体は脳底部に存在する1gに満たない内分泌器官であり，頭蓋底蝶形骨トルコ鞍下垂体窩に納まる。諸説あるが，口腔外胚葉から陥入するくぼみを原基とする前葉（腺性下垂体）と，この背側の萎縮状の中間葉および腔が遺残したラトケ嚢，間脳底，視床下部が伸長してできた漏斗（茎）と後葉（神経性下垂体）からなる（図1）。発生学的に通過する咽頭壁や蝶形骨洞内などに，異所性下垂体組織が遺残することがある。上方は硬膜である鞍隔膜，その直上に視神経，視交叉が存在する。このため下垂体腫瘍が視神経を圧排した場合は両耳側半盲の原因になる。視床下部に連なる下垂体茎が，鞍隔膜内を貫通する。この茎が圧排されると視床下部ホルモンの輸送障害によりプロラクチン（PRL）以外の下垂体前葉ホルモンの分泌は低下し，下垂体機能低下症をきたす。PRLは視床下部より分泌されるPRL抑制因子（prolactin inhibiting factor：PIF）により抑制性に制御をうけているため，下垂体茎の圧迫によりPIF輸送が障害されPRL上昇をきたす（下垂体茎切断効果：stalk section effect）。多くは血清PRL値＜250ng/mLで腫瘍サイズに比してPRL値が低いことから，PRL産生腺腫と鑑別が可能である。下垂体腺腫の約1/3は非機能性腺腫である。左右は膜様結合組織を経て海綿静脈洞があり，この中を内頸動脈が通過する。下方と前後は硬膜を経てトルコ鞍の骨に囲まれている。

　下垂体は前葉，茎部，後葉の3つに分けられる。前葉には，古典的に副腎皮質刺激ホルモン（ACTH），卵胞刺激ホルモン（FSH），黄体形成ホルモン（LH），成長ホルモン（GH），プロラクチン（PRL），甲状腺刺激ホルモン（TSH）という6種類のホルモンを産生，分泌する腺細胞がある。茎部は下垂体と視床下部をつなぐ。視床下部で産生されたバゾプレシン（抗利尿ホルモン；ADH），オキシトシンは漏斗部から後葉に運ばれ，貯蔵，分泌される。すなわち，後葉にはホルモン産生細胞の核はなく，末端の神経線維が存在する。後葉細胞とは，TTF-1（thyroid transcription factor-1）陽性のグリア細胞の一種である。後葉と中間葉の境界には，basophil invasionとよばれる好塩基性小型細胞が認められ，免疫染色でACTHに陽性であるが腫瘍ではない。視床下部は副腎皮質刺激ホルモン放出ホルモン（CRH），成長ホルモン放出ホルモン（GHRH），甲状腺刺激ホルモン放出ホルモン（TRH），ゴナドトロピン放出ホルモン（LHRH），ソマトスタチンなどの神経伝達物質も産生し，下垂体と密接な関係にある。

　ラトケ嚢は中間葉に存在し内腔は単層線毛円柱上皮に覆われる。前葉やラトケ嚢

図1 正常下垂体の病理とMR画像

a：解剖例での下垂体矢状断HE染色像。薄い線維性被膜に覆われている。左が前葉，右が後葉，後葉上部に漏斗（下垂体茎）が認められる。前葉と後葉の境界部にラトケ嚢（➡）がある。
b：単純T1強調像では，下垂体後葉には視床下部からのAVP（arginine vasopressin；バゾプレシン）が貯蓄され，高信号を示す。
c：前葉組織を強拡大でみると，好酸性細胞質を持つGH産生細胞や，暗好塩基性細胞質を持つACTH産生細胞，嫌色素性のゴナドトロピン産生細胞などが様々な割合で混在し，索構造を形成する。索間には細血管が認められる。

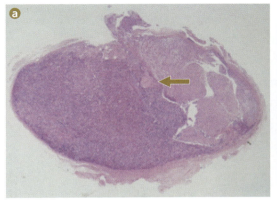

a：下垂体矢状断組織像HE染色像　　　　b：T1強調矢状断像

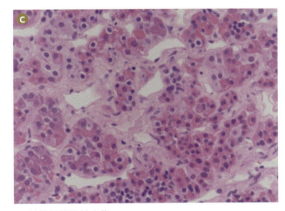

c：前葉組織強拡大像

は，口腔外胚葉から発生するため，小唾液腺組織がときにみられる。頭蓋咽頭腫の発生母地ともいわれ，悪性頭蓋咽頭腫（遺残由来の悪性腫瘍とする報告もある）は唾液腺癌類似の所見を示すことがある。

▷下垂体近傍腫瘍の概要

下垂体および近傍の腫瘍のうち，代表的なものを（表1）に挙げた。前葉細胞由来の内分泌腫瘍，嚢胞性病変，後葉細胞由来とされる紡錘形細胞腫瘍の頻度が高いが，間葉系腫瘍や炎症性病変なども画像所見は下垂体腺腫に類似し，その鑑別はときに困難である[1]。

内分泌腫瘍である腺腫は，下垂体腫瘍のおよそ85％を占める。他臓器の内分泌腫

瘍と同様，その進展形式や転移の可能性を前向きに予測することは困難で，髄膜播種や遠隔転移を起こして初めて臨床的に下垂体癌の判断に至る．下垂体腺腫は，骨などの周囲組織に破壊性に浸潤，進展する（図2）．海綿静脈洞内浸潤などを伴うと外科的全摘は難しく，最も重要な予後不良因子とされる[2]．

表1 下垂体および近傍の病変

前葉内分泌細胞腫瘍	下垂体腺腫（機能性・非機能性） 下垂体癌
嚢胞性病変	頭蓋咽頭腫（adamantinomatous型，squamous papillary型） ラトケ嚢胞 クモ膜嚢胞 （嚢胞を伴う腺腫）
後葉系紡錘形腫瘍	下垂体細胞腫, spindle cell oncocytoma, 顆粒細胞腫, トルコ鞍部上衣腫
胚細胞腫瘍	神経下垂体ジャーミノーマ（胚腫）
間葉系腫瘍	脊索腫，軟骨肉腫，血管腫，血管周皮腫，髄膜腫
反応性，炎症性病変	リンパ球性下垂体炎，リンパ球性漏斗下垂体後葉炎 IgG4関連下垂体炎 サルコイドーシスなど肉芽腫性炎
その他の病変	転移性腫瘍，視床下部過誤腫，感染症（膿瘍，結核，真菌症など）， 血管病変（内頸動脈瘤，血管腫など） など

図2 浸潤性下垂体腺腫
a：鞍上部，蝶形骨洞，両側海綿静脈洞に浸潤する非機能性下垂体腺腫．
b：骨梁間にも腫瘍の浸潤が認められる．最終病理診断はsilent corticotroph adenomaであった．

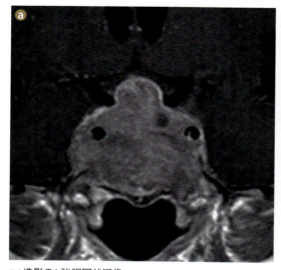

a：造影T1強調冠状断像

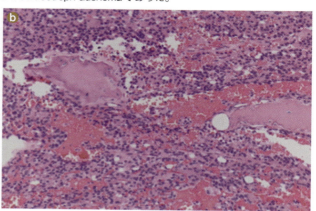

b：HE染色像

▷下垂体病変に対する病理学的な検索

前葉細胞は内分泌細胞であり，synaptophysinやchromogranin Aに陽性となる。前葉ホルモンはいずれもペプチド（蛋白質）ホルモンであり，それぞれ免疫染色で検出可能である。前葉細胞は，転写因子の調節下に幹細胞から分化する。①Pit-1はGH-PRL-TSH群，②TpitはACTH，③SF-1はFSH/LH群，と大きく3つの系統への分化にかかわることが知られており，免疫染色でホルモン陰性腺腫でも，転写因子の免疫染色で3系統への分化方向を確定することが可能である（図3）。

下垂体腫瘍の分類には，以前は電子顕微鏡的検討が必要とされた。このため，例えばGH産生腺腫あるいはACTH産生腺腫の分類には，densely（細胞質内に分泌顆粒が多数充満している），sparsely（分泌顆粒が疎である）という2大分類が，いまだ使用されている。

図3 前葉ホルモンと転写因子に対する免疫染色を軸とした下垂体腺腫の分類

下垂体腺腫は，分化の系統樹から大きく3群に分けられる。すなわちPit-1群，Tpit群，SF-1群である。いずれの転写因子も既知の前葉ホルモンにも陰性の下垂体腺腫は，null cell adenomaと診断される。非機能性下垂体腺腫の多くはゴナドトロピン産生下垂体腺腫であるが，他のホルモン産生下垂体腺腫においても臨床的に非機能性となる場合がある。また，ゴナドトロピン産生下垂体腺腫もまれに機能性となることがある。

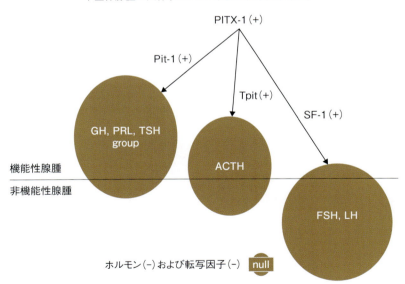

III

下垂体病変各論

▷前葉病変の概要

　前葉腫瘍のほとんどを占める腺腫は，各分化段階のホルモン産生細胞に由来する。悪性度の判断の難しい腫瘍であるが，細胞増殖活性を示すKi-67 labelling index（LI）は，ほとんどの場合3％以下のゆっくり増殖する腫瘍である。周囲組織を圧排性に増殖することが多く，圧排され薄くなった前葉が線維化とともに年輪のように多層となった偽被膜構造を認める（図4b）。1〜2mm大までの囊胞/濾胞構造は腺腫内にみられるが，特に腺腫と前葉の境界付近に頻繁に認める。また下垂体腺腫はときに壊死，卒中を起こすが，特にゴナドトロピン産生腺腫に多い。標本上壊死がなくても，ヘモジデローシスや線維化など，壊死後の変化と推定できる所見を認めることも多い。一般に脳腫瘍で腫瘍内壊死は悪性度を示す指標の1つであるが，下垂体腺腫では悪性度を示唆する所見とは限らない。また，鼻腔，副鼻腔粘膜，骨，海綿静脈洞，脳組織まで浸潤する腫瘍をみた場合でも，浸潤性下垂体腺腫を鑑別に挙げる必要がある。

▷下垂体腺腫の組織分類の考え方

　下垂体腺腫は，前葉のホルモン産生細胞に由来する。図3に示したように，分化にかかわる転写因子により，大きく3つの群に分類できる。①Pit-1はGH-PRL-TSH

図4 典型的なmacroadenomaと腫瘍に圧排されてできた偽被膜構造
a：下垂体腺腫の増生により，前葉が上方に薄く圧排されている（→）。この症例はゴナドトロピン陽性非機能性腺腫。腺腫の多くは正常下垂体と比べ造影効果が弱い（less enhancement）ことが特徴である。
b：腫瘍に圧排されて扁平になった前葉からなる偽被膜構造。この症例はGH産生腺腫。下垂体腺腫の被膜外切除では，約200μm程度の厚さで偽被膜構造が膜様にとられることが多い。偽被膜構造の周囲には小型の濾胞〜囊胞構造が偽被膜側，腫瘍側のいずれにも多発することがあり，大きいときには数mmに及ぶ。

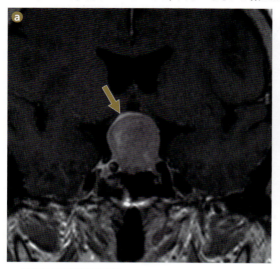

a：造影T1強調冠状断像

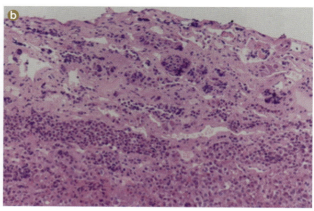

b：HE染色像

群，②TpitはACTH，③SF-1はFSH/LHのゴナドトロピン群である。臨床所見から機能性，非機能性に分類される。いずれのホルモンも転写因子も免疫染色上確認できない場合にnull cell adenomaと判断されるが，1%以下である[3]。同じ核内転写因子が関与するため，GH-PRL同時産生腺腫は比較的多くみられるが，群を超えた組み合わせの多ホルモン産生腺腫は極めてまれである。

　総論で述べたように，各ホルモン産生腺腫のなかでの組織亜型分類の主軸は，電子顕微鏡時代に確立されたdensely（細胞質内に分泌顆粒が多数充満している），sparsely（分泌顆粒が疎である）という2大分類である。例えばGH産生腺腫では，denselyはMRIでT2強調像で低信号を示し，ソマトスタチンアナログに有効な症例が多いなど，この分類は今も有用で，引き続き使用されている[4]（図5）。

図5　GH産生下垂体腺腫のサブタイプ

電子顕微鏡による2大分類に依存し，densely型（a）はT2強調像で低信号になることが特徴的である（a；➡）。sparsely型（b）ではこの傾向はない。
densely/sparselyの呼び名のとおり，電子顕微鏡でみた場合には分泌顆粒の量や大きさが異なるが，HE染色でみても，densely型（c）では，好酸性顆粒状の細胞質がみられ，sparsely型（d）では腺腫細胞は類円形，細胞接着性は弱く，細胞質内の顆粒は辺縁に圧排され少量みられる。

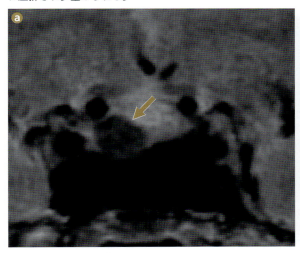
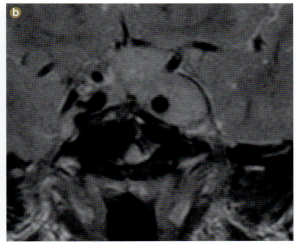

a, b：T2強調冠状断像

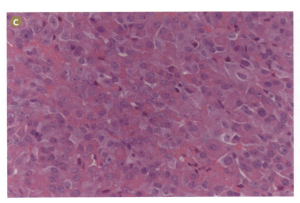
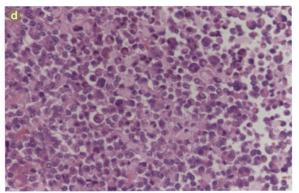

c, d：HE染色像

▷下垂体腺腫の構造

　下垂体腺腫のおよそ1/3は臨床的に非機能性腺腫である。非機能性腺腫の多くは1cm以上のmacroadenomaで，占拠性症状により見つかる。一方機能性腺腫はホルモンの過剰分泌による特有の症状から見つかるため，microadenomaの占める割合が非機能性腺腫に比べ高い。組織像でこの2者は，細胞質内顆粒の色調や核の偏在など細胞学的な所見が異なるほか，細胞配列，構造が大きく異なる。非機能性腺腫では比較的長く細血管が走行する像がみられ，血管周囲性に腺腫細胞が並ぶ配列が目立つ。一方機能性腺腫の多くでは，長く走行する血管は標本上少なく，充実性増殖パターンを示すことが多い(図6a，b)。TSH産生腺腫あるいはGH産生腺腫，PRL産生腺腫では腺腫周辺などに血管周囲のヒアリン化が目立つ症例も多い。PRL産生腺腫はほとんどの場合，ドパミン作動薬で治療されるため典型的な症例を病理標本でみることは少ないが，砂粒状の石灰化を認めることが知られている。最近では，ソマトスタチンアナログが術前に使用されるが，腺腫細胞はやや小型になり，腫瘍内に細かな線維化を示すこともあり，組織学的には一見前葉の索構造と類似することもある。

図6　非機能性腺腫と機能性腺腫の組織像

a：非機能性腺腫では長く走行する細血管を認める(➡)。血管周囲に腺腫細胞が並ぶ傾向にある。写真はゴナドトロピン産生腺腫。壊死，出血や，ヘモジデローシスを伴う線維化瘢痕が目立つことがある。
b：機能性腺腫では血管周囲性配列は目立たない。GH-PRL産生腺腫の1つ，acidophil stem cell adenomaの一例。

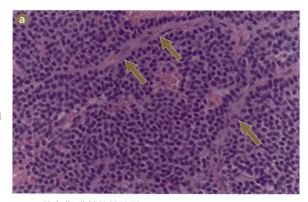

a：HE染色像　非機能性腺腫

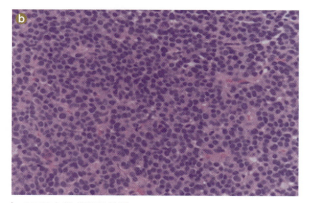

b：HE染色像　機能性腺腫

▷嚢胞を伴いやすい病変

頭蓋咽頭腫にはadamantinomatous型とsquamous papillary型がある。また，発生部位より鞍上部型と鞍隔膜下型に分けられる。adamantinomatous型では周囲組織に浸潤性に発育し，石灰化や骨化を伴う。炎症，コレステリン肉芽腫〜黄色肉芽腫を伴うことがある。周囲脳組織に破壊性に浸潤するため，神経線維が変性したrosenthal fiberや少量のwet keratinという細胞を欠くゴーストのみが残存するような，浸潤があったと推測される層を持つことがある。βカテニン染色では核内移行が報告されているが，渦巻き状配列部分のみでみられ，判定には注意を要する。squamous papillary型は嚢胞内腔に突出するように発育する（図7b）。

ラトケ嚢胞は，遺残したラトケ嚢に液体が貯留したもので，腫瘍ではない。内腔は線毛円柱上皮に覆われる。多くの場合単層であるが，炎症をきたして二次性下垂体炎を引き起こして扁平上皮化生が目立つことがある。squamous papillary型の頭蓋咽頭腫と鑑別に，BRAFV600染色がときに有用となる。

図7 頭蓋咽頭腫
a：adamantinomatous型の頭蓋咽頭腫では，基底細胞様細胞の増生からなるが，間質側に浸潤性に増殖する。
b：渦巻き状配列の部分で，βカテニンの核内移行あり。
c：squamous papillary型の頭蓋咽頭腫は，主に嚢胞内腔に向かう発育が目立ち，間質側への細かな浸潤性増殖は目立たない。上皮はBRAFV600染色に陽性となる。

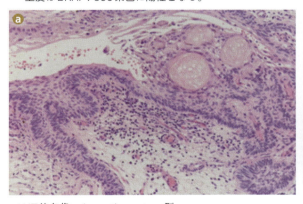

a：HE染色像 adamantinomatous型

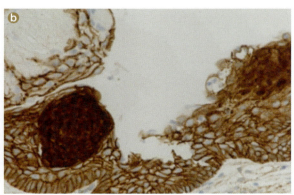

b：免疫組織染色像（βカテニン）adamantinomatous型

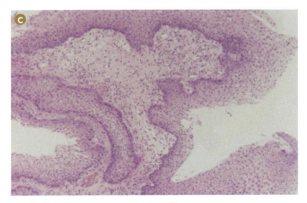

c：HE染色像 squamous papillary型

▷漏斗・茎部の病変

漏斗部に発生する腫瘍の多くは頭蓋咽頭腫であるが，ランゲルハンス細胞組織球症（Langerhans cell histiocytosis：LCH）や胚細胞腫瘍などの好発部位でもある。周囲との境界が不明瞭な病変で周囲神経組織の変性を伴うため，下垂体茎のみならず，視床下部への神経線維の走行に沿った画像変化を伴うことがある（図8）。

胚細胞腫瘍は，松果体部の発生が最も多く（50％），次いで神経下垂体部（30％）に発生する。ジャーミノーマ（胚腫）は頭蓋内胚細胞腫瘍の約70％であるが，神経下垂体部に発生する胚細胞腫はほとんどジャーミノーマであり，他の胚細胞腫瘍成分（絨毛癌，胎児性癌など）を伴うことは少ない。精巣のセミノーマなどと同様に，PLAP

図8 ランゲルハンス細胞組織球症の1例
a：FLAIR冠状断像で腫瘤周囲から視索に沿った高信号を示す浮腫変化を認めた。
b：造影T1強調矢状断像にて，腫瘤は著明に造影されている。
c：核が腫大した組織球系の異型細胞が集簇する。周囲に他の炎症細胞浸潤を伴う。異型細胞にはCD1aが陽性である。

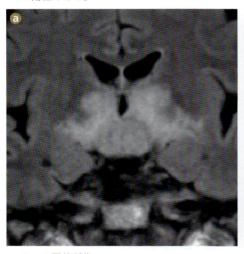

a：FLAIR冠状断像　　b：造影T1強調矢状断像

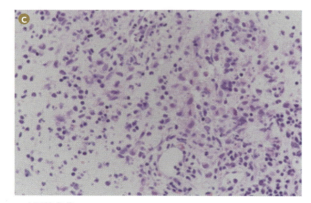

c：HE染色像

やc-kit, D2-40, SALL4などの免疫染色に陽性である(図9)。臨床所見では, 尿崩症が必発し, 多くは前葉機能障害を伴う。画像所見では, 典型的には第三脳室底部〜下垂体後葉にかけての造影効果の弱い病変であり, 漏斗部を侵す下垂体炎との鑑別が必要である。鞍隔膜部でくびれて「く」の字型となるのが特徴的である(図9)。

図9 ジャーミノーマ(胚腫)
a:ジャーミノーマでは, 漏斗〜後葉が腫瘍浸潤の部位で, 結果前葉は前方に圧迫, 偏移をみとめる。
b:組織では, 大型の腫瘍細胞とリンパ球が入り混じって増殖する。

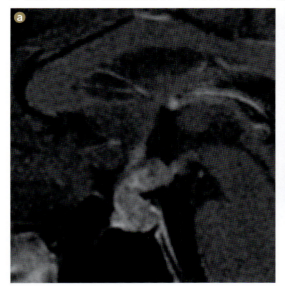
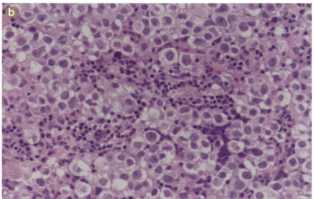

a:造影T1強調矢状断像

b:HE染色像

▷下垂体後葉の病変

神経性下垂体を原発とする腫瘍は, pituicytoma(下垂体細胞腫)である。WHO Grade 1に分類される。下垂体茎からの発生(鞍上部), 後葉からの発生(鞍内)のどちらもありうる。血流が豊富で易出血性である。画像上は典型的には前葉を圧排する腫瘍である(図10)。

今まで下垂体(前葉を含む)紡錘形細胞腫瘍には, この①pituicytomaのほか, ②spindle cell oncocytoma(紡錘形細胞オンコサイトーマ), ③granular cell tumor(顆粒細胞腫), ④sellar ependymoma(トルコ鞍部上衣腫)が挙げられていたが, いずれも後葉細胞のマーカーとなるTTF-1に陽性であることから, 1つの腫瘍の亜型という概念が提唱されている(図10)。後葉細胞は電子顕微鏡による形態学的特徴から大きく5つに分類される。すなわちmajor type(light), dark, oncocytic, granular, ependymalであるが, このlight, oncocytic(電子顕微鏡でミトコンドリアが充満), granular(電子顕微鏡でリソソームが充満), ependymalが①②③④にそれぞれ対応すると考えると, 別疾患に分類する必要性は, 組織分類上乏しい[5,6]。

図10 下垂体部紡錘形細胞腫瘍

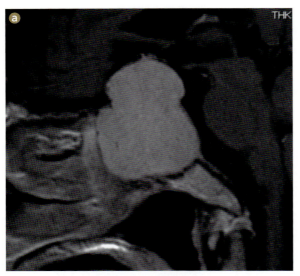

a：造影T1強調矢状断像 pituicytoma

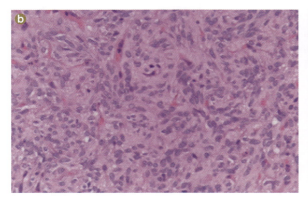

b：HE染色像 pituicytoma

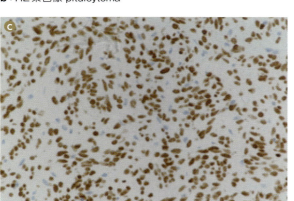

c：免疫組織染色像 pituicytoma

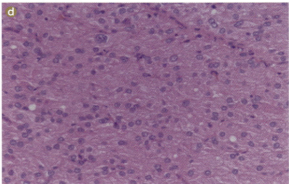

d：HE染色像 granular cell tumor

a：pituicytoma（下垂体細胞腫）は画像上非機能性下垂体腺腫に類似する。
b：HE染色では淡好酸性紡錘形細胞の，ややうねった配列を認める。
c：TTF-1に陽性。
d：細胞質の好酸性顆粒が目立つgranular cell tumor（顆粒細胞腫）。TTF-1陽性紡錘形細胞として，pituicytomaの亜型と考えることができる。

▷その他の間葉系腫瘍

　間葉系腫瘍はいずれの部位から発生し，画像上，下垂体腺腫と鑑別困難なことがある。傍鞍部で比較的頻度が高い間葉系腫瘍は髄膜腫であるが，ほかに軟骨肉腫，脊索腫，三叉神経由来の神経鞘腫もみられる（表1）。軟骨肉腫や脊索腫はともにmyxoidな間質を持つ腫瘍であることから組織像はやや類似するが，脊索腫でbrachyuryという中胚葉形成にかかわり脊索の発達を調整している転写因子の免疫染色が陽性となることも鑑別に有用である（図11）。

図11　脊索腫
a：正常下垂体の形が保たれたまま下方に腫瘍が認められる（➡）。
b：HE染色。myxoidな間質の中にN/C比の低い大型細胞の増殖がある（▶）。細胞質は泡状である。脊索腫の細胞にはbrachyuryが陽性。

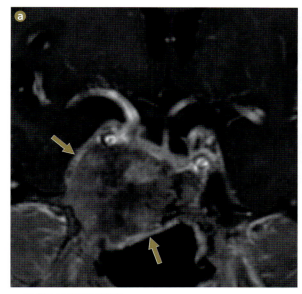

a：造影T1強調冠状断像

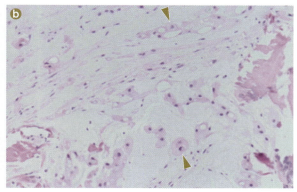

b：HE染色像

▷下垂体の悪性腫瘍

　下垂体癌は髄膜播種あるいは他臓器転移をして初めて癌と定義される。病理組織形態からは腺腫との鑑別が困難であるが，MIB-1 indexは通常10％を超える。下垂体癌はde novoで発生することはまれで，そのほとんどは通常の下垂体腺腫が，手術や放射線などの治療後に再発を繰り返し二次的に悪性化に至ったものである。

　また，他臓器からの転移性癌が，トルコ鞍部原発腫瘍との鑑別を要し，病理検体として提出されることがある。下垂体腫瘍の疑いで切除された病理検体では腎癌（低異型度の淡明細胞癌）の報告が散見される。また甲状腺未分化癌の転移も経験したが，組織像も下垂体腺腫と類似しているため，臨床情報は重要である。なお，解剖例，あるいは転移が強く疑われた生検症例では，転移性脳腫瘍と同様に肺癌，乳癌転移の報告が多い[7]。

Ⅲ

▷下垂体の炎症性疾患

臨床的にリンパ球前葉炎，漏斗下垂体後葉炎，汎下垂体炎に分けられ，トルコ鞍周囲組織に波及する場合（トルコ鞍周囲炎）もある。リンパ球性下垂体炎は臨床的に診断可能であることが多く，最近病理検体で提出されることは少ない。

IgG4関連下垂体炎は，他の臓器と同様に×400の高倍率1視野に20個以上のIgG4陽性細胞，などの基準があるが，病理学的にはラトケ嚢胞周囲の炎症など，他の二次性炎症でも基準を満たすことがあり，診断には血中IgG4値など他の症候も参考にする必要がある。ときに真菌症（ムコール症など）や結核などの感染症もみられる。

▶▶ おわりに

以上，下垂体近傍にできる病変について病理の立場から概説した。最も頻度の高い下垂体腺腫では，周囲骨組織や副鼻腔などへの浸潤が日常的に認められる。予後不良な腺腫となる可能性は高いが，浸潤性腺腫であり，そのまま悪性の所見とはできない。

病理医は，鼻や副鼻腔へ浸潤性に増殖する腫瘍性病変に内分泌マーカーが陽性である症例には，第一にneuroblastoma（神経芽腫）を鑑別に挙げる。下垂体腺腫が骨を破壊し浸潤性に増殖することを日常診療上想定していないからである。放射線診断科を専門とする医師にとっても，巨大な下垂体近傍の浸潤性腫瘍において腺腫を鑑別に挙げることは，最も大切なポイントと考える。鑑別に上げた場合，腺腫の可能性があることを病理検査申込書に記載をいただけたら，十分に鑑別可能な，精度の高い病理診断に繋げられると期待する。

◆ 文献

1) Famini P, Maya MM, Melmed S: Pituitary magnetic resonance imaging for sellar and parasellar masses: Ten-year experience in 2598 patients. J clin Endocrinol Metab, 96: 1633-1641, 2011.

2) Trouillas J, Roy P, Sturm N, et al: A new prognostic clinicopathological classification of pituitary adenomas: a multicentric case-control study of 410 patients with 8 years post-operative follow-up. Acta Neuropathol, 126: 123-135, 2013.

3) Nishioka H, Inoshita N, Takeshita A, et al: The Complementary Role of Transcription Factors in the Accurate Diagnosis of Clinically Nonfunctioning Pituitary Adenomas. Endcr pathol, 26: 349-355, 2015.

4) Hagiwara A, Inoue Y, Wakase K et al: Comparison of growth

hormone-producing and non-growth hormone-producing pituitary adenomas: imaging characteristics and pathologic correlation. Radiology, 228:533-538, 2003.

5) Yoshimoto T, Takahashi-Fujigasaki J, Inoshita N et al: TTF-1-positive oncocytic sellar tumor with follicle formation/ependymal differentiation: non-adenomatous tumor capable of two different interpretations as a pituicytoma or a spindle cell oncocytoma. Brain tumor pathol, 32:221-227, 2015.

6) Mete O, Lopes MB, Asa SL : Spindle Cell Oncocytomas and Granular Cell Tumors of the Pituitary Are Variants of Pituicytoma. Am J Surg Pathol, 37:1694–1699, 2013.

7) Habu M, Tokimura H, Hirano H, at al: Pituitary metastases: current practice in Japan. J Neurosurg, 123, 998-1007, 2015.

IV

画像診断

撮像方法
正常像
先天奇形
腫瘍性疾患
非腫瘍性疾患

Ⅳ 画像診断

撮像方法

下垂体のMRI・CT撮像条件

横田 悠介, 伏見 育崇, 三木 幸雄

MRI

▶▶ はじめに

　下垂体の画像診断はMRIが最も有用である。診断において最も重要なことは適切に画像を得ることである。不適切に撮像された画像では病変検出率の低下のみならず，アーチファクトによる偽病変を生じうる。この項は必ず読んだうえで，ほとんどの症例において下垂体および周囲の組織が安定した画質で撮影できているかどうかをチェックし，自施設の撮像法を再度確認していただきたい。

▶▶ 撮像装置

　下垂体は小さい臓器であり，高い空間分解能が求められる。このため撮像MRI装置は1.5テスラ以上，可能であれば3テスラMRI装置での撮像が望ましい。コイルは通常の脳検査に用いる頭部コイルを用いて撮像する。多チャンネルコイルを用いることでパラレルイメージングによる撮像時間の短縮が得られる。

▶▶ 下垂体の解剖学的特徴と疾患

　下垂体は体部と柄部からなり，下垂体体部は平均では左右径，前後径，高さの順に男性12.8mm×8.8mm×5.6mm，女性13.5mm×9.6mm×6.1mmで左右径を長軸とする楕円体の構造である[1]。上方では脳，外側では海綿静脈洞，下方では骨と空気が近接しているという特徴がある。

　画像検査の対象となる疾患としては下垂体腺腫をはじめとした視床下部・トルコ鞍部に発生する腫瘍，先天奇形，炎症性疾患，肉芽腫性病変，奇形など多岐にわたる。

▶▶ 撮像断面

　2D撮像ではT1強調矢状断像にて下垂体柄や後葉などの正中構造を確認する。下垂体後葉は，適切な画像を得るとほとんどの場合，T1強調矢状断像において明瞭に同定される。T1強調冠状断像・T2強調冠状断像にて前葉の左右差や海綿静脈洞，

下垂体柄を観察する(図1)。ダイナミック造影T1強調像，造影後T1強調冠状断・矢状断像にて下垂体内の異常を検出する。

3D撮像の場合はいずれのシークエンスも冠状断で撮像することが多く，multi-planar reconstruction (MPR)により，その他の断面でも観察することが可能である。

図1 2D-fast spin echo法による正常例

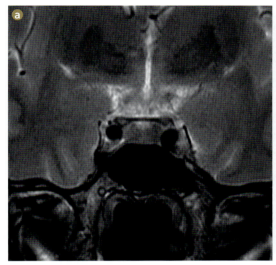

a：T2強調冠状断像
　（スライス厚3mm，スライスギャップ0.3mm）

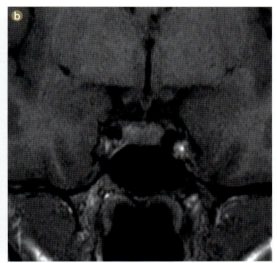

b：T1強調冠状断像
　（スライス厚3mm，スライスギャップ0.3mm）

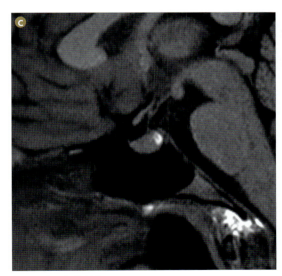

c：T1強調矢状断像
　（スライス厚3mm，スライスギャップ0.3mm）

Ⅳ 画像診断

▶ 撮像に際して注意すべきアーチファクト

▷ susceptibility artifact

前述のように下垂体は他の頭蓋内構造と異なり，下方のほぼ半分は骨と接しており，さらにその下方には副鼻腔内の空気が存在している。これらによる磁化率の乱れによるsusceptibility artifactが問題となるため，spin echo法あるいはfast spin echo法での撮像が一般的である。

▷ flow artifact（冠状断）

冠状断において位相エンコード方向を左右に設定した場合，海綿静脈洞内の内頸動脈のflow artifactが下垂体に重なってしまい，診断を困難にすることがある（図2）。これを防ぐためには位相エンコード方向を上下方向に設定するべきである。

一方で，位相エンコードを上下方向に設定すると，aliasing artifactを防ぐためにover samplingを要し，撮像時間の延長につながる。加算回数を半分に変更することで画質の低下なく撮像時間の延長を相殺できるが，加算回数が1回の場合はこれが不可能である。3D撮像法ではTEが小さいのでflow artifactが目立たないことも多い。これらを鑑みると，flow artifactが出現しないのであれば位相エンコード方向を左右に設定するのも許容される。

図2 造影T1強調冠状断像でのflow artifact

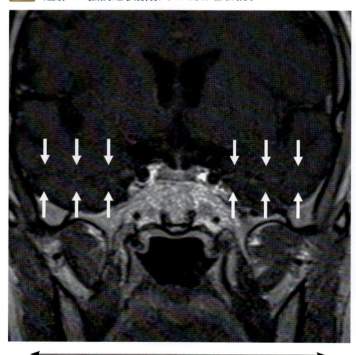

位相エンコード方向が左右に設定されており，海綿静脈洞内の内頸動脈によるflow artifact（⇨）が下垂体に重なっており，偽病変となりえる。

造影T1強調冠状断像

位相エンコード方向

▷ chemical shift artifact（冠状断・矢状断）

　矢状断において，トルコ鞍底部や鞍背の斜台内骨髄脂肪と下垂体の境界部分にchemical shift artifactが生じる。高磁場の装置でより強く見られる。出現する方向については，周波数エンコード方向において，高周波数側から低周波数側に脂肪が移動する。不適切な設定例として，上下方向の周波数エンコードで上方を低周波数側に設定した場合（これが初期設定となっている場合がある）は，下垂体の下端や背側に斜台内骨髄脂肪によるchemical shift artifactが重なることでＴ１強調像での後葉の高信号が不明瞭となったり[2]（図3），造影Ｔ１強調像での微小腺腫が偽陰性となる可能性がある。前後方向の周波数エンコード方向で後ろを低周波数側に設定し，背側へ脂肪を移動させることにより，これらを回避することができる。

　chemical shift artifactによる問題を防ぐ別の方法としては脂肪抑制が有用である。ただし，選択的脂肪抑制法を用いた場合には，下垂体が深部であることや空気と近接していることなどによる磁場不均一に伴う周波数の乱れによって脂肪が十分に抑制されないことがある。その際は水選択励起法にて撮像することで十分な脂肪抑制が得られる場合がある（図4）。

図3 Ｔ１強調矢状断像における周波数エンコード方向の変換による下垂体描出

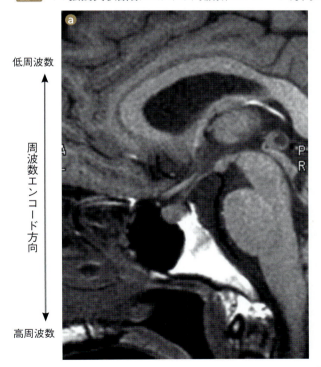 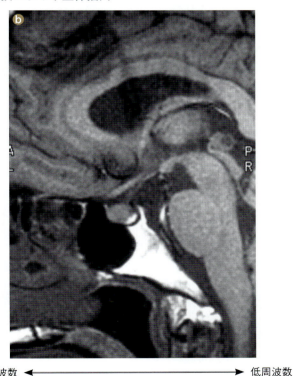

a：上下の周波数エンコード方向：（頭側が低周波数側）
　斜台の脂肪によるchemical shift artifactが上方へ出現し下垂体後葉に重なることで，下垂体後葉の信号評価が困難となっている。

b：前後の周波数エンコード方向：（背側が低周波数側）
　上記のchemical shift artifactは後ろに移動することで下垂体後葉の高信号域が分離できる。

図4 脂肪抑制による鞍背脂肪と下垂体後葉との分離
a：脂肪抑制のかかっていないT1強調像では下垂体後葉の高信号と鞍背の脂肪信号との区別が難しい。
b：選択的脂肪抑制T1強調像でも十分な脂肪抑制が得られず，上記の区別は難しい。
c：水選択励起T1強調像にて鞍背の脂肪抑制が得られ，下垂体後葉の高信号域が分離できた。

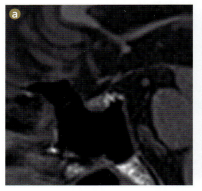
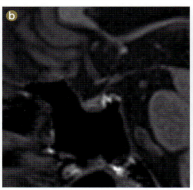
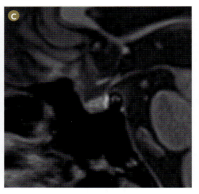

a：T1強調矢状断像　　　　　b：選択的脂肪抑制T1強調矢状断像　　　　c：水選択励起T1強調矢状断像

▶ 2D撮像と3D撮像

　2D撮像では高い解像度を得るために3mm以下のスライス厚にて撮像し，クロストーク効果を防ぐためにスライス厚の1～2割程度のスライスギャップを用いる。21cm以下のfield of view（FOV），256×256以上のマトリクスでの撮像が望ましい。下記に2D-(fast) spin echo法でのパラメータの参考値を提示する（**表1**）[3]。

　3D撮像ではスライス厚0.5～1.0mmの高解像度の画像が得られ，MPRにより複数断面の再構成ができる。3D撮像での注意点としては，スライス選択方向も位相エンコードされているため，こちらにもアーチファクトが出現しうることは認識しておく必要がある。また，2D撮像に比べて撮像時間が長くなる傾向にある。

　造影T1強調像について，2D撮像ではスライスが厚く微小腺腫などの小さな病変は部分容積効果により検出困難となるため，3D撮像での有用性が報告されてい

表1 2D-(fast) spin echo法における下垂体撮像の参考パラメータ[2]

	T1強調像	T2強調像
TR（repetition time）	500 ms	2500 ms
TE（echo time）	最小	90 ms
NEX（number of excitations）	2	1
matrix size	256×256	256×256
slice thickness	3 mm	3 mm
FOV（field of view）	18 cm	18 cm

図5 造影3D-fast spin echo法による正常例
3D-fast spin echo法（スライス厚0.7mm）にて撮像された造影T1強調像。冠状断にて撮像を行い，矢状断・軸位断を再構成している。

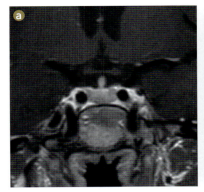
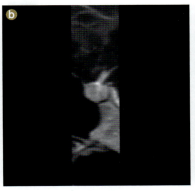
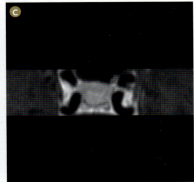

a：T1強調冠状断像　　　　　　b：T1強調矢状断再構成像　　　　　c：T1強調横断再構成像

る。3D-fast spin echo法ではsusceptibility artifactの影響が少なく，安定した画像が得られる[4]（図5）。3D-gradient echo法の撮像では特にspoiled gradient recalled acquisition in steady state（SPGR）法での撮像での有用性が報告されており，susceptibility artifactも問題にならないとされている[5]。現段階においてこれらを比較した報告はない。3D-gradient echo法における注意点としては造影後に血管内が高信号となるため，これを病変と間違えないように気をつける必要がある。

▶ 下垂体ダイナミック造影MRI

下垂体腺腫，リンパ球性下垂体炎をはじめとした多数の疾患を対象として，ダイナミック造影が有用である[6,7]。

ガドリニウム造影剤の投与方法については高いボーラス性を得ることが重要となる。可能であれば静脈ラインを右正中皮静脈より確保する。ガドリニウム造影剤0.1 mmol/kgを4mL/秒で注入し，生理食塩水で後押しを行う。

撮像の際は，まず撮像位置の設定を慎重に行うことが大事である。次にダイナミック造影のタイミングについてであるが，多くの下垂体腺腫は正常の下垂体より造影のピークが遅く，その信号差は1〜2分が最も顕著となる[6]。ダイナミック造影は高い空間分解能・信号雑音比と時間分解能が求められるものの，これらはtrade-offの関係にある。時間分解能も重要であるが，下垂体腺腫と正常下垂体の信号差が明瞭となる上記のタイミングを考えたうえで，より高い空間分解能・信号雑音比を重視すべきである。

シークエンスについては，2D-fast spin echo法冠状断で撮像することが一般的であるが，view sharingを用いた3D高速撮像法の有用性が報告されている[8]（図6）。

Ⅳ 画像診断

図6 view sharingを用いて撮像された3Dダイナミック造影T1強調像，正常例（スライス厚1.0mm）
a：冠状断をダイナミックの各撮像タイミングごとに並べて表示している。読影の際は画像の枚数が多いのでモニターのワーキングスペースも小さくなり煩雑になる。
b, c：4D表示にて動画をループさせた状態でページングしながら観察している。関心領域を設定することでtime-intensity curveが表示されている。

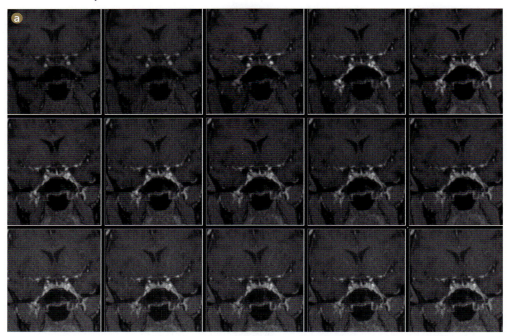

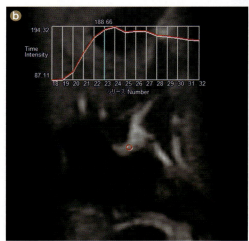

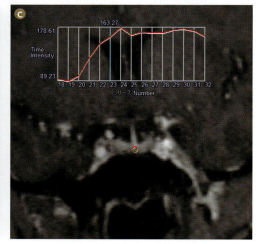

> **トピック**
>
> 造影T1強調像では3D撮像の有用性が報告されている。またk-spaceのサンプリングを時相ごとに共有するview sharing法やgolden angleラジアルサンプリングに圧縮センシングを組み合わせたGRASP (golden-angle radial sparse parallel MRI)法などにより高時間分解能の撮像が可能になりつつある[8, 12]。

拡散強調像

下垂体腺腫・下垂体卒中・下垂体膿瘍などの複数の疾患で拡散強調像の有用性が報告されている。しかし，拡散強調像は前述するsusceptibility artifactの影響が問題となりうる。視床下部・下垂体領域においても，この問題を軽減したperiodically rotated overlapping parallel lines with enhanced reconstruction（PROPELLER），3D diffusion-sensitized driven-equilibrium turbo field echo（DSDE-TFE），readout segmentation of long variable echo-trains（RESOLVE）などを用いたシークエンスでの評価が報告されている[9~11]。

読影のポイントと注意点

下垂体腺腫の検出は正常下垂体より造影効果の不良な病変を探していくことになるが，まれに正常下垂体より濃染する腺腫もみられる。また，下垂体腺腫が疑われたが下垂体に異常を認められない場合には異所性下垂体腺腫が原因となっている場合があり，同時に写っている鼻腔や副鼻腔にも意識を向けることが大事である。

ダイナミック造影の読影については各撮像タイミングを個々に並べて表示してもよいが，画像が多くなり読影端末のワーキングスペースも小さくなってしまうのが実情である。3D撮像のダイナミック造影MRIは4D-viewerを用いることで画像を動画モードにて多断面のループ再生にて観察することができる。動脈相にて下垂体後葉，下垂体柄が造影され，下垂体門脈系を通じて下垂体前葉が緩徐に造影される様子が容易に観察できる。関心領域を設定することでtime-intensity curveを作成することも可能である（図6）。

CT

概論

放射線被ばくがあるのでスクリーニングではなく，蝶形骨洞・トルコ鞍底の骨の観察も兼ねて，術前検査として行うのが望ましい。ダイナミック造影CTについても放射線被ばくのリスクを考慮するとメリットは少ないので下垂体腺腫と正常下垂体の濃度差が最も大きくなるgolden time 1相のみでの評価を行う[13]。

撮像方法

単純・造影をそれぞれ撮像する。造影プロトコルの一例を示す。右正中皮静脈にて静脈ラインを確保して，350 mgI/mLヨード造影剤を3 mL/秒で注入し，生理食塩水で後押しを行い，80秒後に撮像を行う[13]。造影剤量，撮影パラメータについては各施設にて最適化が望まれる。

▶▶ 読影のポイントと注意点

　単純CTでは頭蓋咽頭腫などにおける石灰化の有無に注意する。またジャーミノーマ（胚腫）の診断においては病変が単純CTにて高濃度を呈することが重要である[14]。造影CTでは下垂体腺腫が相対的低濃度域として描出され，側方進展の範囲，トルコ鞍底部の骨破壊の評価について有用とされている[9]（図7）。ただし，このタイミングでは正常下垂体後葉も相対的低濃度となるため下垂体腺腫との区別を要することに注意する（図8）。

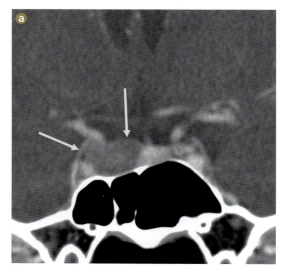

図7　下垂体腺腫（造影CT）
トルコ鞍の右側で造影後に前葉と比べて低濃度を呈する下垂体腺腫を認める（⇨）。右海綿静脈洞への進展が疑われる。正常下垂体は左へ圧排されている。

造影CT冠状断像

図8　正常の下垂体後葉の造影CTとMRI T1強調像の対比
下垂体後葉は造影CT（a）では前葉と比べて低濃度を呈している（⇨）。

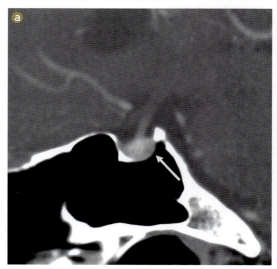

a：造影CT矢状断像

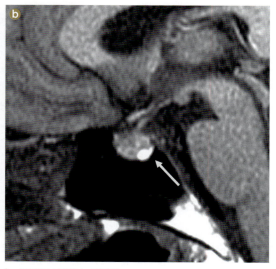

b：MRI T1強調矢状断像

ポイント

MRI

- 高磁場装置での撮像が望ましい。
- 矢状断においてはchemical shift artifactの出現方向に気を付けて周波数エンコード方向を前後で後ろが低周波数側になるように設定する。代替方法として脂肪抑制（特に水選択励起法）を用いることも有用である。
- 冠状断においては内頸動脈のflow artifactの出現方向に気を付けて位相エンコード方向を上下方向に設定する。flow artifactが出現しないようであれば位相エンコード方向を左右に設定することも許容される。
- ダイナミック造影についてはより高いボーラス性が求められる。
- 下垂体腺腫と正常下垂体との造影効果の差のピークは1〜2分である。

CT

- 術前検査としてのみ行い，造影後は1相のみでの撮像を行う（被ばく低減のため）。
- 蝶形骨洞・トルコ鞍底の骨の状態の観察，ならびに，下垂体腺腫の側方進展やトルコ鞍底部の骨浸潤の評価に有用である。
- 造影後ではタイミングにより正常の下垂体後葉が相対的低濃度となることに注意する。

文献

1) 佐野豊: 9.視床下部下垂体系, 神経科学形態学的基礎 間脳[1]・視床下部, 医学書院, 278-324, 2003.

2) Sato N, Ishizaka H, Matsumoto M, et al: MR detectability of posterior pituitary high signal and direction of frequency encoding gradient. J Comput Assist Tomogr, 15: 355-358, 1991.

3) Kanagaki M, Sato N, Miki Y : Pituitary Gland and Parasellar Region. Maximilian F Reiser et al.(eds); Magnetic Resonance Tomography. Springer, 399-429, 2008.

4) Lien RJ, Corcuera-Solano I, Pawha PS, et al: Three-Tesla Imaging of the Pituitary and Parasellar Region. J Comput Assist Tomogr, 39: 329-333, 2015.

5) Kakite S, Fujii S, Kurosaki M, et al: Three-dimensional gradient echo versus spin echo sequence in contrast-enhanced imaging of the pituitary gland at 3T. Eur J Radiol, 79: 108-112, 2011.

6) Miki Y, Matsuo M, Nishizawa S, et al: Pituitary adenomas and normal pituitary tissue: enhancement patterns on gadopentetate-enhanced MR imaging. Radiology, 177: 35-38, 1990.

7) Sato N, Sze G, Endo K, et al. Hypophysitis: endocrinologic and dynamic MR findings. AJNR Am J Neuroradiol, 19: 439-444, 1998.

8) Fushimi Y, Okada T, Kanagaki M, et al: 3D dynamic pituitary MR imaging with CAIPIRINHA: Initial experience and comparison with 2D dynamic MR imaging. Eur J Radiol, 83: 1900-1906, 2014.

9) Mahmoud OM, Tominaga A, Amatya VJ, et al: Role of PROPELLER diffusion-weighted imaging and apparent diffusion coefficient in the evaluation of pituitary adenomas. Eur J Radiol, 80: 412-417, 2011.

10) Hiwatashi A, Yoshiura T, Togao O, et al: Evaluation of diffusivity in the anterior lobe of the pituitary gland: 3D turbo field echo with diffusion-sensitized driven-equilibrium preparation. AJNR Am J Neuroradiol, 35: 95-98, 2014.

11) Yamada H, Yamamoto A, Okada T, et al: Diffusion tensor imaging of the optic chiasm in patients with intra- or parasellar tumor using readout-segmented echo-planar. Magn Reson Imaging, 34: 654-661, 2016.

12) Rossi Espagnet MC, Bangiyev L, Haber M, et al: High-Resolution DCE-MRI of the Pituitary Gland Using Radial k-Space Acquisition with Compressed Sensing Reconstruction. AJNR Am J Neuroradiol, 36: 1444–1449, 2015.

13) Miki Y, Kanagaki M, Takahashi JA, et al: Evaluation of pituitary macroadenomas with multidetector-row CT （MDCT）: comparison with MR imaging. Neuroradiology, 49: 327-333, 2007.

14 ）Kanagaki M, Miki Y, Takahashi JA, et al: MRI and CT findings of neurohypophyseal germinoma. Eur J Radiol, 49: 204-211, 2004.

IV 画像診断

正常像

前葉

三木 幸雄

▶ 解剖・機能

　下垂体前葉(anterior lobe, pars distalis)は，隆起部(漏斗部)(pars tuberalis)，中間葉(intermediate lobe, pars intermedia)とともに，腺性下垂体を形成する。下垂体前葉は腺性下垂体の大部分を占める。隆起部は下垂体前葉から連続する組織で，漏斗茎の周りを覆い下垂体柄の一部を構成する(詳細は「下垂体柄」の項目を参照)[1]。中間葉はヒトでは痕跡的であり，画像で確認することはできない。

　下垂体前葉は，成長ホルモン(growth hormone：GH)，プロラクチン(prolactin：PRL)，副腎皮質刺激ホルモン(adrenocorticotropic hormone：ACTH)，甲状腺刺激ホルモン(thyroid stimulating hormone：TSH)，卵胞刺激ホルモン(follicle stimulating hormone：FSH)，黄体形成ホルモン(luteinizing hormone：LH)を産生・分泌し，全身の内分泌のセンターとして，成長・生殖・代謝にかかわる役割を担っている。GH産生細胞(somatotroph)とPRL産生細胞(lactotroph)は前葉の外側部に，ACTH産生細胞(corticotroph)・TSH産生細胞(thyrotroph)・FSH/LH産生細胞(gonadotroph)は前葉の正中部付近に多く存在する。それぞれのホルモン産生性微小腺腫の発生頻度もこれにある程度対応するので，MRIで微小腺腫を見つけに行く際の参考になることがある[2]。下垂体前葉を構成する細胞には，ホルモン産生細胞以外に，濾胞星状細胞(folliculostellate cell)などがある。

▶ サイズ

　サイズは性差・年齢差・個人差が大きい。高さは，思春期・成人男性では3mmから8mm，思春期・成人女性では，4mmから10mmの範囲内であることが多い[3]。また，生理的状態により，ダイナミックに変化する。思春期では，機能亢進に伴って肥大がみられるのが普通であり(**図1**)，女性は，妊娠に伴ってさらに肥大し，大きさは10mmから12mm前後で上部が凸になることが多い(**図2**)。妊娠に伴う前葉腫大により，まれに視野障害をきたすこともある。出産後は，約10カ月にわたってサイズが減少し通常のサイズに戻る[4]。また，女性では更年期でnegative feedbackによって軽度の肥大が見られることがある。高齢者では下垂体は小さくなり性差はなくなる。

正常像 ● 前葉

図1 生理的肥大

10歳台,女性。
前葉が肥大し(高さ13mm),視交叉に接している。

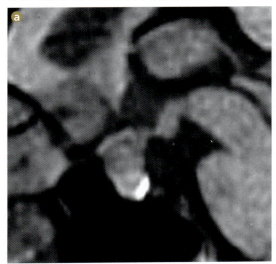
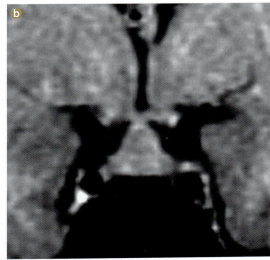

a:T1強調矢状断像　　　　　b:T1強調冠状断像　　　　（京都大学症例）

図2 産褥期女性

下垂体が腫大し,上面が凸状を呈している。前葉が T1強調像にて高信号を呈しており,後葉とともに下垂体全体が高信号を呈している。

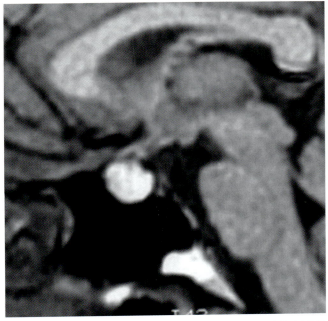

T1強調矢状断像　　　　（京都大学症例,文献5より転載）

53

IV 画像診断

▶ 信号強度

　T1強調像において，通常は，脳梁より少し低い程度の中間信号強度を呈するが，新生児（図3）および妊娠後期・産褥期の女性（図2）では，高信号になることがある[4〜6]。新生児，妊娠後期・産褥期女性の下垂体前葉に共通してみられる組織学特徴はPRL細胞の増加であり，T1強調像での高信号の原因としては，増加したプロラクチンなどの可能性が考えられる[4〜6]。新生児の前葉の信号は，修正週数ではなく生後週数との間に負の相関を示し[6]，誕生後4〜6カ月で成人と同様の中間信号強度になる[2]。妊娠に伴って高信号化した下垂体前葉は，出産後，約10カ月にわたって信号が低下し通常の信号強度に戻る[4]。

▶ 造影パターン

　下垂体は，前葉・後葉ともに血液脳関門がなく，血流が豊富であるため，強く造影される。下垂体前葉は，視床下部からの下垂体門脈によっておもに血流を受けるので，ダイナミック造影MRIを行うと，下垂体前葉は，動脈により血流支配を受ける下垂体後葉よりも遅れて造影される。後葉全体が造影剤の急速静注後30秒以内に造影されるのに対し，前葉は後葉より遅れて造影が開始し，上部（下垂体柄下端部付近）から造影領域が広がり，造影剤静注後約60秒で下垂体前葉全体に造影剤がいきわたる[7,8]（図4）。

図3　新生児
下垂体前葉がT1強調像にて高信号を呈しており，後葉とともに下垂体全体が高信号を呈している。

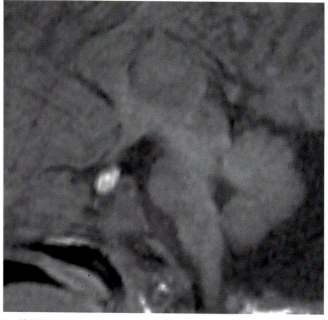

T1強調矢状断像

（京都大学症例）

図4 正常下垂体のダイナミック造影MRI矢状断像

左上の像(**a**)は造影剤投与前であり，その後，ガドリニウム造影剤を急速静注し，1分おきに撮像を繰り返している(**b~f**)。造影剤投与前の像(**a**)で，下垂体後葉は高信号を呈している(➡)。造影剤投与20秒後に撮像された像(**b**)で，下垂体後葉と下垂体柄の全体が濃染されているが，下垂体前葉は上部のみが造影されている(▶)。造影剤投与80秒後に撮像された像(**c**)で，下垂体前葉の全体が造影されている。

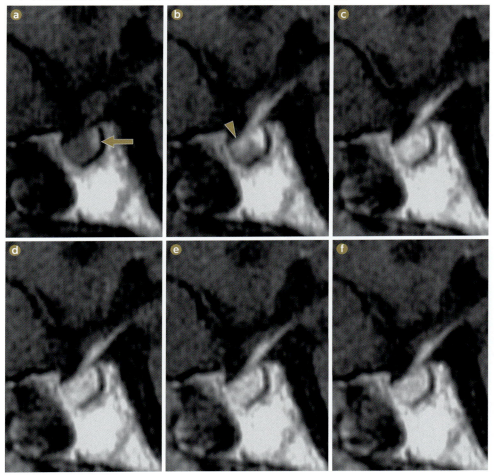

(京都大学症例，三木幸雄 編：脳・頭頸部のMRI．メジカルビュー社，より転載)

▶ トルコ鞍空洞症(empty sella)

クモ膜下腔がトルコ鞍内に落ち込み，下垂体が扁平化した状態をいう。トルコ鞍の拡大を伴うことがある。empty sellaは，その成因によってprimary empty sellaとsecondary empty sellaに分けられる。

primary empty sella(**図5**)の原因としては，不完全な鞍隔膜，頭蓋内圧亢進などが考えられており，頭部MRI検査の5~10％にみられる。多産婦や病的肥満女性に比較的多くみられる。頭痛，下垂体前葉機能不全，高プロラクチン血症，視野・視力障害，髄液鼻漏などの症状がみられることがある[9]。最近，primary empty sellaの

Ⅳ 画像診断

患者において，以前に考えられていたよりも高頻度(20〜70%)になんらかの症状あるいは内分泌検査異常がみられるという報告が散見されるが，内分泌内科あるいは脳神経外科を受診した患者群での検討であり，選択バイアスがかかっている可能性がある。放射線科医が遭遇するすべての頭部MRI検査において，primary empty sellaの画像所見を呈する患者のうち，内分泌異常などの症状が存在する頻度はこれより低いと推測されるが，今後の検討が必要である。

　secondary empty sella は，下垂体腺腫の梗塞(下垂体卒中)，下垂体腺腫の投薬治療後，下垂体腺腫および傍鞍部腫瘍の外科手術あるいは放射線治療後，リンパ球性下垂体炎の治療後，シーハン症候群，感染症，外傷などに伴ってみられる。

図5 primary empty sella
トルコ鞍は拡大し，下垂体はトルコ鞍底に平坦化して存在する。

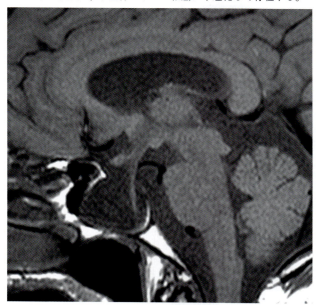

T1強調矢状断像

トピック

狭いトルコ鞍のため上面が膨らんでいる下垂体

トルコ鞍が狭い場合(左右が狭い場合と，トルコ鞍底が浅い場合が多い)，下垂体がそれほど大きくなくても，下垂体前葉が上方に凸の形状を示したり，鞍上槽に突出したりすることがある(図6)[10]。MRIでこの様な所見をみた場合，下垂体肥大あるいは下垂体腺腫の存在が疑われることがあるが，下垂体のサイズが正常範囲内であり内分泌学的に異常がない場合は，ダイナミック造影MRIなどの精査は通常不要である。横断像のみで読影をせず，日頃からルーチンで矢状断像を撮像しておき必要に応じて確認することが，擬陽性所見を減らすのに重要である。

図6 狭いトルコ鞍のため上面が凸状となっている正常下垂体

横断像（a）では，鞍上部に中間信号強度を呈する構造物が認められ（→），一見したところ腫瘍があるようにも見える。矢状断像（b）では，横断像で鞍状部にみられた構造物は，視交叉に接しているが，正常のサイズの下垂体であることが確認できる。

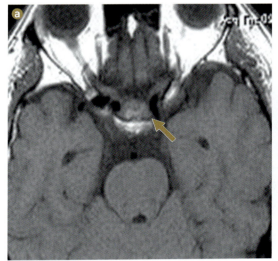
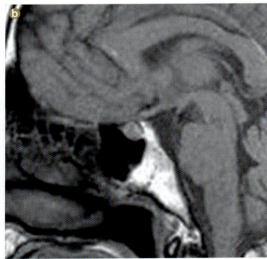

a：T1強調横断像　　　b：T1強調矢状断像　　　（京都大学症例）

ポイント

- 下垂体前葉のサイズは，性別・年齢などによって，大幅に異なる。個人差も大きい。
- T1強調像にて，通常は中間信号強度であるが，新生児および妊娠後期・産褥期女性では，高信号を呈する。
- ダイナミック造影MRIでは，前葉は，後葉よりも少し遅れて，上部から全体に造影領域が広がる。

文献

1) Satogami N, Miki Y, Koyama T, et al: Normal pituitary stalk: high-resolution MR imaging at 3T. AJNR Am J Neuroradiol, 31: 355-359, 2010.
2) Symons SP, Chan MW, Aviv CR, et al: The sella turcica and parasellar region, in Atlas SW (ed): Magnetic resonance imaging of the brain and spine (ed 5th), Wolters Kluwer, 2016, p 948-1020.
3) Kanagaki M, Sato N, Miki Y: Pituitary gland and parasellar region, in Reiser MF, Semmler W, Hricak H (eds): Magnetic Resonance Tomography. Heiderberg, Springer-Veralag, 2007, p 399-432.
4) Miki Y, Kataoka ML, Shibata T, et al: The pituitary gland: changes on MR images during the 1st year after delivery. Radiology, 235: 999-1004, 2005.
5) Miki Y, Asato R, Okumura R, et al: Anterior pituitary gland in pregnancy: hyperintensity at MR. Radiology, 187: 229-231, 1993.
6) Kitamura E, Miki Y, Kawai M, et al: T1 signal intensity and height of the anterior pituitary in neonates: correlation with postnatal time. AJNR Am J Neuroradiol, 29: 1257-1260, 2008.
7) Miki Y, Matsuo M, Nishizawa S, et al: Pituitary adenomas and normal pituitary tissue: enhancement patterns on gadopentetate-enhanced MR imaging. Radiology, 177: 35-38, 1990.
8) Miki Y, Asato R, Okumura R, et al: Contrast enhanced area of posterior pituitary gland in early dynamic MRI exceeds hyperintense area on T1-weighted images. J Comput Assist Tomogr, 16: 845-848, 1992.
9) De Marinis L, Bonadonna S, Bianchi A, et al: Primary empty sella. J Clin Endocrinol Metab, 90: 5471-547, 2005.
10) Bonneville JF, Cattin F: Small sella and convex pituitary gland, in Bonneville JF, Bonneville F, Cattin F, et al (eds): MRI of the pituitary gland. Switzerland, Springer International Publishing, 2016, p 19-24.

Ⅳ 画像診断

正常像

後葉①
視床下部−下垂体後葉系のMR画像パターン

藤澤 一朗

　正常下垂体後葉は，T1強調像で特徴的な高信号を示し，中枢性尿崩症で高信号が消失する[1,2]。T1強調像における後葉の信号強度は，後葉ホルモン（バゾプレシン）の濃度に相関する[3]。視床下部-後葉系において，MRIは形態診断のみならず機能評価のユニークかつ非常に重要な手段になっている。

　現時点で，後葉系のMR画像パターンは5つに大別されると考えている。それらについて簡潔に記載し，筆者らがかかわった視床下部-後葉系MRIの研究史について述べる。

▶ 視床下部-下垂体後葉系

　下垂体後葉は神経組織であり，視床下部下垂体路の神経末端により構成される（図1）。視床下部下垂体路の神経細胞体は視床下部の室傍核・視索上核にあり，神経線維が下垂体茎を下降し後葉に至る。

図1 視床下部-後葉系の模式図
後葉ホルモン（バゾプレシン・オキシトシン）は，視床下部にある神経細胞体で生成され，神経分泌顆粒に包まれ・軸索流より輸送され・後葉に貯蔵される。脱水・高血漿浸透圧・嘔気など様々な刺激により，後葉から開口分泌様式で血中に放出される。

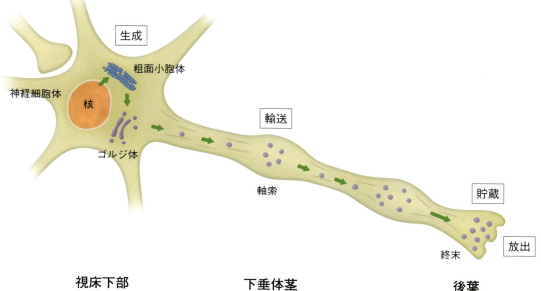

後葉ホルモン（バゾプレシン・オキシトシン）は，視床下部の神経細胞体でつくられ，神経分泌顆粒に包まれ，軸索流により後葉内の神経末端に運ばれ貯蔵される。後葉には膨大な量の後葉ホルモンが蓄えられ，脱水・高浸透圧・嘔気など様々な刺激により，神経末端から開口分泌により血中に放出される。

▶後葉系の信号パターン

現在，後葉の信号パターンは，正常・中枢性尿崩症・渇後葉・異所性後葉・せき止め現象という5つに分類されるのではないかと考えている（図2）[4]。

▷正常パターン

正常下垂体後葉は，T1強調像で特徴的な高信号を示す（図3）。

心因性多飲症は，精神的な問題から多飲をきたす疾患であり，結果として多尿を生じる。臨床的に鑑別は容易であるとされるが，ときに，多飲多尿を主訴とする中枢性尿崩症の鑑別が必要となる。心因性多飲症では後葉の機能には問題がないため，後葉の高信号は保たれる（図4）。矢状断T1強調像は，数分で撮像することが可能で，鑑別の簡便な手段となる。

健常人での高信号の描出に関しては，若年者では全例に認められるが[5]70歳以上の高齢者では29％で同定できなかったとする報告がある[5]。すなわち，特に若年者で高信号が認められない場合，なんらかの異常を伴っている可能性があり，中枢性尿崩症や渇後葉を疑わねばならない。

図2 後葉系のMRIパターン

現時点で，T1強調像における後葉の信号パターンを5つに分類している。正常・中枢性尿崩症・渇後葉・異所性後葉・せき止め現象である。
正常パターンを除いて，例外はあるもののトルコ鞍後半の正所性に高信号は存在しない。中枢性尿崩症と渇後葉は，機能低下と機能亢進というまったく逆の状態で高信号が消失することを示している。異所性後葉とせき止め現象は，後葉への輸送が障害されたとき，茎部分の神経線維が変化し，貯蔵能を代償することを示している。両者が認められれば，視床下部-後葉系の機能は保たれていると考えられる。

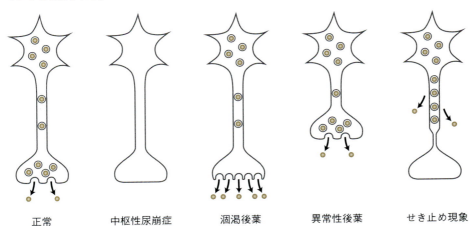

正常　　中枢性尿崩症　　渇後葉　　異常性後葉　　せき止め現象

IV 画像診断

図3 正常下垂体
正常下垂体後葉は，特徴的な高信号で描出されている（➡）。

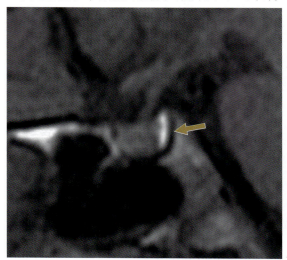

T1強調矢状断像

図4 心因性多飲症
中枢性尿崩症と同じく多飲多尿を主訴とするが，後葉系の機能は保たれていて，後葉の高信号は明瞭に描出される（➡）。

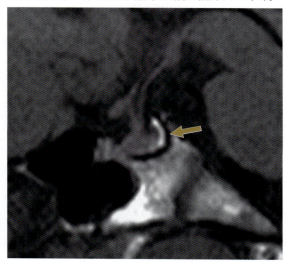

T1強調矢状断像

▷中枢性尿崩症

　中枢性尿崩症（central diabetes insipidus）では，T1強調像における正常後葉の高信号は消失している（**図5**）[2]。

　中枢性尿崩症は多飲多尿を主訴とする。視床下部-下垂体後葉系の障害により，抗利尿作用をもつバゾプレシンの分泌不全により，腎での水分の再吸収が阻害され，多尿が生じ多飲をきたす。

　尿崩症の症状は，視床下部・後葉系機能の大部分が障害されてはじめて起こるとされている。すなわち，中枢性尿崩症の症状が顕在化した時点では，すでに後葉の高信号は消失している。ただし，前葉の障害（ACTH分泌不全）があれば，中枢性尿崩症の症状が惹起されないことがあり，注意が必要である（仮面尿崩症）。

　中枢性尿崩症をきたす疾患は多岐にわたる（**表1**）。各疾患の画像の詳細については，該当の項を参照していただきたい。

▷渇涸後葉

　渇涸後葉は，後述するウサギの実験で示されたように，後葉からのバゾプレシン放出亢進が長期間持続するときに生じる（**図9参照**）[16]。臨床的には，透析患者・神経性食指不振症・septic shock・コントロール不良の糖尿病患者などで報告されている[6,7]。

　健常者でも高齢者の約3分の1では，後葉の高信号が消失しているが，バゾプレシン濃度が高く，渇涸後葉を示しているものと考えられる[5]。

　臨床的に遭遇する可能性が高い疾患は，糖尿病患者である[7]。糖尿病のコントロール不良が続くと脱水によりバゾプレシンの放出が持続するためである（**図6**）。コントロールを改善すると，1カ月ほどの経過で高信号が復活してくる。repletion processをみているものと考えられる。

正常像 ● 後葉① 視床下部－下垂体後葉系のMR画像パターン

図5 中枢性尿崩症

中枢性尿崩症患者では，後葉の特徴的な高信号が消失する（➡）。

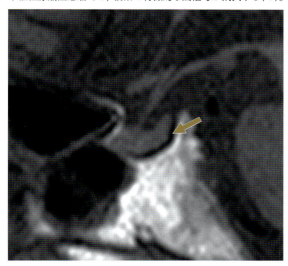

T1強調矢状断像

表1 中枢性尿崩症の病因

特発性
家族性
続発性（器質性）

- 腫瘍性
  胚腫，頭蓋咽頭腫，奇形腫，悪性リンパ腫，転移，視床下部星細胞腫，など
- 炎症性
  リンパ球性漏斗下垂体後葉炎，IgG4関連下垂体炎，下垂体膿瘍，脳炎，結核，など
- 肉芽腫性
  ランゲルハンス細胞組織球症，サルコイドーシス，多発血管炎性肉芽腫症（Wegener肉芽腫症），など
- 外傷
  事故，手術，など
- 血管性
  シーハン症候群，動脈瘤，など

図6 涸渇後葉（糖尿病）

a：コントロール不良患者。後葉の高信号が低下している（➡）。
b：1カ月の入院加療後の像では，後葉の高信号が復活していることが明瞭に示されている（➡）。
repletion processをみているものと考えられる。

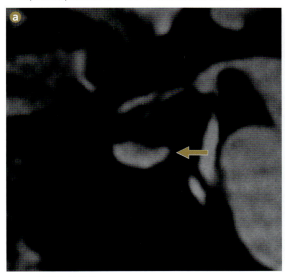

a：T1強調矢状断像

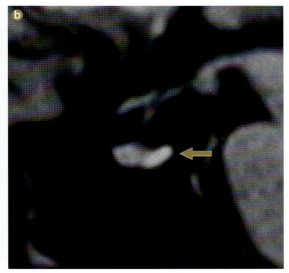

b：入院加療後T1強調矢状断像

（文献7より転載）

図7　異所性後葉

a：成長ホルモン分泌不全性低身長症（骨盤位分娩）。下垂体茎が正中隆起直下で途絶している。途絶部中枢側に、T1強調像で後葉と同様の高信号を示す小結節を認める（➡）。トルコ鞍後半部分、正所性に後葉の高信号は認めない。異所性後葉と考えられる。
b：サルの異所性後葉。茎切断実験による。正中隆起部に異所性後葉を認める。

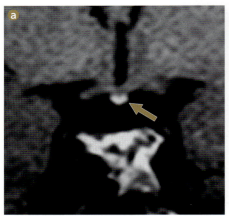
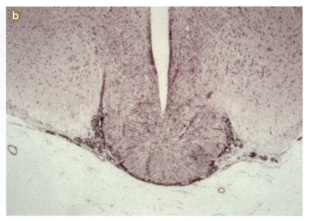

a：T1強調冠状断像　　　　　　　　b：HE染色像

（文献8より転載）
（故 桑山明夫先生のご厚意による）

▷異所性後葉

　下垂体茎が切断されると、断端中枢側に正常と同じ機能をもつ異所性後葉が形成される（ectopic posterior lobe）。MRIでは、途絶した下垂体茎の断端側に、正常後葉と同じくT1強調像で特徴的な高信号を呈する結節として描出される（図7）。

　異所性後葉は、成長ホルモン分泌不全性低身長症患者に多く見いだされた[8]。それらの患者では、骨盤位分娩の頻度が高く、分娩時の損傷により、茎が切断されたと考えられる。異所性後葉は脳外科手術や外傷でも生じえる。

　他方、異所性後葉は、遺伝子変異・発生異常によるとする説も提出されている。

　異所性後葉の詳細は、成長ホルモン分泌不全性低身長症（下垂体茎途絶症候群）に述べる。

▷せき止め現象

　下垂体茎の切断実験は数多く報告されているが、神経の結紮実験も行われている。結紮部の上流に分泌顆粒が貯留する。臨床的には、髄膜腫の手術症例で同様の所見が報告されている。

　MRIでは腫瘍に圧迫された下垂体茎がT1強調像で高信号を示す（図8）。神経分泌顆粒が停滞し、高濃度に貯蔵されているものと推測される。この現象をdamming-up phenomenon（せき止め現象）と名付けた[9]。せき止め現象が認められれば、視床下部でのホルモン産生能は保たれている。

　異所性後葉の形成にもみられるように視床下部後葉系は可塑性に富んでいる。神経分泌顆粒の貯留した下垂体茎から、後葉ホルモンが放出されているものと考えられる。

図8 せき止め現象

T1強調像で，下垂体茎が特徴的な高信号で描出されている（➡）。腺腫・ラトケ嚢胞により，茎が鞍隔膜に圧迫されているものと考えられる。

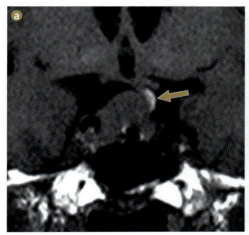
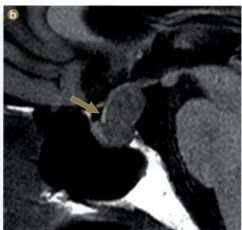

a：下垂体腺腫　　　b：ラトケ嚢胞

　せき止め現象は，やや大きい下垂体腺腫やラトケ嚢胞においてしばしば認められる。多くは，下垂体茎が腫瘍と鞍隔膜によって圧迫されている。T1強調像で高信号を呈することから，出血や脂肪と誤ってはならない。

　せき止め現象は茎の機械的な圧迫によるものであり，下垂体腺腫やラトケ嚢胞などの浸潤性ではない腫瘍を示す所見と推察される。

　骨盤位分娩が行われないようになった現在，異所性後葉を経験する機会は著しく少なくなったが，せき止め現象は日常臨床でしばしば経験する。

T1強調像における後葉の高信号に関して

▶ 研究史：前編

　1984年，トルコ鞍内の後半部分に，T1強調像で高信号を示す領域が存在することが初めて報告された[10]。画像と解剖とを対比した論文であるが，高信号はトルコ鞍内の fat pad とされた。

　1985年，筆者が研修から帰学した直後，京都大学に1.5テスラ装置が導入された。安里令人先生（故人）が，ボランティアの頭部MRIを撮像していた際，下垂体後葉がT1強調像で特徴的な高信号で描出されることを見いだされた。すなわち，第一発見者は安里先生である。後葉であると判断できた理由は至極簡単で，私達が想像する楕円形をした典型的な後葉の形態を示していたからである。以来30余年，あれほど"綺麗"な形をした後葉にはなかなか遭遇することがない（非典型例ともいえ

Ⅳ 画像診断

る）。まさに偶然の賜であった。

　安里先生は，同年直ぐに留学されたが，その際，30名ほどの下垂体のMR画像を解析し，前葉と後葉の形態を分類すれば論文にできると言いおかれた。同年11月の第2回関西MRI研究会，年明け1986年1月開催の第5回下垂体腫瘍ワークショップで，後葉が特徴的な高信号を示し・前葉と後葉が識別できることを発表した[11,12]。

　形態分類のため若年ボランティアの下垂体MRIを集めていたときに，後葉の高信号が脂肪と考えられていることに気づいた。男性30例の下垂体を解析して，「Radiology」誌に投稿した。T1強調像における下垂体後半の高信号が解剖学的に後葉に相応すること・プロトン密度強調像／T2強調像では脂肪の信号とは異なっていること・脂肪に特徴的な化学シフトがないこと[13]を後葉の根拠とした。なかなか返事が来なかったが，結局はrejectされた。定説を覆すことは難しいことを痛感させられた。

　次ぎに，トルコ鞍領域X線診断の泰斗である Giovanni Di Chiro先生が編集長をされている「Journal of Computer Assisted Tomography（JCAT）」誌に投稿し，受理された[1]。その際，女性も加えよとの指示があり，若い女性ボランティア30名のデータを追加した。3方向のT1強調像を撮像し，後葉を検索したが，60例全例で後葉の高信号は同定可能であった。後葉系に関して，この論文の重要な点は，「トルコ鞍後半の高信号はfat padではなく，後葉である」と定説を完全に訂正したことに加え，若年健常者では全例で高信号が同定可能であることを示したことにある。後者は，後葉の評価を行ううえで重要な知見であると考えている。

　一方，視床下部後葉系が障害された中枢性尿崩症患者において，全例で高信号が消失していることを見いだし，高信号は後葉の正常機能を示すものと推論した。すなわち，特徴的な高信号は後葉ホルモンの正常貯蔵（機能）を反映する。この中枢性尿崩症論文は，1987年，正常下垂体の論文と同時に「JCAT」誌に掲載された[2]。

　中枢性尿崩症において後葉の高信号が消失していることは，追試の論文がでて直ぐに確認されたが，高信号の由来についての論争が始まる。後葉ホルモンは後葉内で神経分泌顆粒の内部に含まれて存在している。筆者らの分泌顆粒（後葉ホルモン）説に対して，pituicyte内のlipid dropletsや 顆粒膜のphospholipid membraneを由来とする説が提出された[14,15]。

　1993年に，京都府立医科大学解剖学教室の河田光博先生の指導の下，ウサギを用いた実験を行った（**図9**）[16]。脱水や高張食塩水負荷を長期間続けると後葉からバゾプレシンを消失させることが可能なことは実験的によく知られている。すなわち，視床下部で生成される以上のホルモンが後葉から放出されるため，刺激が長期間持続するとバゾプレシンの貯蔵が涸渇するのである。このようなプロセスはdepletion processといい，ホルモンの涸渇した後葉は，depleted posterior lobe（涸渇後葉）とよばれる。負荷を中止し，水を飲ませるとホルモン貯蔵が復活する。このプロセスを repletion processという。

　図9に示すように，高張食塩水を2週間負荷すると後葉の高信号が消失し，飲水2週間後には高信号が復活した。後葉の高信号が消失した2週間後に後葉を取り出し，

分泌顆粒を染めると分泌顆粒が消失していることが証明された。涸渇後葉である。当然のことであるが、血中のバゾプレシン値は著明に上昇していた。MRIは、下垂体後葉の depletion-repletion process を明瞭に描出する。後葉の高信号の消失と組織学的な涸渇後葉の証明・血中バゾプレシン高値との明瞭な関係は、分泌顆粒（後葉ホルモン）説を支持する。

1998年、京都大学時代にMRIグループの長であった中野善久先生が助教授をされていた縁で、関西医科大学の黒川弘昌先生と後葉の信号強度と後葉内のバゾプレ

図9 ウサギ実験（高張食塩水負荷による涸渇後葉の作成）

a：2％高張食塩水を2週間飲ませると、T1強調像での後葉の高信号が消失する。次いで、2週間飲水させると後葉の高信号が復活する。前者の過程を depletion process、後者を repletion process とよぶ。MRIにより、depletion-repletion process が可視化される。
2週間後、後葉から分泌顆粒が消失していることが組織学的にも確認された。いわゆる depleted posterior lobe（涸渇後葉）である。

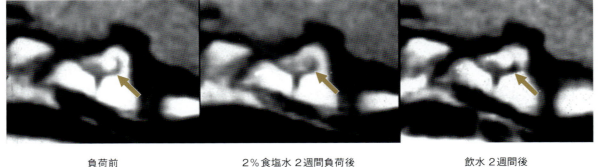

負荷前　　　　　2％食塩水2週間負荷後　　　　　飲水2週間後

depletion proces（涸渇プロセス）　　repletion process（充溢プロセス）

depleted posterior lobe（涸渇後葉）

b：涸渇後葉の組織像
神経分泌顆粒は後葉の近縁にわずかに残るのみである。
A：前葉、P：後葉

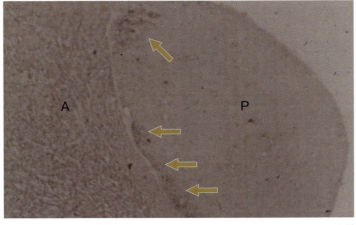

aldehyde fuchsin 染色像

(a, b：文献16より転載)

c：後葉の信号強度（中脳との信号強度比）および血中バゾプレシン濃度の推移

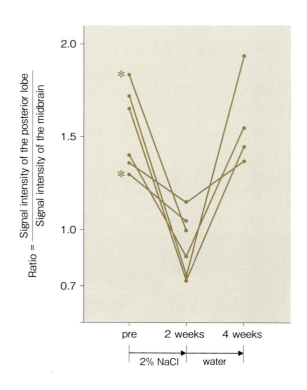
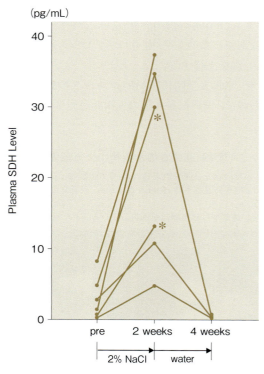

（文献16より引用）

シン濃度との相関を示す実験を行った（図10）[3]。両者は強く相関する。すなわち，T1強調像は，後葉内のバゾプレシン濃度を定量化できるのである。MRIは，視床下部-後葉系機能の非常にユニークな評価手段であるといえる。

後葉ホルモンであるバゾプレシンとオキシトシンは分子量の小さいペプチドホルモンであるが，後葉の顆粒内で，バゾプレシンはニューロフィジンⅡ（NPⅡ；担体蛋白）およびコペプチン（copeptin：CP；糖蛋白）・オキシトシンはニューロフィジンⅠ（NPI）と結合している（図11）。加えてこれらは，2量体や3量体で存在する。すなわち，正常後葉内の高蛋白濃度が高信号の由来であると考えている。

バゾプレシンとオキシトシンは，9つのペプチドからなり，非常に似た構造をもっている。それゆえ，両者とも弱いながらもお互いの作用を有している。上記の実験においても，涸渇後葉の状況では，バゾプレシンのみならず，オキシトシンも涸渇することを付け加えておく。

前述したように，1987年に，京都大学小児科内分泌グループとの共同研究として，成長ホルモン分泌不全性低身長症患者に，下垂体茎切断と異所性後葉（ectopic posterior lobe）の形成を認めるとする論文を提出した（図7）[8]。加えて，2001年には，下垂体腺腫やラトケ嚢胞の圧迫による茎のT1強調像での高信号をせき止め現象（damming-up phenomen）と命名した（図8）[12]。両者は障害された後葉の貯蔵能を

図10 ウサギ実験によるバゾプレシン濃度と信号強度の相関

a：脱水によっても，後葉からバゾプレシンが放出される．図に示すように，脱水期間の長短により，信号強度に変化をもたらすことができる．長期間になるほど，T1強調像における下垂体後葉の信号は低下していく．

脱水実験（ウサギ）

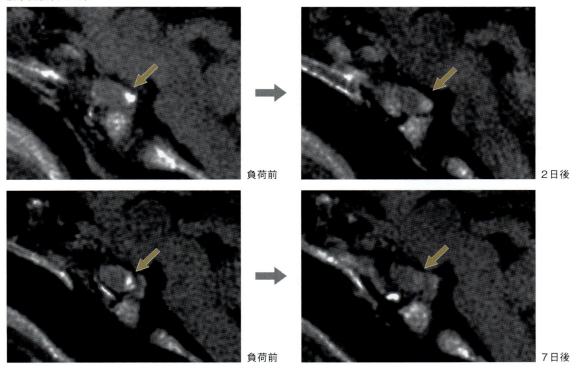

b：測定した信号（橋との信号強度比）と後葉のバゾプレシン濃度は相関する．

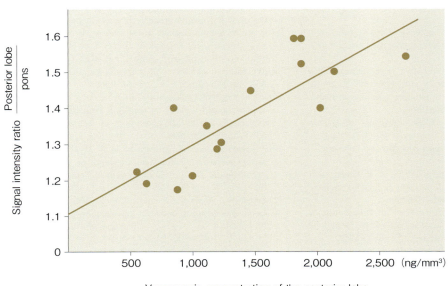

（文献3より引用）

Ⅳ 画像診断

図11 バゾプレシンとオキシトシン

分泌顆粒内では，バゾプレシン（VP）・オキシトシン（OX）とも担体蛋白であるニューロフィジン（NP）と結合している。バゾプレシン—ニューロフィジンⅡには，糖タンパクであるコペプチンが結合する。

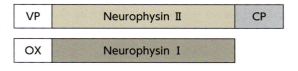

代償する現象であり，非常に特徴的な画像を示す。

　上記に加えて，後葉系の疾患に関しては，1991年に，岸和田市民病院院長の景山直樹先生（故人）のご助言を得て，鞍上部ジャーミノーマ（suprasellar germinoma）の発生母地が神経下垂体であることを報告し，神経下垂体部ジャーミノーマ（neurohypophyseal germinoma）という名称を提唱した[17]。1993年，京都大学総長の井村裕夫先生が提出された新しい疾患概念であるリンパ球性漏斗下垂体後葉炎（lymphocytic infundibuloneurohypophysitis：LIN）の発見に画像診断の面から重要な役割を担った[18]。

◆ 文献

1) Fujisawa I, Asato R, Nishimura K, et al: Anterior and posterior lobes of the pituitary gland: assessment by 1.5 T MR imaging. J Comput Assist Tomogr, 11: 214-220, 1987.
2) Fujisawa I, Nishimura K, Asato R, et al: Posterior lobe of the pituitary in diabetes insipidus: MR findings. J Comput Assist Tomogr, 11: 221-225, 1987.
3) Kurokawa H, Fujisawa I, Nakano Y, et al: Posterior lobe of the pituitary gland: correlation between signal intensity on T1-weighted MR images and vasopressin concentration. Radiology, 207: 79-83, 1998.
4) Fujisawa I: Magnetic resonance imaging of the hypothalamic-neurohypophyseal system. J Neuroendocrinol, 16: 297-302, 2004.
5) Terano T, Seya A, Tamura Y, Yoshida S, et al: Characteristics of the pituitary gland in elderly subjects from magnetic resonance images: relationship to pituitary hormone secretion. Clin Endocrinol (Oxf), 45: 273-279, 1996.
6) Sato N, Endo K, Kawai H, et al: Hemodialysis: relationship between signal intensity of the posterior pituitary gland at MR imaging and level of plasma antidiuretic hormone. Radiology, 194: 277-280,1995.
7) Fujisawa I, Murakami N, Furuto-Kato S, et al: Plasma and neurohypophyseal content of vasopressin in diabetes mellitus. J Clin Endocrinol Metab, 81: 2805-2809, 1996.
8) Fujisawa I, Kikuchi K, Nishimura K, et al: Transection of the pituitary stalk: development of an ectopic posterior lobe assessed with MR imaging. Radiology, 165: 487-489, 1987.
9) Fujisawa I, Uokawa K, Horii N, et al: Bright pituitary stalk on MR T1-weighted image: damming up phenomenon of the neurosecretory granules. Endocr J, 49: 165-173, 2002.
10) Mark L, Pech P, Daniels D, et al. The pituitary fossa: a correlative anatomic and MR study. Radiology, 153: 453-457, 1984.
11) 藤澤一朗，安里令人，西村一雅，ほか：正常下垂体の高磁場MRI．第2回関西MRI研究会，1985年11月16日，大阪．
12) 藤澤一朗，安里令人，伊藤亨，ほか：下垂体の高磁場（1.5 T）MRI．第5回下垂体腫瘍Workshop，1986年1月23日，東京，講演集：p.53-56.
13) Nishimura K, Fujisawa I, Togashi K, et al: Posterior lobe of the pituitary: identification by lack of chemical shift artifact in MR imaging. J Comput Assist Tomogr, 10: 899-902, 1986.
14) Kucharczyk J, Kucharczyk W, Berry I, et al: Histochemical characterization and functional significance of the hyperintense signal on MR images of the posterior pituitary. AJR Am J Roentgenol, 52: 153-157, 1999.
15) Kucharczyk W, Lenkinski RE, Kucharczyk J, et al: The effect of phospholipid vesicles on the NMR relaxation of water: an explanation for the MR appearance of the neurohypophysis? AJNR, 11: 693-700, 1990.
16) Fujisawa I, Asato R, Kawata M, et al: Hyperintense signal of the posterior pituitary on T1-weighted MR images: an experimental study. J Comput Assist Tomogr,13: 371-377, 1989.
17) Fujisawa I, Asato R, Okumura R, et al:. Magnetic resonance imaging of neurohypophyseal germinomas. Cancer, 68: 1009-1014, 1991.
18) Imura H, Nakao K, Shimatsu A, et al: Lymphocytic infundibuloneurohypophysitis as a cause of central diabetes insipidus. N Engl J Med, 329: 683–689, 1993.

IV 画像診断

正常像

後葉②
視床下部－下垂体後葉系のMR画像パターン

佐藤 典子

T1強調像における後葉の高信号に関して

▶▶ 研究史：後編

　下垂体後葉のT1強調像高信号が中枢性尿崩症で消失し[1]，また下垂体柄断裂で異所性後葉を伴うことがある[2]，という非常にオリジナリティの高い研究が藤澤一朗先生によって報告されたのが1987年であった。その後もMRが形態だけでなく機能画像となりうる病態に注目し，次々と新しい疾患概念が京都大学から報告された。筆者は群馬大学に勤務していたが，小児神経科の内分泌グループの長嶋和久先生と八木秀樹先生が精力的に仕事をされ，次々と貴重な症例をMR検査に依頼していただいた。その中に小児の特発性中枢性尿崩症や非常にまれな腎性尿崩症もあり，2例の腎性尿崩症例のうちの1例は後葉のT1強調像高信号が消失していた。腎性尿崩症は中枢での機能は正常だが，腎のバゾプレシンのレセプターが欠損しているのが原因であるので，その状態はいわゆる前項で藤澤らが分類した涸渇後葉である。しかし特発性中枢性尿崩症例も涸渇後葉の腎性尿崩症も単純のMRでは同様な画像で識別不能であるが，矢状断像でのダイナミック造影MRIを行うことにより両者の鑑別が可能であり，それを「Radiology」にて発表したのが1993年であった。つまり腎性尿崩症では正常例と同様の造影パターン（造影剤の急速注入後早期30秒で下垂体柄や後葉が造影され，60秒後以後に前葉も造影される）を示すのに対し（図1），特発性中枢性尿崩症では神経下垂体の早期造影は認めず（図2），おそらく後者はなんらかの炎症などによって血管床が破壊されたものと推測した[3]。その後同年，当時京都大学の総長であった井村裕夫先生がリンパ球性漏斗下垂体後葉炎（lymphocytic infundibuloneurohypophysitis：LIN）[4]という新しい疾患概念を「New England Journal of Medicine」にて唱え，従来特発性中枢性尿崩症と診断されていた症例の中にLINが原因となる症例があることを示した。後に群馬大学と筆者の留学先のエール大学にてリンパ球性下垂体炎の症例を集めてダイナミック造影MRIを施行し，先に特発性中枢性尿崩症で示したのと同様の血管床の破壊を示す画像所見を1998年に「American Journal of Neuroradiology（AJNR）」に提示した（「リンパ球性下垂体炎」p.221参照）[5]。ちなみにそのリンパ球性下垂体炎の症例を収集していた際，下垂体や海綿状脈洞の特徴的なT2強調像低信号に気づき，後に中田らと"T2-dark sign"と命名して2010年に「AJNR」に報告することとなった（「リンパ球性下垂体炎」p.220参照）[6]。さて話は1993年に戻るが，腎性尿崩症に続き涸

Ⅳ 画像診断

図1 腎性尿崩症

10歳台前半,男子。
造影前(a)では下垂体後葉の高信号は認めない。ダイナミック造影MRI早期相(b)にて下垂体柄や後葉の造影は認め,正常の造影パターンを示す。

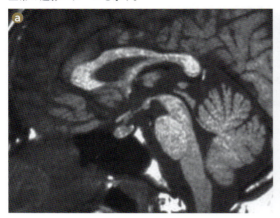 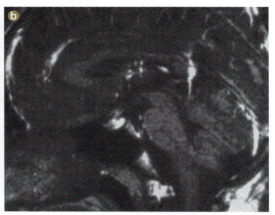

a:T1強調矢状断像　造影前　　　　　　　　b:ダイナミック造影T1強調矢状断像　造影30秒後

(文献3より転載)

図2 中枢性特発性尿崩症

7歳,女児。
造影前(a)では下垂体後葉の高信号は認めない。ダイナミック造影MRI早期相(b)にて脳表や深部静脈が造影されているにもかかわらず,下垂体柄や後葉の造影は認められない。

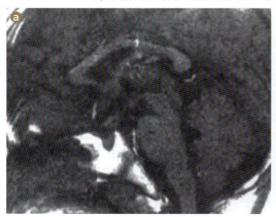 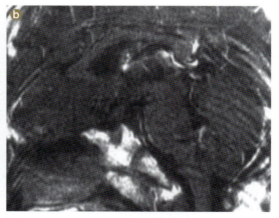

a:T1強調矢状断像　造影前　　　　　　　　b:ダイナミック造影T1強調矢状断像　造影30秒後

渇後葉の症例として,同年神経因性拒食症例を「Journal of Computed Assisted Tomography (JCAT)」に,1995年に透析患者症例を「Radiology」に報告した[7,8]。透析患者では高率に後葉のT1強調像の高信号消失を認め,そのとき血清のバゾプレシン値は上昇し,逆に後葉のT1強調像での信号が保たれているときは,バゾプレシン値は正常値であった。また血漿のバゾプレシンと浸透圧では正の相関がみられ,後葉の信号は血清のホメオスタシスと密接に関係があることが示唆され,やは

りバゾプレシンそのものをみているのだろうとの思いを強くしていった。

前項で述べられたように，後葉のT1強調像における高信号の成因の議論は，Markらの"下垂体後方の高信号は鞍背の脂肪"という説が，1984年に「Radiology」に掲載されたのが始まりだった[9]。それに対して1987年に尿崩症や下垂体柄断裂の論文より，藤澤らが"後葉のT1高信号の成因は神経分泌顆粒"との説を「JCAT」と「Radiology」に打ち出した[1,2]。またそれに対抗して1989年J. Kucharczykらが「American Journal of Radiology」にて，"その成因は後葉内のpituicyteの細胞質内の脂肪滴に由来する"，との説を出した[10]。またまたそれに対して藤澤らは1989年に前項で述べたごとく，ウサギの物実験で再度"その成因が神経分泌顆粒である"との論文を「JCAT」に発表して論争は一段落したものと思ったが[11]，その後1990年にW. Kucharczykが「AJNR」に，"その信号の成因はホルモンでなく，それらを覆う神経分泌顆粒の膜phospholipid membraneである"との論文で応戦し[12]，その後論戦は途絶え5年近くが経過した。しかし藤澤説を支持する筆者らはこのまま終わりにするのはいかがなものかと思い，当時群馬大学の内分泌研究所にいらして，後に静岡大学名誉教授になられた故田中滋康先生に，これまでの多数の論文の経緯をお話しして，"T1強調高信号の成因は神経分泌顆粒の膜でなくバゾプレシンのホルモンそのものだと思うが，専門家の先生のご意見をお聞きしたい"と尋ねたところ，"Kucharczykの説は間違っている。なぜならホルモンを分泌する方法は開口放出（exocytosis）と言って，顆粒は細胞膜へ接着し，内部のホルモンを放出するが，膜は

図3 神経分泌顆粒の開口放出（exocytosis）の模式図
ホルモンが分泌される際は，細胞膜への"つなぎとめ"がなされ，内部のホルモンのみが放出され，分泌顆粒の膜は細胞質内に留まる。

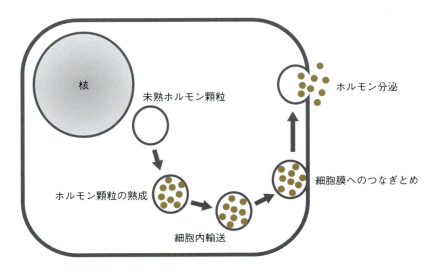

そのまま細胞内にとどまるはずだから(図3)，もし膜のphospholipidがT1強調像での高信号の成因だったら，放出後も信号は変わらないはず"と，即座に回答された。一瞬にして長い論争に終止符を打つための回答を得，エキスパートの知識に感動したのを覚えている。その証明は藤澤らのウサギの動物実験を模して行った。高張食塩水を飲ませるのでなく，3日間断水させて，前後のMR撮像と下垂体組織の切片を採取し，免疫組織染色と電子顕微鏡で観察した。MRでは断水後，下垂体後葉のT1強調像での高信号は消失していた(図4a, b)。分泌顆粒内部のホルモンそのものを免疫染色して正常のウサギと脱水後のウサギの後葉を比較したところ，正常ウサギでは正常に染色され，脱水後は全く染まらず，内部のホルモンは存在しなかった(図4c, d)。一方電子顕微鏡では，正常ウサギでホルモンを内蔵して膜に覆

図4 ウサギ実験（断水前後の後葉のMRI，免疫染色，電子顕微鏡による評価）

aの断水前のT1強調矢状断では下垂体後葉の高信号は認めたが（➡），bの断水後は消失している（➡）。

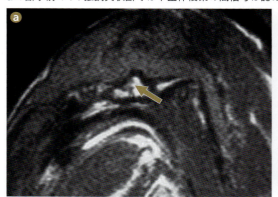

a：断水前

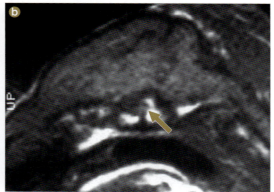

b：断水4日後

（文献13より転載）

下垂体後葉のバソプレシンの免疫染色においては，cではバソプレシンを認めるが，dでは染色されない。

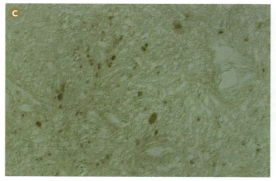

c：断水前

d：断水4日後

（文献13より転載）

われた分泌顆粒を認めたが，脱水後のウサギではホルモンを放出した後の膜の残骸が多数認められた（図4e, f）。よって，神経分泌顆粒の膜は脱水後残留しているにも関わらずT1強調像での高信号は消失しており，phospholipid membrane説は否定され，ホルモンそのものであると証明された[13]。1995年，議論の発端となる最初の論文から11年が経過していた。

下垂体後葉の神経終末の電子顕微鏡像においては，eでは多数の分泌顆粒を認めるが，fでは分泌顆粒は認めず，分泌顆粒膜の残骸を認める。

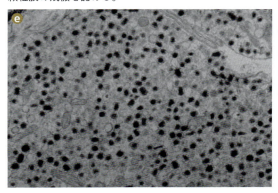

e：断水前

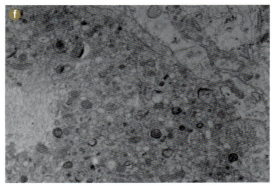

f：断水4日後

（文献13より転載）

文献

1) Fujisawa I, Nishimura K, Asato R, et al: Posterior lobe of the pituitary in diabetes insipidus: MR findings. J Comput Assist Tomogr, 11: 221-215, 1987.
2) Fujisawa I, Kikuchi K, Nishimura K, et al: Transection of the pituitary stalk: development of an ectopic posterior lobe assessed with MR imaging. Radiology, 165: 487-489, 1987.
3) Sato N, Ishizaka H, Yagi H, et al: Posterior lobe of the pituitary in diabetes insipidus: dynamic MR imaging. Radiology. 186: 357-360, 1993.
4) Imura H, Nakao K, Shimatsu A, et al: Lymphocytic infundibuloneurohypophysitis as a cause of central diabetes insipidus. N Engl J Med, 329: 683-689, 1993.
5) Sato N, Sze G, Endo K: Hypophysitis: endocrinologic and dynamic MR findings. AJNR Am J Neuroradiol, 19: 439-444, 1998.
6) Nakata Y, Sato N, Masumoto T, et al: Parasellar T2 dark sign on MR imaging in patients with lymphocytic hypophysitis. AJNR Am J Neuroradiol, 31: 1944-1950, 2010.
7) Sato N, Endo K, Ishizaka H, et al: Serial MR intensity changes of the posterior pituitary in a patient with anorexia nervosa,high serum ADH,and oliguria. J Comput Assist Tomogr, 16: 189-192, 1993.
8) Sato N, Endo K, Inoue T, et al: Hemodialysis: relationship between signal intensity of the posterior pituitary gland at MR imaging and level of plasma antidiuretic hormone. Radiology, 194: 277-280, 1995.
9) Mark L, Pech P, Daniels D, et al: The pituitary fossa: a correlative anatomic and MR study. Radiology, 153: 453-457, 1984.
10) Kucharczyk J, Kucharczyk W, Berry I, et al: Histochemical characterization and functional significance of the hyperintense signal on MR images of the posterior pituitary. AJR, 52: 153-157, 1989.
11) Fujisawa I, Asato R, Kawata M, et al: Hyperintense signal of the posterior pituitary on T1-weighted MR images: an experimental study. J Comput Assist Tomogr, 13: 371-377, 1989.
12) Kucharczyk W, Lenkinski RE, Kucharczyk J, et al: The effect of phospholipid vesicles on the NMR relaxation of water: an explanation for the MR appearance of the neurohypophysis? AJNR, 11: 693-700, 1990.
13) Sato N, Tanaka S, Tateno M, et al: Origin of posterior pituitary high intensity on T1-weighted magnetic resonance imaging: immunohistochemical, electron microscopic, and magnetic resonance studies of posterior pituitary lobe of dehydrated rabbits. Invest Radiol, 30: 567-571, 1995.

IV 画像診断

正常像
下垂体柄

里上 直衛, 三木 幸雄

▶ 解剖

　下垂体柄は視床下部正中隆起と下垂体を連結する茎状の構造であり,下垂体後葉(神経性下垂体)と連続する漏斗茎(infundibular stem)およびこの周りを薄く覆う腺性下垂体の隆起部(漏斗部)(pars tuberalis)からなる(図1)。視床下部の視索上核・室傍核からの神経線維(視床下部下垂体路)が漏斗茎内部を走行し,下垂体後葉に向かっている。また第三脳室底から伸びる漏斗陥凹(infundibular recess)が,下垂体柄内部に入り込んで認められる。

　内頸動脈から分岐する上・下下垂体動脈により下垂体柄周囲の血管叢が形成され,これから連続する下垂体門脈が下垂体柄を走行し,腺性下垂体(前葉)に流入する。

図1 正常下垂体柄のシェーマ

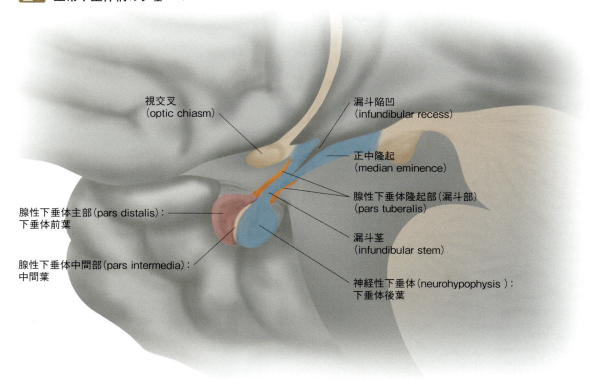

▶ 径

　様々な疾患で下垂体柄の肥厚をきたしうるため，正常径の把握は重要である。

　1.5テスラ MRI装置を用いた冠状断での計測にて，視交叉レベルでの横径3.25±0.56mm，下垂体柄-下垂体移行部での横径1.91±0.40mmとの報告がある[1]。また3テスラ装置を用いた斜軸位断像での計測では，視交叉レベルでの前後径3.25±0.43mm・横径3.35±0.44mm，下垂体柄-下垂体移行部での前後径2.32±0.39mm・横径2.16±0.37mmであった[2]。

　下垂体柄肥厚について確立された判定基準は存在しないものの，一般に正常下垂体柄の径は4mm以下かつ脳底動脈の径を超えないとされる[3,4]。18歳以下を対象とした研究ではあるが，MRI横断像を用いた各年齢層における下垂体柄径-脳底動脈径の比は，女性で最大0.73±0.12・最小 0.59±0.10，男性で最大0.70±0.12・最小0.56±0.11であったと報告されており[4]，両者の径の比較は下垂体柄肥厚の簡便な視覚的評価法としてある程度有用と考えられる。

▶ 長さ

　下垂体柄の上端・下端に関して確立された定義はなく，下垂体柄の長さの画像的計測の報告も乏しい。矢状断高分解能3D-T1強調像（MPRAGE：magnetization prepared rapid acquisition with gradient echo像）を用いた計測では，第三脳室底から漏斗陥凹下端の距離は4.69±0.87mm，漏斗陥凹下端から下垂体柄-下垂体移行部の距離は5.91±1.24mmと報告されている[2]。

　ただし薄層の矢状断・横断T2強調像を用いた最近の研究では，漏斗陥凹は81%で下垂体柄全長を貫き下垂体上面に達していたと報告されており[5]，下垂体柄の長さに関しては今後さらに詳細な検討が待たれる。

▶ 信号・造影パターン

　下垂体柄はT1強調像にて視交叉に比して84%で低信号であり[1]，またFLAIR（fluid attenuated inversion recovery）像では73%が大脳白質より高信号を呈すると報告されている[6]（**図2**）。一般的なルーチン検査で撮像されるT2強調像では，正常下垂体柄の細さと周囲脳脊髄液の高信号のため下垂体柄内部の信号評価はやや困難である。

　高分解能のT2強調斜横断像を用いた研究において，下垂体柄下部は69%で中心部高信号，辺縁部等信号の同心円状構造を呈していた[2]（**図3**）。腺性下垂体の隆起部は漏斗茎の前面を覆うのみならず，全周性に薄く取り囲むとの解剖学的記載が古くから存在し[7]，中心部の漏斗茎がなんらかの組織学的特徴を反映してT2延長をきたし，FLAIR像での高信号の成因にもなっている可能性が考えられた。一方，前述のとおり，薄層のT2強調矢状断・横断像にて漏斗陥凹の81%は下垂体上面まで

達し，また12%では下垂体柄上部・下部で漏斗陥凹が確認されたが中部では途絶していたと報告されている[5]。この結果からは，漏斗陥凹内の脳脊髄液がT2強調像での中心部高信号の原因である可能性も考慮されるが，FLAIR像での下垂体柄高信号の原因を明確に説明できない。

これまでの研究結果から，下垂体柄下部においては漏斗茎の周りを腺性下垂体の隆起部が取り囲み，漏斗茎の中心部を漏斗陥凹が貫通する三層構造となっていることが多いと考えられるが，T2強調像での同心円状構造の成因については今後のさらなる検討を要する。

下垂体柄は，造影剤投与により下垂体と同様に強く増強される。ダイナミック造影MRIでは，早期(下垂体後葉とほぼ同時期)から造影効果が認められる。

図2 正常下垂体柄のFLAIR像(横断像)

下部レベルのみならず，中心に低信号の漏斗陥凹(**a**；➡)が同定される上部レベルでも下垂体柄は高信号を呈している。

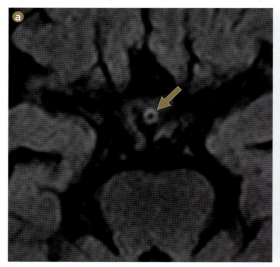 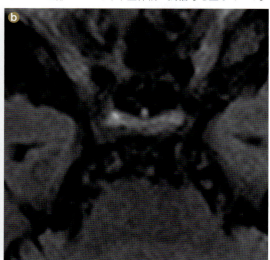

a：上部レベル　　　　　　　　　　　　　　**b**：下部レベル

文献

1) Simmons GE, Suchnicki JE, Rak KM, et al: MR imaging of the pituitary stalk: size, shape, and enhancement pattern. AJR Am J Roentgenol, 159: 375-377, 1992.
2) Satogami N, Miki Y, Koyama T, et al: Normal pituitary stalk : high-resolution MR imaging at 3T. AJNR Am J Neuroradiol, 31: 355-359, 2010.
3) Chaudhary V, Bano S, et al: Imaging of the pituitary: recent advances. Indian J Endocrinol Metab, 15: S216-223, 2011.
4) Sari S, Sari E, Akgun V, et al: Measures of pituitary gland and stalk : from neonate to adolescence. J Pediatr Endocrinol Metab, 27: 1071-1076, 2014.
5) Tsutsumi S, Hori M, Ono H, et al : The infundibular recess passes through the entire pituitary stalk. Clin Neuroradiol, 26: 465-469, 2016.
6) Araki Y, Ashikaga R, Takahashi S, et al: High signal intensity of the infundibular stalk on fluid-attenuated inversion recovery MR. AJNR Am J Neuroradiol, 18: 89-93, 1997.
7) Rasmussen AT: The proportions of the various subdivisons of the normal adult human hypophysis cerebri and the relative number of the different types of cells in pars distalis, with biometric evaluation of age and sex differences and special consideration of basophilic invasion into the infundibular process. The Pituitary Gland: An Investigation of the Most Recent Advances, Timme W et al eds, Williams & Wilkins, Baltimore, p118-150, 1938.
8) Taoka T, Iwasaki S, Okamoto S, et al: Pituitary stalk compression by the dorsum sellae: possible cause for late childhood onset growth disorders. Magn Reson Imaging, 24: 651-656, 2006.

図3 正常下垂体柄の高分解能T2強調像（斜横断像）

a→eの順に，上方→下方の連続スライス（2mm間隔）
漏斗陥凹（➡）は下垂体柄中部までは明瞭に同定されるが，下部では不明瞭である。
下端レベルでは下垂体柄は中心部高信号，辺縁部等信号の同心円状構造を呈している（e）。

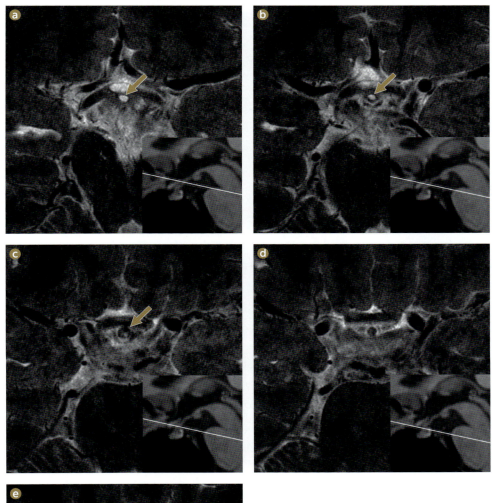

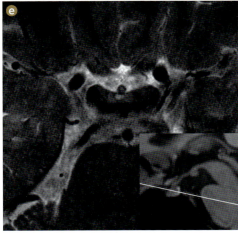

> **トピック**
>
> ### 鞍背による下垂体柄圧迫
>
> 成長ホルモン分泌不全性小児低身長症患者では，鞍背による下垂体柄圧迫・変形の頻度が健常者より高かったとの報告がある[8]。圧排による下垂体門脈系の血流障害が成長ホルモン分泌不全の原因と推測されている。

IV 画像診断

正常像

海綿静脈洞

東 美菜子, 平井 俊範

海綿静脈洞（cavernous sinus）は頭蓋底の中心に位置し，複数の静脈路や脳神経，動静脈，骨，膜構造などが関与する。日常診療において海綿静脈洞部の病変に遭遇することは珍しくなく，解剖を知ることは大変重要である。

▶ 定義と位置（図1）

硬膜静脈洞とは，2葉の硬膜〔骨膜硬膜（periosteal dura）と固有硬膜（dura propria）〕の間隙に存在する静脈洞を指し，脳組織や頭蓋骨の静脈還流を担う。海綿静脈洞は，脳組織や頭蓋骨のほか，眼窩や鼻咽頭と近接・連絡しており，これらの静脈還流にも関与する特殊な硬膜静脈洞である。海綿静脈洞という名称は，1732年Winslowがvenous space内に多くの梁柱が交叉している状況がpenisのcorpus cavernosumに似ていることからcavernous sinusと命名したことに由来する。蝶形骨体とトルコ鞍の両側に位置し，前上方に前床突起，後方に後床突起・錐体骨先端部，内側下方に蝶形骨洞がある（図1）。前床突起は蝶形骨小翼の内側端に位置し，視神経管の後外側縁から後内側へ向かった突起で，視神経管の外側を形成している。前床突起周囲の正常変異として，前床突起と中床突起をつなぐ骨性のcarotico-clinoid foramen，前床突起と後床突起に拡がる骨構造のinterclinoid osseous bridgeがあり，それぞれ発達初期のcarotico-clinoid ligament，interclinoid ligamentの骨化とされ，発生頻度はそれぞれ7.1〜15.9%，1.6〜8.7%である[1]。また，前床突起内の含気が蝶形骨洞や篩骨洞と連続していることが9.2%の頻度である[1]。海綿静脈洞病変の手術の際，この部位の損傷は術後の髄液漏や気脳症，感染と関わるため，術前CTでの確認が必要である。

▶ 形態と壁構造（図2）

海綿静脈洞は概して六面体のような形態をとり，最も大きな面積を示すのは外側壁である。横径は5〜7mm，垂直方向に5〜8mm，前後径は10〜15mmである。海綿静脈洞の内部には多くの線維性結合組織が存在し，内腔を海綿状に分割する（図2）。

海綿静脈洞内側壁は，下垂体と海綿静脈洞を境界するものであり，下垂体病変の海綿静脈洞進展を考える上で重要である[2]。内側壁は上1/3のトルコ鞍部と下2/3の蝶形骨部に分けられ，蝶形骨部の内側壁はperiosteal duraが形成しているとされ

図1 頭蓋底の解剖と海綿静脈洞の位置

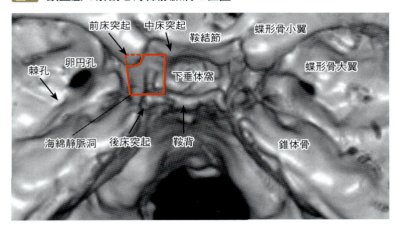

図2 海綿静脈洞の構造と脳神経

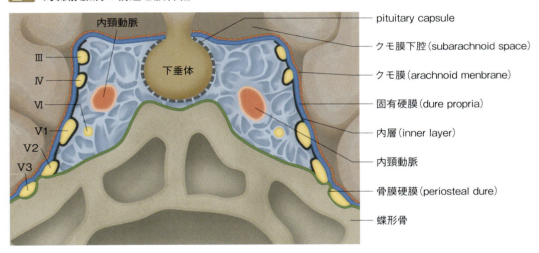

るが，トルコ鞍部に関しては，下垂体と海綿静脈洞の間の境界に存在するものについては議論が分かれている[2]。様々な解剖学的・組織学的報告があり，下垂体を直接包み強固に接着している線維性の被膜(pituitary capsule)が海綿静脈洞との境界を形成，もしくはpituitary capsuleと海綿静脈洞の間に線維性の層が存在し境界を形成し，硬膜は存在しないとする説がある[2]。一方で，下垂体と海綿静脈洞の間にはpituitary capsuleと硬膜の両方存在，もしくはpituitary capsuleは存在せず硬膜のみ存在し境界を形成しているとする報告もある。

外側壁の外側はdura propriaが覆っているが，壁内には動眼神経，滑車神経，三叉神経第1, 2枝が含まれ，この内側は内層inner layerもしくは深層deep layerとよばれる薄い結合織から成る膜成分で，脳神経を囲んでいる。三叉神経第2枝上縁から上部にこのinner layerが拡がるとされるが，蝶形骨に沿ったperiosteal duraが2層に分かれて拡がったものであるとする報告もある[3]。

上壁は，前床突起と錐体骨先端を結ぶanterior petroclinoid foldより内側，後床突起と錐体骨先端を結ぶposterior petroclinoid foldより前方の硬膜からなり，内側は鞍隔膜に連続している。anterior petroclinoid fold, posterior petroclinoid foldと，前床突起－後床突起を結ぶinterclinoid foldに囲まれた領域をoculomotor trigoneとよび，動眼神経が貫く。前壁は上眼窩裂後方で，前床突起に隠れるように存在する。後壁は，posterior petroclinoid foldと斜台，錐体骨先端部に囲まれた硬膜から成り，後壁下縁には外転神経が通るドレロ管が存在する。

▶▶ 海綿静脈洞内の脳神経(図2)

動眼神経は，oculomotor trigoneで上壁を貫通後に外側壁を走行して前床突起の外側下方から上眼窩裂を通過し眼窩内へ入る。滑車神経は動眼神経後方でテントを貫き，外側壁内の動眼神経下方を走行する。滑車神経は内頸動脈による圧排でしばしば扁平化する。三叉神経はメッケル腔で神経節を形成し海綿静脈洞後外側壁に入る。

三叉神経第1枝は外側壁内を通過し上眼窩裂へ，第2枝は外側壁底部を通過し正円孔へ，3枝は通過せず卵円孔へ向かう。外転神経はドレロ管を通過し海綿静脈洞へ入り，そのまま洞内を走行する。

▶▶ 海綿静脈洞と関連ある静脈路(図3)

海綿静脈洞は，前方は上眼静脈・下眼静脈，後方は脳幹や小脳の静脈を還流する上錐体静脈洞や錐体斜台裂の硬膜静脈洞である下錐体静脈洞が連絡している。外側には，蝶形頭頂静脈洞や浅中大脳静脈との連絡や，卵円窓を通る導出静脈(emissary vein)を介した翼突静脈叢との交通もある。多くの下垂体静脈が海綿間静脈叢を介し，または直接海綿静脈洞内側に連絡を持つ。左右の海綿静脈洞は下垂体前後に存在する前/後海綿間静脈叢や斜台の脳底静脈叢により交通している。

▶▶ 海綿静脈洞部の内頸動脈とその分枝(図4)

内頸動脈は，頭蓋外から錐体骨の頸動脈管を通過して頭蓋内に入り，破裂孔から海綿静脈洞の後下方へ入り，蝶形骨体外側の頸動脈溝に沿って海綿静脈洞内を前上方に進む。海綿静脈洞部の内頸動脈は周囲を交感神経叢に取り囲まれている。海綿静脈洞部の内頸動脈は通常S字の走行を示し，①posterior vertical segment, ②posterior bend, ③horizontal segment, ④anterior bend, ⑤anterior vertical segmentに分類される。傍床部(paraclinoid segment)の内頸動脈周囲には海綿静脈洞と交通するclinoid spaceが拡がり，この中枢側は，内頸動脈(anterior vertical segment)と動眼神経の間に張った膜構造のcarotico-oculomotor membraneからなるproximal ringで海綿静脈洞と境界される。carotico-oculomotor membraneは前床突起の骨膜と連続した薄い結合組織であり，内頸動脈に付着しているわけでな

く，周囲に静脈腔が拡がっている．海綿静脈洞の前上方でproximal ringを通過した内頸動脈は，傍床部を経てdistal ring〔硬膜輪（carotid dural ring）〕とよばれる固有硬膜を貫通して硬膜内へ入る．distal ringは，外側は厚く強固に内頸動脈と結合しているが，内側は薄く鞍隔膜と連続している．また，distal ring内側には小さな陥凹があり，carotid caveとよばれる．内頸動脈の海綿静脈洞部，傍床部，床上部（supraclinoid segment）は，それぞれ，proximal ringとdistal ringによって海綿静脈洞内・硬膜外，海綿静脈洞外・硬膜外，海綿静脈洞外・硬膜内と解釈される[4]．

　海綿静脈洞部の内頸動脈からの主要分枝は，meningohypophyseal trunk（MHT）やinferolateral trunk（ILT）が知られている．meningohypophyseal trunkは主にposterior bendの背側面の中心1/3から分岐し，小脳テントに向かって後方に走行

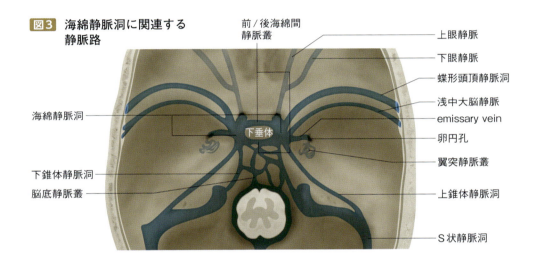

図3　海綿静脈洞に関連する静脈路

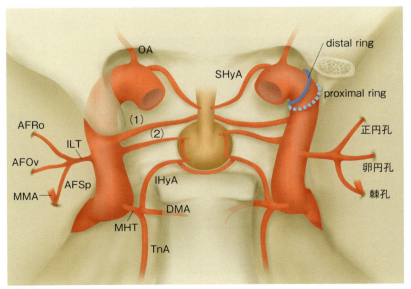

図4　海綿静脈洞部の内頸動脈とその分枝

OA：ophthalmic artery
SHyA：superior hypophyseal artery
IHyA：inferior hypophyseal artery
MHT：meningohypophyseal trunk
DMA：dorsal meningeal artery
TnA：tentorial artery
ILT：inferolateral trunk
AFRo：artery of the foramen rotundum
AFOv：artery of the foramen ovale
AFSp：artery of the foramen spinosum
MMA：middle meningeal artery；
（1）：anterior capsular artery
（2）：inferior capsular artery

するtentorial arteryや，下垂体後葉に向かって内側に走行する下下垂体動脈，斜台上部の硬膜を栄養するdorsal meningeal arteryを出す。inferolateral trunkは主にhorizontal segment外側壁から分岐し，海綿静脈洞の硬膜や脳神経を栄養するが，正円孔や棘孔，卵円孔を経由した外頸動脈との吻合も形成する。inferior capsular artery（McConnell's capsular artery）は，horizontal segment内側壁より分岐し，下垂体前葉被膜を栄養し，anterior capsular arteryは海綿静脈洞内の硬膜貫通直前に内側へ分岐し，トルコ鞍のroof前縁の硬膜を栄養するが，いずれも下垂体への血行としてはあまり重要ではない。まれな分枝として，上小脳動脈と前下小脳動脈の間の脳底動脈を結ぶ遺残動脈であるpersistent trigeminal arteryがあり，posterior bendから分岐する。内頸動脈傍床部からの分枝は通常はみられないとされる。内頸動脈床上部のうち，硬膜輪の遠位部から後交通動脈の近位部のレベルでは，主に，眼動脈と上下垂体動脈が分岐する。なお，内頸動脈海綿静脈洞部からの眼動脈分岐の頻度については，約5％との報告がある[5]。上下垂体動脈は，内頸動脈床上部の眼動脈近傍から分岐し，鞍上槽を内側に走行，下垂体茎にそって鞍隔膜孔を通過するとされるが，複数みられることが多く，下垂体前葉や下垂体柄，視交叉，視神経を栄養している。

▶▶ 画像所見（図5，6）

海綿静脈洞部の画像評価にはダイナミック造影MRIや造影3D-CISS（heavily T2-weighted image）が有用とされる[6,7]。ダイナミック造影MRIでは，海綿静脈洞は早期より増強され，通過する脳神経もある程度同定可能である。一方，造影3D-CISSは高い空間分解能に加えて静脈洞内の血液が増強され脳神経とコントラストが高くなるため，脳神経の評価に優れている。また，造影3D-CISSは内頸動脈瘤の硬膜内か硬膜外かの位置を評価する際にも有用である[8]。なお，これらの画像ではdistal ringとproximal ringの同定は困難である。

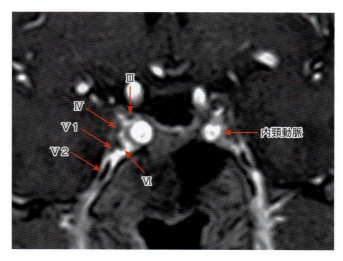

図5 海綿静脈洞部の
　　 ダイナミック造影MRI

図6 海綿静脈洞部の造影3D-CISS

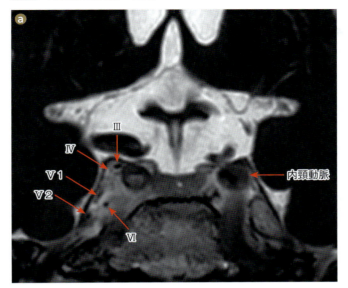

a：冠状断像

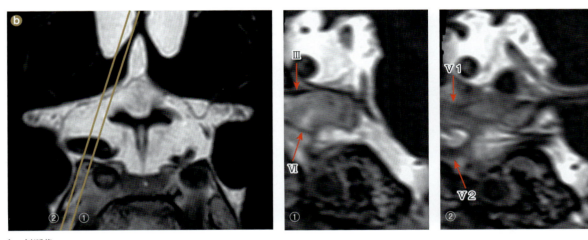

b：斜断像
　①Ⅲ, Ⅵ脳神経を通る断面, ②V1, 2脳神経を通る断面。

◆ 文献

1) 太田仲郎, 谷川 緑野, 松本 崇, ほか：傍前床突起動脈瘤手術における前床突起微小解剖の差異による手術アプローチの留意点. 脳卒中の外科, 42：414-421, 2014.
2) Gonçalves MB, de Oliveira JG, Williams HA, et al: Cavernous sinus medial wall: dural or fibrous layer? Systematic review of the literature. Neurosurg Rev, 35: 147-153, 2012.
3) Campero A, Campero AA, Martins C, et al: Surgical anatomy of the dural walls of the cavernous sinus. J Clin Neurosci, 17: 746-750, 2010.
4) Kyoshima K, Koike G, Hokama M, et al: A classification of juxta-dural ring aneurysms with reference to surgical anatomy. J Clin Neurosci, 3: 61-64,1996.
5) Inoue T, Rhoton AL Jr, Theele D, et al: Surgical approaches to the cavernous sinus: a microsurgical study. Neurosurgery, 26: 903-32, 1990.
6) Korogi Y, Takahashi M, Sakamoto Y, et al: Cavernous sinus: correlation between anatomic and dynamic gadolinium-enhanced MR imaging findings. Radiology, 180: 235-237, 1991.
7) Yagi A, Sato N, Taketomi A, et al: Normal cranial nerves in the cavernous sinuses: contrast-enhanced three-dimensional constructive interference in the steady state MR imaging. AJNR Am J Neuroradiol, 26: 46-950, 2005.
8) Hirai T, Kai Y, Morioka M, et al: Differentiation between paraclinoid and cavernous sinus aneurysms with contrast-enhanced 3D constructive interference in steady- state MR imaging. AJNR Am J Neuroradiol, 29: 130-133, 2008.

Ⅳ 画像診断

先天奇形

重複下垂体

藤井 裕之, 古川 理恵子, 木村 有喜男

▶▶ 概念

▷病態

　重複下垂体(duplication of the pituitary gland)は, 下垂体が重複するまれな先天異常である[1]。極めてまれだが, triplication の報告もある。

▷病因

　発生初期における脊索前板や脊索吻側端の分離により重複が生じると考えられており, 下垂体に加え頭蓋・頭蓋外の正中構造異常を伴うことが多い[1]。

▷合併奇形

①中枢神経:視床下部腫大, 脳梁欠損, 重複視交叉, 重複脳底動脈, 小脳・橋低形成, 脳室拡大, 嗅球・嗅索欠損

②顔面異常:両眼間解離, 口蓋裂, 重複下顎, 小顎/下顎後退, 耳介低位/低形成

③口腔内腫瘤:上顎体(上顎に発生した奇形腫の総称), ポリープ状結節

④椎体形成異常:椎体裂/椎体癒合, 重複脊髄, 脊髄係留

⑤その他:横隔膜ヘルニア, 心奇形, 尿路異常, 後鼻腔閉鎖症

▷分類

　下垂体と下垂体柄のいずれもが重複する完全型, 下垂体前葉や下垂体柄だけが重複する不完全型がある。

▶▶ 臨床

　症状は, 合併奇形の重症度によりさまざまである。初期の報告では, 多くが生後9週以内に死亡しているが, 近年では生存例が多い。口腔内腫瘤を認めた場合は, 出生直後に迅速な気道確保が必要である。帝王切開時に胎盤血流を維持したまま, 気道を確保し, 気道確保後に娩出させる方法であるEXIT (exutero intrapartum treatment) procedureにより救命率が向上している。

> **トピック**
>
> ### DPG-plus症候群（duplication of the pituitary gland-plus syndrome）[2]
>
> 過去の重複下垂体の症例報告は，口蓋裂，上顎体，脳底動脈重複などそれぞれの形成異常に着目した報告が多かった。これら正中構造異常が互いに高率に合併し，一連の発生異常と考えられている。近年では，下垂体重複を主徴とした症候群としてDPG-plus症候群と総称することがある。

不完全型では軽症例が多く，無症状の症例もある。長期生存例では精神発達遅滞，思春期早発や低ゴナドトロピン性性機能低下症が報告されている。

▶▶ 画像所見

胎児MRIで本症を指摘することが可能である[3]（図1a, b）。胎児エコーで口腔腫瘤を指摘されMRIが撮像されることが多い。口腔内腫瘤を認めた場合には，重複下垂体の有無を確認する必要がある。矢状断像での視床下部の腫大が本症を疑う手がかりとなる（図1a, c）。冠状断像では第三脳室に突出した構造として認められる（図1d）。これは乳頭体と灰白隆起が正中で癒合した過誤腫様病変と考えられて

図1　重複下垂体

妊娠第22週1日の胎児エコーで口角に腫瘤性病変を指摘され，胎児MRIが撮像された（**a, b**）。妊娠第37週2日に帝王切開で出生。出生後1日目にCT，MRIが撮像された（**c〜i**）。その後，上顎体切除，重複下顎・分葉舌，口蓋裂に対し形成手術を行った。軽度の精神発達遅滞を認めるが，4歳時点で生存している。

a：胎児MRIの矢状断像で特徴的な視床下部の腫大を認める（➡）。上顎に付着部を有する腫瘤性病変（▶）を認め，上顎体が疑われる。上顎体に接して囊胞様構造を認める（⇨）。この囊胞様構造は出生直後に切除され，リンパ管囊胞と診断された。

b：胎児MRIで下垂体の重複を認める（➡）。

a, b：胎児（22週1日）

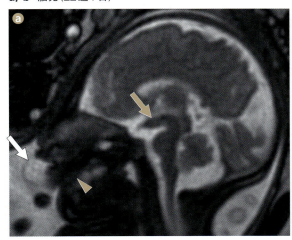
a：MRI tFISP 矢状断像

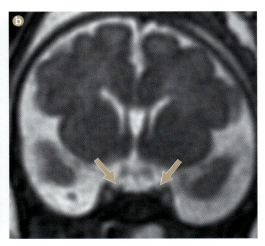
b：MRI tFISP 冠状断像

c：視床下部の腫大を認める（➡）。
d：冠状断では腫大した視床下部は第三脳室に突出している（➡）。脳底動脈遠位部に重複を認める（▶）。
e：下垂体の重複を認める（➡）。新生児の下垂体はT1強調像高信号を示すため，同定が容易である。
f：下垂体，下垂体柄の重複を認める（➡）。
g：上顎に付着部を有し口腔内に突出する脂肪濃度腫瘤を認める（➡）。撮像後に切除され，上顎体と診断された。
h：下顎骨の重複を認める（➡）。分葉舌も確認された（非提示）。
i：椎体の癒合不全を認める（○）。

c～i：出生後1日

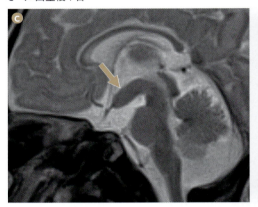

c：MRI T2強調像矢状断像

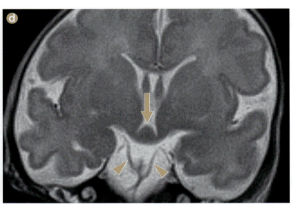

d：MRI T2強調冠状断像

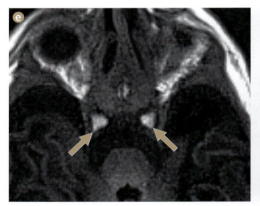

e：MRI T1強調横断像

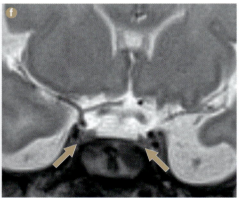

f：MRI T2強調冠状断像

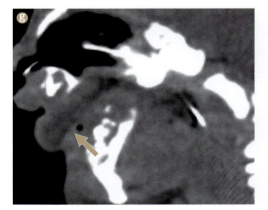

g：単純CT矢状断像

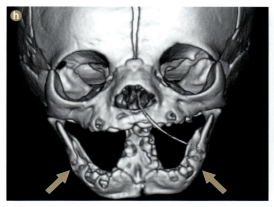 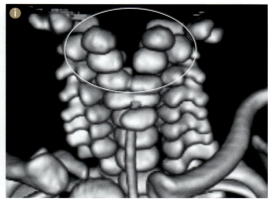

h, i：CT骨条件3D再構成画像

いる。新生児の下垂体前葉はT1強調像で高信号を示すことから同定が容易である（図1e）。下垂体柄の重複はT2強調像冠状断像でも捉えることが可能であるが（図1f），細い場合は描出が難しいため3D-CISS（constructive interference in steady state）やFIESTA（fast imaging employing steady state acquisition）などの高分解能T2強調像（heavily T2-weighted image）を用いるとよい。

本症では合併奇形を指摘することが重要であり，脳梁や口腔内の腫瘤形成の有無を確認する（図1a, g）。その他，CTで頭蓋骨や椎体の異常（図1h, i）などを検索する必要がある。

> **ポイント**
>
> 重複下垂体はまれであるが，特徴的な視床下部の腫大からその存在を疑うことが可能である。多彩な合併奇形を有するため，画像全体を注意深く観察する必要がある。

文献

1) Slavotinek A, Parisi M, Huang E, et al: Craniofacial defects of blastogenesis: duplication of pituitary with cleft palate and orophgaryngeal tumors. Am J Med Genet A, 135: 13-20, 2005.
2) Manjila S, Miller EA, Geertman RT, et al : Duplication of the pituitary gland associated with multiple blastogenesis defects: Duplication of the pituitary gland (DPG)-plus syndrome. Case report and review of literature, Surg Neurol Int, 3: 23, 2012.
3) Calvo-Garcia MA, Kline-Fath BM, Koch BL, et al: Brain malformations associated with epignathus: a clue for the correct prenatal diagnosis. Pediatr Radiol, 39: 1369-1372, 2009.

IV 画像診断

先天奇形

中隔視神経形成異常症

藤井 裕之, 古川 理恵子, 木村 有喜男

▶ 概念

▷ 病態

　視神経異常に関連する透明中隔欠損症は1941年にReevesらによって初めて報告された。1956年にde Morsierが36例の透明中隔欠損のうち, 9例に視神経に低形成を認め, 中隔視神経形成異常症（septo-optic dysplasia：SOD）として報告した。その後, SODには視床下部-下垂体機能異常を高率に合併することがわかり, 現在ではSODは, ①視神経低形成, ②下垂体機能低下, ③脳の正中構造の異常, を示す疾患と広く定義されている。3主徴をすべて満たすのは30%未満と少なく, 62%に下垂体機能低下, 60%に透明中隔欠損を認める。

▷ 頻度

　1万出生に1人とまれで, 男女差はない。

▷ 病因

　胎生4〜6週における前脳の形成異常が原因と考えられている。原因遺伝子として*HESX1, SOX2, SOX3*などが発見されているが, これら遺伝子異常が確認されるのは全患者の1%未満で, 大部分は孤発性である。若年の出産や母体の喫煙・アルコール曝露・薬物摂取, 催奇形物質といった胎生期の環境因子の影響も想定されている。

▷ 分類

　皮質形成異常を伴うSOD-plusと, 皮質形成異常を伴わないisolated-SODに分類される[1]。

▷ 診断

　3主徴のうち2つ以上を満たすものを本症と診断する。

先天奇形 ● 中隔視神経形成異常症

▶▶ 臨床

新生児低血糖，下垂体機能低下（成長ホルモンが最多），視覚障害，眼振，小眼球症／無眼球症，てんかん，発育遅延，睡眠障害，食欲過多，感音性難聴などを認める。治療は下垂体機能低下に対しホルモン補充療法を行う。

▶▶ 画像所見[1,2]

① isolated-SOD

横断像，冠状断像での透明中隔欠損が最も気づきやすい所見である。透明中隔欠損により側脳室前角は箱型を呈する（図1a）。視神経・視交叉低形成を認めるが（図2a），画像で指摘できないこともある。視神経の萎縮は両側性が多い。重症例では視神経や眼球も欠損する場合もある（図1b, c）。下垂体は低形成で（図1d, 図2b），ときに異所性後葉を認める。矢状断像では脳弓の低位を認め（図1d），脳弓腹側は正中で癒合することがある。大脳白質の低形成を認めることが多い。

② SOD-plus

透明中隔の残存を認めることが多い。皮質形成異常は裂脳症が最多で，多小脳回，異所性灰白質を認めることもある（図2c, d）。大脳白質の低形成は少ない。

▶▶ 鑑別診断

透明中隔欠損をきたす疾患として，脳梁欠損症，全前脳胞症，裂脳症が鑑別に挙がる。透明中隔欠損をみた場合には，視神経異常などの随伴する所見の有無を確認する必要がある。

図1 isolated-SOD

10歳台前半，女子。無眼球症と精神運動発達遅滞を主症状とする。
a：透明中隔欠損を認め，側脳室前角は箱型を呈している（➡）。
b：両側の視神経は欠損している（➡）。
c：眼窩内に眼球を確認できない（➡）。
d：下垂体は年齢・性別に比して低形成である（➡）。脳梁菲薄化（⇨），脳弓低位（▶）を認める。

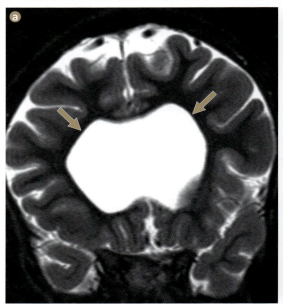

a：STIR冠状断像

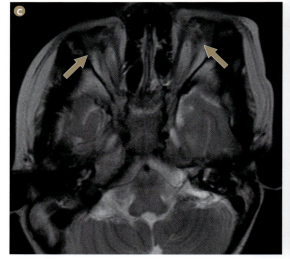

c：T2強調横断像

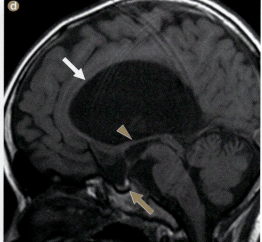

d：T1強調矢状断像

図2 SOD-plus

10歳台後半，女性。乳児期より下垂体機能低下症，中枢性尿崩症，てんかんが確認されている。
a：両側視神経は著明に萎縮している（➡）。
b：下垂体は低形成で，後葉のT1強調像での高信号が消失している（➡）。
c, d：両側Sylvius裂に連続する異常に深い脳溝に沿って多小脳回を認め（➡），周囲の脳回にも皮質形成異常を認める。

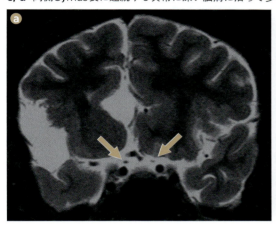

a：STIR冠状断像

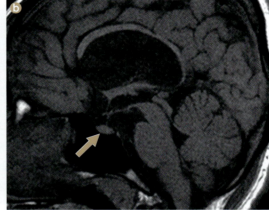

b：T1強調矢状断像

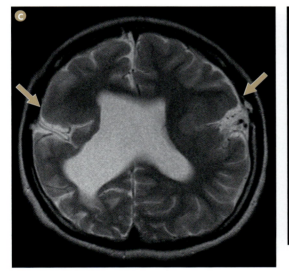

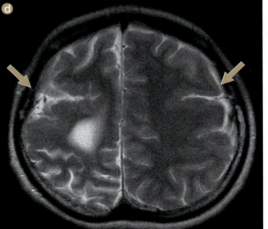

c, d：T2強調横断像

文献

1) Miller SP, Shevell MI, O'Gorman AM, et al: Septo-optic dysplasia plus: a spectrum of malformations of cortical development. Neurology, 54: 1701-1703, 2000.
2) Barkovich AJ, Raybaud C: Congenital malformations of the brain and skull. In: Pediatric neuroimaging, 5ed. Barkovich AJ, ed. Lippincott Williams & Wilkins Philadelphia, p367-568. 2011.

IV 画像診断

先天奇形

カルマン症候群

藤井 裕之, 古川 理恵子, 木村 有喜男

▶▶ 概念

▷病態

カルマン症候群(Kallmann syndrome)は, 低ゴナドトロピン性性機能低下症, 無嗅覚症を呈する症候群である。遺伝形式はX染色体劣性遺伝が多いが, 常染色体優性遺伝, 常染色体劣性遺伝をとることもある。6つの原因遺伝子が同定されているが, 全症例の25～30%程度で認められるのみである。Xp22.3上の*KAL1*(Kallmann syndrome 1 gene)変異がX染色体劣性遺伝, 8p11.2上の*FGFR1*(fibroblast growth factor receptor 1)欠損が常染色体優性遺伝に関連している。

▷頻度

頻度は男児で8,000～1万人に1人, 女児で5万人に1人とされる。

▷病因

嗅覚器は, 嗅板から発生した嗅細胞が性腺刺激ホルモン放出ホルモン(GnRH: gonadotropin releasing hormone)の作用で前脳に遊走することで形成される。*KAL1*遺伝子は細胞外マトリックスに存在する糖蛋白であるanosmin-1をコードしている。anosmin-1はGnRH分泌細胞の遊走や軸索の伸長に関与しており, *KAL1*遺伝子変異によりGnRH分泌細胞が嗅上皮から前脳への遊走が障害される。*FGFR1*遺伝子の欠損では嗅細胞の増殖・分化が障害される。

カルマン症候群では, 下垂体前葉の低形成が見られることがあり, 視床下部のGnRH分泌細胞欠損による下垂体刺激低下が原因と考えられている。

▶▶ 臨床

嗅覚低下, 低ゴナドトロピン性性機能低下症が主症状である。その他, 不随意共同運動, 眼振, 片側腎形成不全を認める。

治療は低ゴナドトロピン性性機能低下症に対するホルモン補充療法である。

▶ 画像所見

嗅球・嗅索・嗅溝の形成異常(低形成～無形成)を認める(図1 a, b)。高分解能のT1強調像,T2強調像冠状断が評価に有用である。下垂体の低形成を認めることがあり,T1強調像矢状断で下垂体の形態を確認する[1](図1c)。体幹部のCTでは小陰茎,精巣の低形成を認める(図1d)。

図1 カルマン症候群

10歳台後半,男性。16歳時に嗅覚がないことを自覚し,近医受診。診察時に性器の発達不良を指摘された。
a:嗅球,嗅索は欠損している(○)。
b:嗅溝の低形成を認める(➡)。
c:下垂体は年齢に比してやや低形成である(➡)。
d:精巣の低形成を認める(○)。

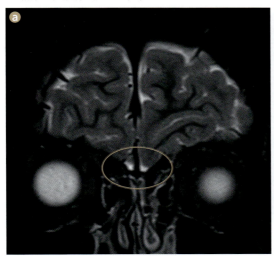
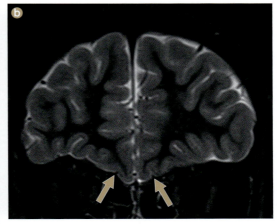

a, b:MRI STIR冠状断像

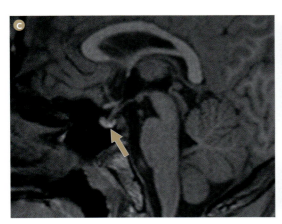

c:MRI脂肪抑制3D-T1強調矢状断像

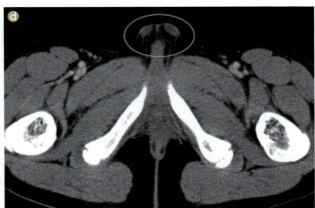

d:単純CT横断像

Ⅳ 画像診断

▶▶ 鑑別診断

● **CHARGE(coloboma, heart defects, choanal atresia, retarded growth and development, genital abnormalities, and ear anomalies)症候群**：カルマン症候群と同様に低ゴナドトロピン性性機能低下症，無嗅覚症を呈するが，他の奇形の合併の有無で鑑別可能である。

◈ 文献

1) Zhang Z, Sun X, Zhao B, et al: Magnetic Resonance Imaging Findings in Kallmann Syndrome: 14 Cases and Review of the Literature. J Comput Assist Tomogr, 40: 39-42, 2016.

IV 画像診断

先天奇形

鞍棘

藤井 裕之, 古川 理恵子, 木村 有喜男

▶▶ 概念

▷病態

鞍棘(sellar spine)は1977年にLangによって初めて報告された解剖学的変異で, トルコ鞍背前面正中から下垂体窩に突出する骨構造を指す。

▷頻度

5,000人から8,000人に1人と比較的まれである。やや女性に多い。

▷病因

脊索頭端の不完全な退縮に伴う骨形成が最も有力と考えられている[1]。長さは4〜9mmまでとさまざまで, 経過で伸長が観察された報告もある。

▶▶ 臨床

多くの症例では無症状で, 偶発的に発見される。下垂体機能低下症, 乳汁分泌／希発月経に合併した報告もあるが, 関連は不明である。

▶▶ 画像所見

thin slice CTの横断像, 矢状断像, 3D再構成画像でトルコ鞍背前面の正中から下垂体窩に突出する骨構造を同定することが可能である。

MRIはCTと比較して指摘が難しい。多くは皮質骨から構成されており, T1強調像, T2強調像ともに低信号を示す(**図1**)。骨髄脂肪を含む場合にはT1強調像, T2強調像で高信号を示す。まれに骨構造が上方に突出し, 下垂体が鞍上槽に偏位することがある。

Ⅳ 画像診断

▶ 鑑別診断

　CTでは頭蓋咽頭腫，下垂体結石，軟骨腫，脊索腫など石灰化をきたす鞍内腫瘍，MRIではT1強調像で高信号を呈した場合に出血，粘液，脂肪を含む鞍内腫瘍が鑑別に挙がるが，特徴的な局在・形態から鑑別可能である。

図1　鞍棘
10歳台前半，男性。
鞍背の正中部から前方に突出するT1強調像にて低信号を示す構造がある（➡）。骨皮質を反映した信号を考えられる。

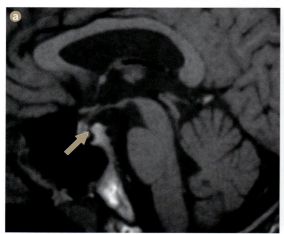 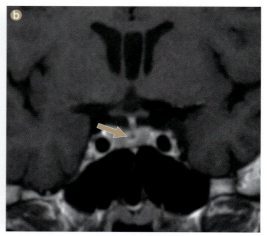

a：T1強調矢状断像　　　　　　　　　　　b：造影T1強調冠状断像

（大阪市立大学放射線診断学・IVR学　下野太郎先生のご厚意による）

◆ 文献

1) Dietemann JL, Lang J, Wackenheim A, et al: Anatomy and radiology of the sellar spine. Neuroradiology, 21: 5-7, 1981.

Ⅳ 画像診断

腫瘍性疾患

下垂体腺腫

三木 幸雄，坂本 真一

概念

　下垂体腺腫（pituitary adenoma）は下垂体前葉に発生する良性腫瘍（WHO Grade Ⅰ）である。原発性脳腫瘍の10〜20％を占める比較的高頻度の疾患である。人口10万人あたりの患者数は6.3人と推計されているが[1]，無症候性のmicroadenomaまで含めると全人口の16.7％に存在するという推定がある[2]。下垂体MRIの適応としては最も多い疾患である。頻度の性差は産生するホルモンによって異なり，プロラクチン産生腺腫と副腎皮質刺激ホルモン産生腺腫は女性に多く，成長ホルモン産生腺腫や非機能性腺腫の頻度には性差がみられない[3]。基本的に成人の腫瘍であり，15歳未満の小児は0.9％とまれである[3]。

　下垂体腺腫は家族発生することがある。ほとんどは多発性内分泌腫瘍症1型（multiple endocrine neoplasia type 1：MEN 1）である。MEN 1の約半数に下垂体腺腫がみられ，約1割は下垂体腺腫による初発症状を示す[1]。ほかに，いずれも非常にまれな疾患ではあるが，Carney complex，家族性下垂体腺腫（familial isolated pituitary adenoma：FIPA），家族性成長ホルモン産生腺腫（isolated familial somatotropinoma：IFS），X-linked acrogigantismが知られている[1]。

臨床

　臨床的にホルモン分泌を示す機能性腺腫とホルモン分泌を示さない非機能性腺腫に分類される。臨床上の非機能性腺腫の大半はゴナドトロピン産生腺腫であり，組織学的にも全くホルモン産生を示さない腺腫（null cell adenoma）は，腺腫の0.6％と非常にまれである[1]。機能性腺腫には，プロラクチン産生腺腫・成長ホルモン産生腺腫・副腎皮質刺激ホルモン産生腺腫・ゴナドトロピン産生腺腫・甲状腺刺激ホルモン産生腺腫があり，それぞれのホルモンの過剰症状（プロラクチン産生腺腫；乳汁分泌・無月経・性欲低下など／成長ホルモン産生腺腫；先端巨大症・巨人症／副腎皮質刺激ホルモン産生腺腫；クッシング病／ゴナドトロピン産生腺腫；多くは内分泌学的症状がみられないが，ときに性腺機能低下症・性腺肥大／甲状腺刺激ホルモン産生腺腫；甲状腺機能亢進症）を呈する。複数のホルモンを産生する腺腫（多ホルモン産生腺腫）もある[1]。

　下垂体腺腫は大きさによっても分類され，1 cm未満の腺腫をmicroadenoma（微小腺腫），1 cm以上の腺腫をmacroadenoma（大型腺腫・巨大腺腫）と分類する。「脳腫瘍取扱い規約」（第3版）やいくつかの成書ではmacroadenomaに対応する日本語

IV 画像診断

として「巨大腺腫」と記載されているが，巨大下垂体腺腫（giant adenoma）は一般に最大径が 4 cm を超えるものと定義するとの記載もあり[1,4]，本項では混乱を避け，腺腫の大きさによる分類名については英語表記を用いる。

microadenoma の多くはホルモン分泌症状によってみつかるが，後述するように，頭部 MRI 検査で偶発的にみつかることも増えている。macroadenoma の症状には，機能性腺腫におけるホルモン過剰症状以外に，周囲の組織を圧排することによる，視野障害，水頭症，脳神経障害（海綿静脈洞進展による），下垂体機能低下（前葉圧排による）などがある。視野障害は，典型例では両耳側半盲を示す。

▶▶ 画像所見

下垂体腺腫には次のような特徴があるため，画像診断には工夫と注意が必要である。

- 水分などの成分が腺腫によって一定でなく，また変性・出血・梗塞などの修飾も加わり，MRI での信号強度は症例により様々である。
- 発生母地である下垂体には血液脳関門がなく，よく造影される。
- 良性腫瘍であるにもかかわらず，しばしば骨・硬膜など周囲組織への浸潤や腫瘍内出血をきたす。
- 機能性腺腫（特に副腎皮質刺激ホルモン産生腺腫）は，数ミリの大きさであっても，顕著な症状が生じうる。

本項では，こられの特徴を踏まえ，腺腫のサイズ（microadenoma vs. macroadenoma）別の戦略を述べたうえで，産生ホルモン別の特徴ならびにその他の留意事項について述べる。

▷ microadenoma

microadenoma においては，腺腫の有無・局在診断が画像診断の主目的である。そのためには，できるだけ腺腫と正常下垂体のコントラストをつけることが必要である。MRI での信号強度は様々で，腺腫は T1 強調像では正常下垂体と比べ等信号あるいは低信号を呈し，T2 強調像では低信号，等信号，高信号と様々である。成長ホルモン産生腫瘍には後述するように特徴的な信号パターンがあるが，それ以外のホルモン産生腺腫や非機能性腺腫については決まった信号パターンはない。造影像では，正常下垂体よりも腺腫の造影が弱いことがあるが，両者の区別がつかないことも多い。造影剤を急速に静注し，短時間での撮像を繰り返すダイナミック造影 MRI を施行すると，腺腫は正常下垂体よりも造影のピークが遅れることにより，腺腫と正常下垂体は造影剤投与後 1～2 分で最良のコントラストを示し，microadenoma を高率に検出することができる（図1）[5]。ダイナミック造影 MRI のみで見つかる microadenoma は microadenoma 全体の 10～30% 存在するとされる[6]。ダイナミック造影 MRI では，単に造影剤投与後の早期相での造影が弱い部分を見つけに行くのではなく，造影によ

図1 副腎皮質刺激ホルモン産生microadenoma

30歳台，女性。
ダイナミック造影MRI（ガドリニウム系造影剤を4 mL/秒で急速静注。この画像は静注後1分後に撮像）にて，前葉全体が均一かつ著明に造影され，腺腫が前葉と比較して低信号域として，明瞭に描出されている（➡）。

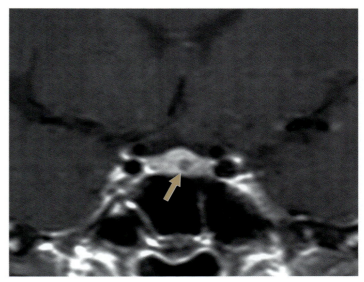

ダイナミック造影MRI冠状断像

る各部位の信号強度の経時変化にも注意すると，磁化率アーチファクト・空気や骨のpartial volume effectを腺腫と誤診する擬陽性所見を減らすことができる[7]。また，ダイナミック造影MRIを行わず，造影剤投与直後に通常の造影像を撮像する場合は，正常前葉の辺縁部は造影剤到達が遅れ擬陽性所見となりうるが[8]，このような擬陽性所見もダイナミック造影MRIで避けることができる。ダイナミック造影MRIは，通常，冠状断像で行うが，microadenomaが前葉の前端部あるいは後端部にある場合はpartial volume effectのため診断が困難なことがある。このような場合は，矢状断像に再構成した画像（3D撮像の場合）での観察や，矢状断像での再撮像により腺腫が見つかることがある。

ただし，microadenomaには，顕微鏡的なサイズのこと，多発することや境界不明瞭なことがあり[4,9]，画像診断で見つからない場合もある。また，異所性下垂体腺腫

トピック

下垂体偶発腫瘍（pituitary incidentaloma）

MRIの普及・画質向上や脳ドックの普及に伴い，偶然下垂体に腫瘤性病変を見つけることが増えてきている[1,3,9]。MR検査では6～10％，剖検では15～25％にみられる[1～3,6]。下垂体偶発腫瘍の大部分は，非機能性下垂体腺腫かラトケ嚢胞である[9]。ただし，磁化率アーチファクトがmicroadenomaのようにみえることもある[9]。下垂体偶発腫瘍の診療方針として，「脳ドックのガイドライン2014」（p.89）には次のように記載されている。「下垂体部腫瘤が発見された場合，充実性でかつ鞍上進展（視神経に接触または軽度挙上）がみられれば手術（おもに経蝶形骨手術）が勧められる。嚢胞性病変およびより小さな充実性病変に対しては，当初6カ月毎2回，以後年1回のMRIによる経過観察を行う。この際同時に下垂体前葉機能を検査する。」

（後述）の場合も，トルコ鞍内に腺腫が見つからないので，蝶形骨洞内なども観察する必要がある。

▷ macroadenoma

macroadenomaでは，腫瘍の存在診断以外に，腫瘍の内部性状（嚢胞変性・出血などの有無）・形態・広がりの把握，正常下垂体の位置同定，視交叉・視神経への圧排の有無や位置関係，海綿静脈洞進展の有無・状態，骨破壊の有無・状態，主幹動脈との位置関係などを把握するのが画像診断の目的である。

macroadenomaで正常下垂体の位置を同定するのは重要な術前情報であり[8]，ダイナミック造影MRIでは，正常下垂体は腺腫より造影のピークが早く，圧排された正常下垂体を高率に描出することができる[5]。

鞍上部に進展した場合，鞍隔膜によってくびれが生じ，雪だるま型の形状になることが多い（図2）[8]。視交叉が圧排された場合は，通常，上方から後上方に圧排されるが[10]，視交叉が腫瘍の前面に圧排されている場合（prefixed chiasm）は手術操作が困難になることがあり，術前情報として重要である[11]。強T2強調像（heavily T2-weighted image）は，腺腫に圧排された視交叉の観察に有用と報告されている[10]。

海綿静脈洞への浸潤の評価は術前情報として重要である。海綿静脈洞進展を示すMRI所見としては，腫瘍が内頸動脈の中心線を越えていること，内頸動脈の外側の接線を越えていること，腫瘍が内頸動脈を取り囲む比率（2/3以上を取り囲んでいる場合に浸潤ありとする論文と3割以上で浸潤ありとする論文がある）や内頸動脈の下内側部のcarotid sulcus venous componentに進展していること，海綿静脈洞部内頸動脈より下部に進展していることなどがあげられているが[8,9,12]，いずれの方法でも，海綿静脈洞の内側壁〔下垂体と海綿静脈洞との間に硬膜が存在するかどうかについては，諸説がある。詳細は，「海綿静脈洞」(p.78)を参照〕や腺腫の辺縁を明瞭に描出することが困難であるため，浸潤の有無を確実に診断することや進展範

図2 卵胞刺激ホルモン産生腺腫

60歳台，男性。
トルコ鞍を著明に拡大し，頭蓋内で分葉状に広がる腺腫を認める。鞍隔膜の部位でくびれがみられる（b；➡）。

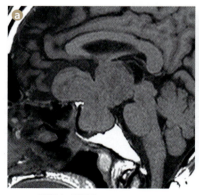

a：T1強調矢状断像

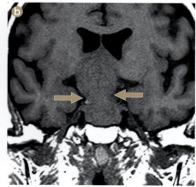

b：T1強調冠状断像

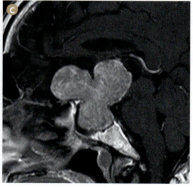

c：造影T1強調矢状断像

図3 非機能性腺腫
造影剤を急速静注後80秒で撮像したCT像。
海綿静脈洞は濃染され，腺腫が海綿静脈洞の内側壁から侵入し（▶），海綿静脈洞内で広がっている。海綿静脈洞内での腺腫の辺縁が明瞭に描出されている（➡）。動眼神経：▷。

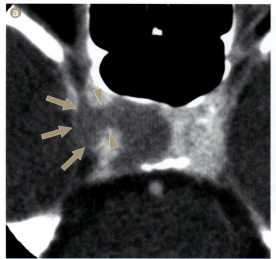
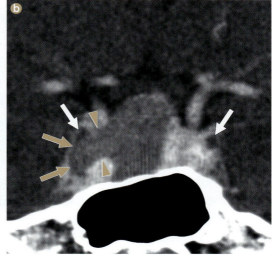

a：CT横断像　　　　　　　　　b：CT冠状断像

（京都大学症例，文献13より転載）

囲を正確に捉えるのは困難であることが多い[8,9,12]。3テスラMRIで高解像度のT2強調像を撮像すると海綿静脈洞の内側壁が観察でき，海綿静脈洞の進展がわかることがある[8]。また，後述するように，造影MDCTでは，海綿静脈洞進展の状態が，MRIより詳細に把握できる[13]（図3）。

▷産生ホルモン別の留意事項
● プロラクチン産生腺腫
　血清プロラクチン値と腺腫の有無・サイズとの間には関係がある。軽度の高プロラクチン血症の場合は，プロラクチン産生腺腫以外に，非機能性腺腫，プロラクチン以外を産生する機能性腺腫，ラトケ嚢胞，頭蓋咽頭腫，ジャーミノーマ（胚腫），肉芽腫（これらの病変でプロラクチン値が上昇するのは，下垂体柄への圧排・障害によって視床下部からのプロラクチン抑制因子が働かなくなる，いわゆるstalk effectによる），薬剤（抗潰瘍薬・制吐薬・降圧薬・向精神薬・経口避妊薬など），原発性甲状腺機能低下症，妊娠などの可能性も考えられる[14]。プロラクチン値が100 ng/mL以上で薬剤性が否定された場合は，プロラクチン産生腺腫の可能性が非常に高い[14]。プロラクチン産生腫瘍の体積とプロラクチン値はおおむね相関し[14]，200 ng/mLを超える場合は，まずプロラクチン産生腺腫であり，サイズは1 cm以上のmacroadenoma（macroprolactinoma）のことが多い[8]。1,000 ng/mLを超える場合は，4 cmを超えるgiant prolactinomaや海綿静脈洞進展をきたしたmacroprolactinomaが示唆される[9]。
　プロラクチン産生腫瘍では，ドパミン作動薬（カベルゴリンなど）による内科治療

が優先されるが、投薬により、画像上、腺腫が縮小・消失したり腺腫と正常下垂体のコントラストが低下したりすることがあるので、できれば投薬開始前にMRIを施行し、腺腫の存在を確認するとともに治療前のサイズ・信号強度を把握しておくのが望ましい[8]。初回MRI時にすでに投薬が開始されている場合は、投薬により腫瘍が画像上見えにくくなっている可能性を念頭に画像診断レポートを作成すべきである。

妊娠時には、下垂体のサイズは増大するが、ドパミン作動薬の投与中止に伴い腺腫のサイズも通常増大する[8]。

● 成長ホルモン産生腺腫

T1強調像で等信号あるいはわずかに低信号、T2強調像では低信号を呈することが多い(図4, 5)。T2強調像で低信号を呈する場合は、分泌顆粒が密に存在している(densely granulated adenoma)[15]。また、トルコ鞍を破壊し下方に進展することが多く、トルコ鞍内で腫瘤を形成せず下方のみに進展する症例もしばしばみられる(図5)[13,15]。下方進展しやすい理由としては、過剰な成長ホルモンにより骨が脆弱化していることによる可能性が考えられる。逆に、上方進展する頻度は低く、したがって、視野障害をきたす頻度は低い[8]。治療の第一選択は手術であるが、手術前後に、ソマトスタチン誘導体などによる内科治療が行われることがある。ソマトスタチン誘導体投与により、約半数の症例で腫瘍体積の縮小が得られるが[3]、T2強調像で低信号を呈する腺腫のほうが低信号を呈さない腺腫よりも縮小効果が大きい傾向がある[8]。

● 副腎皮質刺激ホルモン産生腺腫

副腎皮質刺激ホルモン産生腫瘍の約半数はmicroadenomaである[8]。また、有効な薬物治療がなく手術が唯一の有効な治療法であるので、ダイナミック造影MRIを含めた精度の高い画像診断が必要である(図1)[9]。可能であれば、3テスラ装置で撮像することが望ましい[3,8]。また、副腎皮質刺激ホルモン産生腺腫はダイナミック造影MRIにおける造影スピードが他の腺腫より速い傾向が報告されている[8]。MRI

図4 成長ホルモン産生腺腫
50歳台、女性。
正常下垂体と比較して、T1強調像(a)にてほぼ等信号、T2強調像(b)にて低信号(➡)を呈している。

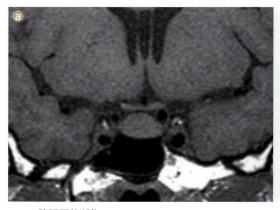

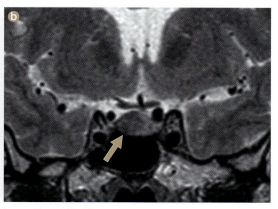

a：T1強調冠状断像　　　　　　　　　　　b：T2強調冠状断像

で腺腫がみつからない場合や異所性下垂体腺腫の可能性が考えられる場合に，下錐体静脈洞・海綿静脈洞サンプリングが施行されることがある[1,3]。静脈洞サンプリングは，下垂体病変か異所性病変かの診断については非常に正確な診断能を有するが，microadenomaの部位（左右局在）診断については，ダイナミック造影MRIのほうが静脈洞サンプリングよりも正確である[16]。

図5 成長ホルモン産生腺腫

30歳台，男性。
T1強調矢状断像（a）にて，正常前葉（▶）よりわずかに低信号を呈し，T2強調矢状断像（b）にて正常前葉（▶）より低信号を呈し，造影矢状断像（c）・冠状断像（d）にて，正常前葉（▶）より弱く造影される腫瘤性病変（➡）を認める。トルコ鞍内に腫瘤を形成せず，腫瘍は下方に進展している。

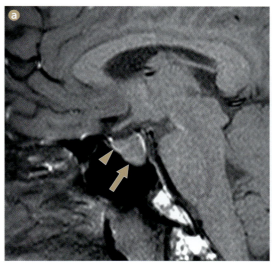

a：T1強調矢状断像

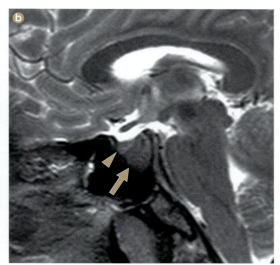

b：T2強調矢状断像

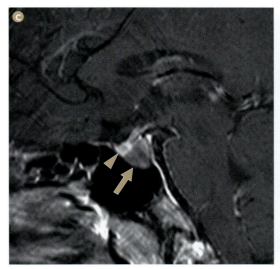

c：造影T1強調矢状断像

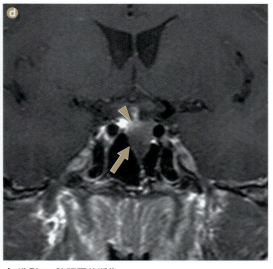

d：造影T1強調冠状断像

▷ macroadenomaにおける異所性後葉形成

macroadenomaでは，腺腫の辺縁にT1強調像で高信号を認めることがある[17,18]（図6）。この高信号域には造影効果がみられることと，術後には正常の後葉の高信号は回復せず下垂体柄の遠位部に高信号がみられることから，macroadenomaにより下垂体柄が圧排されることによって下垂体柄遠位部に非可逆的に形成された異所性後葉と考えられている[18]。腺腫での異所性後葉の形成の頻度は腺腫のサイズとの関係があり，腺腫の体積が1mLを超えると異所性後葉が形成される例がみられ，正常位置（トルコ鞍内）の後葉は腺腫の体積が6mLを超えるとみられなくなる[18]。異所性後葉は抗利尿ホルモンを産生する機能を有するので，術前に異所性後葉の高信号の位置を確認しておくことは術後の永続的な尿崩症を防ぐのに有用である[18]。

▷ 異所性下垂体腺腫

蝶形骨洞・咽頭壁・鼻腔・斜台・海綿静脈洞・視床下部・第三脳室など，トルコ鞍外のみに下垂体腺腫がみられることがある[8]。腺性下垂体の原基であるラトケ嚢が原始口腔から上行する際に遺残した異所性下垂体組織から発生したものと考えられている[8,11]。最も多い部位は蝶形骨洞である（図7）[8]。ホルモン過剰症状（特にクッシング病の報告が多い）がありMRIにてトルコ鞍内に下垂体腺腫が見つからない場合は，蝶形骨洞内などを，異所性下垂体腺腫がないかどうか，詳しくチェックする必要がある[8]。ちなみに，鞍上部のみにみられる下垂体腺腫もあるが，多くは下垂体前葉と連続し下垂体柄を覆う組織である隆起部（pars tuberalis）〔詳細は「前葉」（p.52）および「下垂体柄」（p.74）を参照〕から発生したもので，厳密には「異所性」下垂体腺腫とはいえない[8]。また，トルコ鞍に発生した下垂体腺腫がトルコ鞍内で

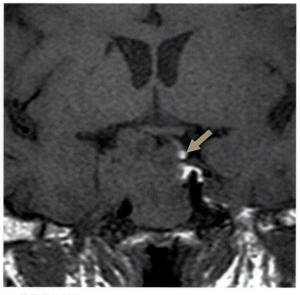

図6 非機能性腺腫
70歳台，男性。
異所性後葉と思われる高信号域がみられる（➡）。

T1強調冠状断像

図7 プロラクチン産生異所性下垂体腺腫（蝶形骨洞内発生）

40歳台，男性。
蝶形骨洞を埋め尽くすように存在する，T2強調矢状断像（a）で軽度高信号を呈し，造影矢状断像（b）で不均一に造影される腫瘤性病変を認める（➡）。造影CT（c）冠状断像では，トルコ鞍底（➡）の骨破壊は明らかでない。
手術では，腫瘍は蝶形骨洞粘膜に包まれ完全に蝶形骨洞内で発育しており，異所性下垂体腺腫であることが確認された。

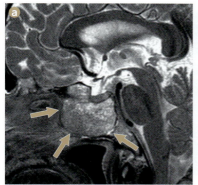
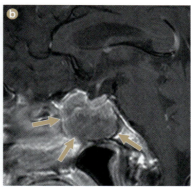
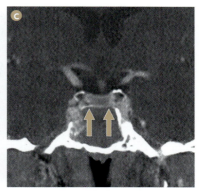

a：T2強調矢状断像　　b：造影T1強調矢状断像　　c：造影CT冠状断像

は大きくならずに下方に進展・増大する場合もあり，このような症例も異所性下垂体腺腫とはいえない[8]。

▷術後画像診断

　術後の画像診断では，残存腺腫の状態・有無ならびに周囲構造物への圧迫解除状況，出血の有無などをチェックする。下垂体腺腫の手術では，摘出腔に充填物が挿入されることが多いが，充填物には，皮下脂肪・筋肉・ゼラチンスポンジ・ヒトトロンビン含有ゼラチン使用吸収性局所止血剤などがあり，ゼラチン製品は吸収した血液成分によって信号強度が異なる。造影MRIは，充填物・残存腺腫・正常下垂体・炎症組織の鑑別に有用である[9]。残存腫瘍はダイナミック造影MRIにて結節状の造影領域を示し，辺縁のみに造影領域がみられた場合には残存腫瘍はなかったという報告がある[19]。

▶ 鑑別診断

　トルコ鞍部に発生しうる，下垂体腺腫と鑑別を要する腫瘤性病変としては，頭蓋咽頭腫・神経膠腫・ジャーミノーマ（胚腫）・髄膜腫・ラトケ嚢胞・転移性腫瘍・悪性リンパ腫・神経下垂体顆粒細胞腫・下垂体細胞腫・腺性下垂体紡錘形細胞オンコサイトーマ・下垂体癌・リンパ球性下垂体炎・下垂体膿瘍・下垂体過形成など様々な疾患がある。下垂体腺腫は蝶形骨洞や斜台に広く進展することがあり（図8），進展範囲によっては，副鼻腔癌や嗅神経芽腫，巨細胞腫，脊索腫，軟骨肉腫なども鑑別対象となる。
　macroadenomaと他の腫瘤性病変との鑑別に，正常下垂体の観察が有用である。

Ⅳ 画像診断

macroadenomaでは，正常下垂体は左右のどちらか，あるいは腫瘍の上方に偏位してみられることが多いのに対して，髄膜腫や頭蓋咽頭腫など他の腫瘤性病変では正常下垂体は下方に圧排されトルコ鞍底部に菲薄化してみられることが多い（図9）[11]。正常下垂体の位置がよくわからない場合は，ダイナミック造影MRIを施行すると，正常下垂体は腺腫よりも早期に造影され，区別が可能となることが多い[5]。

内頸動脈瘤は下垂体腺腫に合併することがあり，また，血栓化した動脈瘤がトルコ鞍内に存在し，出血をきたした下垂体腺腫のように見えることがあるが（図10），動脈瘤を見逃して経蝶形骨洞手術を行うと重大な医療事故が発生する危険があるので，動脈瘤の除外も重要である[7]。

図8 非機能性腺腫

50歳台，女性。
トルコ鞍を破壊し，蝶形骨洞内および斜台に進展する腺腫がみられる。骨破壊の様子は，CTのほうが明瞭に捉えられている。

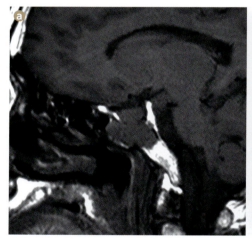

a：造影前T1強調矢状断像

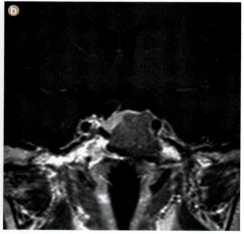

b：造影T1強調冠状断像

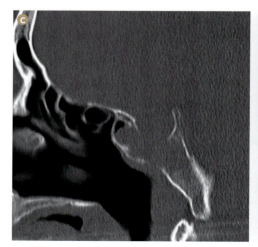

c：骨条件CT（矢状断再構成）像

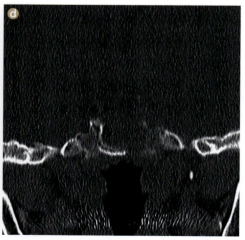

d：骨条件CT（冠状断再構成）像

図9 鞍結節部髄膜腫

鞍結節を中心に，硬膜に広く接する腫瘍性病変を認める（→）。下垂体は，トルコ鞍底に圧排・菲薄化している（▶）。

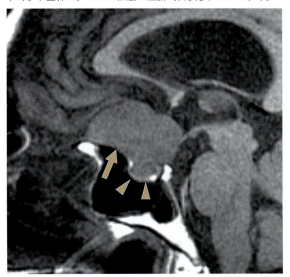

T1強調矢状断像　　　　　　（京都大学症例，文献7より転載）

図10 内頸動脈瘤

60歳台，男性。
トルコ鞍内に，T1強調冠状断像にて著明な高信号を呈する病変を認める。造影CTおよび血管造影で動脈瘤であることが確認された。高信号を呈する部分（→）は血栓化した部分（メトヘモグロビン）で，低信号を呈する部分（▶）は内腔のflow-voidである。

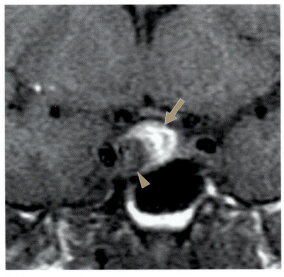

T1強調冠状断像　　　　　　（京都大学症例，文献7より転載）

トピック

下垂体腺腫のCT

MDCTは下垂体腺腫の術前検査として有用である[3,13]。造影剤急速静注開始80秒後前後で撮像すると海綿静脈洞内が濃染され腺腫とのコントラストが良好となり，MRIよりも空間分解能が高いことも合わさって，海綿静脈洞内に進展した腺腫の辺縁を明瞭に捉えることができる（図3）[13]。骨破壊も，当然ながらMRIよりCTのほうが評価しやすい（図8）[13]。経蝶形骨手術の術前情報として，蝶形骨洞の発達具合，隔壁のパターンなどを把握できる[3]。3D表示も術前情報として有用である[3]。頭蓋咽頭腫など他の腫瘍との鑑別には，石灰化の有無を確認することも重要である。

Ⅳ 画像診断

> **トピック**
>
> ### 下垂体腺腫のFDG-PET
>
> 下垂体腺腫は良性腫瘍だが，FDG-PET で高集積を示し，PET健診や悪性腫瘍の転移検索等で偶然みつかることがある（図11）[20]。機能性腺腫のことも非機能性腺腫のこともあり，macroadenomaのこともmicroadenomaのこともある。トルコ鞍付近に高集積をみた場合，悪性腫瘍やその転移と即断するのではなく，まずMRIや内分泌学的検査で下垂体腺腫かどうかを確認することが望ましい。

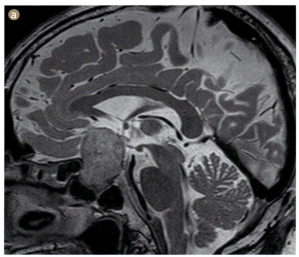

図11 非機能性腺腫
50歳台，男性。
MRI（**a**）では，トルコ鞍を拡大し鞍上部に進展する腺腫を認める。PET像（**b, c**）では，FDGの著明な集積を認める（SUVmax=20.1）。

a：T2強調矢状断像

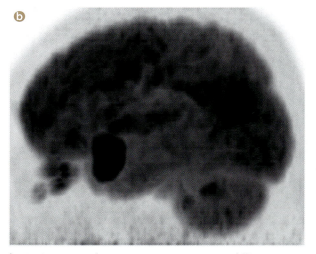

b：FDG-PET MIP（maximum intensity projection）像

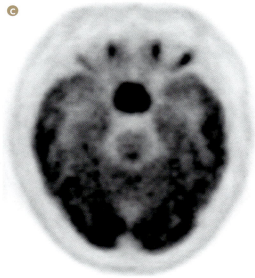

c：FDG-PET横断像

◆ 文献

1) 平田結喜緒, 山田正三, 成瀬光栄（編）: 下垂体疾患診療マニュアル 改訂第2版. 東京, 診断と治療社, 2016.

2) Ezzat S, Asa SL, Couldwell WT, et al: The prevalence of pituitary adenomas: a systematic review. Cancer, 101:613-619, 2004.

3) 寺本明, 長村義之（編）: 下垂体腫瘍のすべて. 東京, 医学書院, 2009.

4) Asa SL: Tumors of the pituitary gland. Silver Spring, ARP Press, 2011.

5) Miki Y, Matsuo M, Nishizawa S, et al: Pituitary adenomas and normal pituitary tissue: enhancement patterns on gadopentetate-enhanced MR imaging. Radiology, 177:35-38, 1990.

6) Sellar neoplasms and tumor-like lesions, Osborn's Brain. Salt Lake City, Amirsys Inc, 2013, pp 681-726.

7) 三木幸雄（編）: 脳・頭頸部のMRI. 東京, メジカルビュー社, 2000.

8) Bonneville JF, Bonneville F, Cattin F, et al (ed): MRI of the pituitary gland. Switzerland, Springer International Publishing, 2016.

9) Symons SP, Chan MW, Aviv CR, et al: The sella turcica and parasellar region, in Atlas SW (ed): Magnetic resonance imaging of the brain and spine (ed 5th), Wolters Kluwer, 2016, p 948-1020.

10) Saeki N, Murai H, Kubota M, et al: Heavily T2 weighted MR images of anterior optic pathways in patients with sellar and parasellar tumours - prediction of surgical anatomy. Acta Neurochir (Wien), 144:25-35, 2002.

11) 金柿光憲: トルコ鞍近傍腫瘍と腫瘤性病変, 細矢貴亮, 興梠征典, 三木幸雄, ほか（編）: 脳のMRI. 東京, メディカル・サイエンス・インターナショナル, 2015, p 203-232.

12) Kanagaki M, Sato N, Miki Y: Pituitary gland and parasellar region, in Reiser MF, Semmler W, Hricak H (eds): Magnetic Resonance Tomography. Heiderberg, Springer-Veralag, 2007, p 399-432.

13) Miki Y, Kanagaki M, Takahashi JA, et al: Evaluation of pituitary macroadenomas with multidetector-row CT (MDCT): comparison with MR imaging. Neuroradiology, 49:327-333, 2007.

14) 中尾一和（編）: 最新内分泌代謝学. 東京, 診断と治療社, 2013.

15) Hagiwara A, Inoue Y, Wakasa K, et al: Comparison of growth hormone-producing and non-growth hormone-producing pituitary adenomas: imaging characteristics and pathologic correlation. Radiology, 228:533-538, 2003.

16) Potts MB, Shah JK, Molinaro AM, et al: Cavernous and inferior petrosal sinus sampling and dynamic magnetic resonance imaging in the preoperative evaluation of Cushing's disease. J Neurooncol, 116:593-600, 2014.

17) Miki Y, Asato R, Hashimoto N, et al: Ectopic posterior pituitary in macroadenomas: demonstration by dynamic MR imaging. Proc ISMRM, 913, 1999.

18) Takahashi T, Miki Y, Takahashi JA, et al: Ectopic posterior pituitary high signal in preoperative and postoperative macroadenomas: dynamic MR imaging. Eur J Radiol, 55:84-91, 2005.

19) Yoon P-H, Kim D-I, Jeon P, et al: Pituitary adenomas: early postoperative MR imaging after transsphenoidal resection. AJNR Am J Neuroradiol, 22:1097-1104, 2001.

20) Hyun SH, Choi JY, Lee KH, et al: Incidental focal 18F-FDG uptake in the pituitary gland: clinical significance and differential diagnostic criteria. J Nucl Med, 52:547-550, 2011.

IV 画像診断

腫瘍性疾患

下垂体腺腫の出血・下垂体卒中

坂本 真一，三木 幸雄

▶ 概念

▷病態

下垂体卒中（pituitary apoplexy）は下垂体の血管障害（出血もしくは梗塞）によって突然の頭痛，視野欠損，眼筋麻痺，急性副腎不全，意識障害などをきたす急性症候群である。厳密な診断基準は存在せず，正常下垂体や頭蓋咽頭腫，リンパ球性下垂体炎などでも起こるとされるが，大部分の原因は下垂体腺腫（pituitary adenoma）であるために，一般には既存の下垂体腺腫内に生じた急性血管障害のことを意味する[1]。典型的な症状が発現する症例は25％程度に過ぎず，卒中症状を示さない出血性下垂体腺腫もしばしば発見される[2]。偶然発見された下垂体腺腫に対する平均5年間の経過観察中に，約10％に下垂体卒中が合併したという報告があり[3]，決してまれな病態ではないと考えられている。若年者で発症することは少なく，男女比は2：1である。

リスクファクターとしては，抗凝固療法，ホルモン負荷試験，下垂体腺腫に対する放射線治療・ブロモクリプチン療法，外傷・心臓手術，分娩〜産褥期，エストロゲン高値（妊娠ないし外因性ホルモン），糖尿病などが知られている。近年，各種疾患の治療薬として使用されるLH-RH analog，TRH analogが下垂体卒中を惹起することが報告されている[4]（「トピック」参照）。

▷分類

大部分の下垂体卒中は既存の下垂体腺腫内に生じる。出血性梗塞，梗塞，出血の3つに分類されるが，原因のほとんど（約9割）は，下垂体腺腫の梗塞あるいは出血性梗塞である。無作為の下垂体卒中62例の後方視的検討では，47％が出血性梗塞，40％が梗塞，8％のみが単なる出血であったと報告されている[1]。

▶ 臨床

下垂体に出血や壊死が生じることにより，突然の頭痛（前頭部痛），視力視野障害，嘔気，嘔吐などの症状を引き起こし，重症時には昏睡や死に至る。約70％の症例で汎下垂体機能低下を呈する。

副腎皮質ステロイドの投与を要し，緊急手術が必要な場合もある。ただし，下垂体腺腫の約50％には出血を伴うと報告されており，卒中症状を伴わない出血性下垂体腺腫に対する手術は不要であるとされている[2,5]。発症1週間以内に減圧すれば，

110

腫瘍性疾患 ● 下垂体腺腫の出血・下垂体卒中

視力の回復は良好である。約80%の症例で予後は良好であるが，長期間のホルモン補充療法を要することが多い。

▶ 画像所見

▷読影のコツ

トルコ鞍内もしくは鞍内から鞍上部の腫瘤として描出される。下垂体内の血腫を検出することが診断の手がかりなるが，純粋な出血よりも出血性梗塞や出血をきたさない梗塞であることのほうが多い[1]。出血の有無や出血の時期によって様々な画像所見を呈する[6]。

梗塞性下垂体卒中の場合には，CTで下垂体は高吸収を伴わない腫大を示す。MRIでは急性期には下垂体は腫大し，T1強調像で低信号，T2強調像で高信号を示し，拡散強調像で高信号を示す[7]（図1）。出血性梗塞をきたせば，T1強調像で高信号を示すようになる。出血性下垂体卒中の場合には，CTで下垂体は高吸収の腫大を示し，クモ膜下出血を合併することもある。MRIでは超急性期にはT1強調像で低信号，T2強調像で高信号といった非特異的な所見を呈するが，急性期にT1強調像で高信号，T2強調像で低信号が出現する（図2）。ある程度時間が経過すれば，T2*強調像で出血が低信号として描出される[5]（図3）。下垂体腺腫内の嚢胞の大部分は出血によるものであり，矢状断像や横断像で液面形成が認められる場合には，出血と診断できる[8]（図4）。造影MRIでは出血性・梗塞性ともに，ほとんど増強されないか，もしくは被膜のみが増強効果を示し，通常の（卒中を伴わない）下垂体腺腫との鑑別点となる。ただし，部分的な増強効果が認められるため，非造影検査で出血が確認されれば造影検査は不要であるとする報告もある[6]。

急性期に隣接する硬膜の肥厚や蝶形骨洞粘膜肥厚がしばしば認められる（図1, 2）。原因としては，トルコ鞍内圧の急激な上昇に伴う静脈うっ滞が考えられている[9]。慢性期にはempty sella（「前葉」p.55参照）の所見を呈することが多い。

▷所見描出のコツ

CTやMRIで腫瘍内の出血や壊死成分を確認することが診断の手がかりになる。

CTは緊急検査として施行しやすく，下垂体の腫大に加えて，クモ膜下出血の有無を確認できることから，卒中症状を伴う症例に対しては必須の検査である。

MRIはT1強調像，T2強調像，造影像などの通常のシークエンスに加えて，T2*強調像，拡散強調像を追加することで，出血性梗塞，梗塞，出血のすべてのタイプの下垂体卒中の診断が可能になる。T2*強調像は，卒中症状の有無にかかわらず，腫瘍内出血の同定が可能であり，術中所見や病理所見とよく相関すると報告されている[5]（図3）。また，拡散強調像における高信号およびADC値の低下は梗塞性下垂体卒中の早期診断に有用である[7]（図1）。

Ⅳ 画像診断

図1 出血性梗塞性下垂体卒中

50歳台，男性。突然の頭痛，嘔気で発症。

発症直後のMRI（a, b, c, d）：トルコ鞍内から鞍上部に進展する腫瘤が認められ，視交叉が圧迫されている。また，腫瘤の下端には出血と考えられるT1強調像高信号，T2強調像低信号域が認められる（a, b；➡）。拡散強調像では腫瘤は高信号を示し（c；▶）, 造影T1強調像では，腫瘤周囲が薄く増強されるが，内部は一部を除いてほとんど増強されていない（d）。また蝶形骨洞の粘膜肥厚が認められる（d；▶）。

発症2週後のMRI（e, f）：腫瘤内容はT1強調像（e），T2強調像（f）で比較的均一な高信号を示している。トルコ鞍底部に限局した蝶形骨洞粘膜の肥厚も認められる（e, f；➡）。

蝶形骨洞到達法による腫瘤摘出が施行された。術中所見は腫瘤のほとんどが壊死組織だった。病理検査で出血性梗塞をきたした下垂体腺腫が確認された。

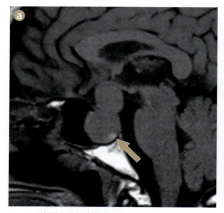
a：T1強調矢状断像（発症時）

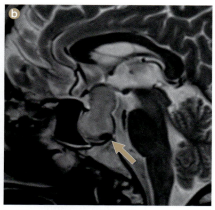
b：T2強調矢状断像（発症時）

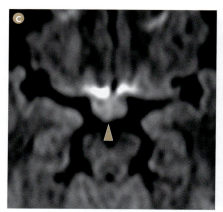
c：拡散強調横断像（発症時）

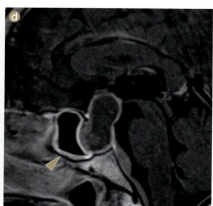
d：造影T1強調矢状断像（発症時）

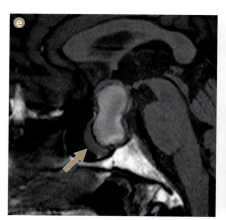
e：T1強調矢状断像（発症2週後）

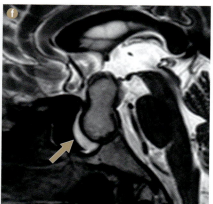
f：T2強調矢状断像（発症2週後）

図2 出血性下垂体卒中

60歳台，男性。突然の頭痛で発症。
トルコ鞍内にT1強調像（a, b）で著明な高信号，T2強調像（c）で不均一な低〜高信号を示す腫瘤が認められる。造影T1強調像では，腫瘤周囲が薄く増強されるが，内部はほとんど増強されていない（d）。
経蝶形骨洞到達法による腫瘤摘出が施行された。壊死組織と血腫が確認され，出血性下垂体卒中と診断された。

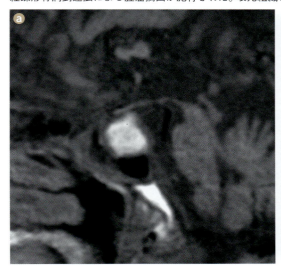

a：T1強調矢状断像

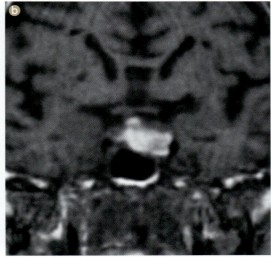

b：T1強調冠状断像

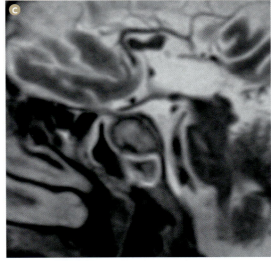

c：T2強調矢状断像

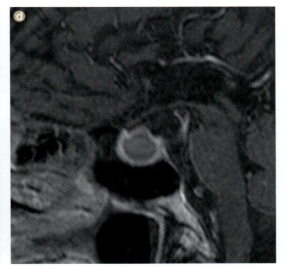

d：造影T1強調矢状断像

Ⅳ 画像診断

図3 腫瘍内出血を伴った下垂体腺腫（卒中症状なし）

70歳台，男性。視力・視野障害を自覚。
T1強調像でトルコ鞍内から鞍上部に突出する腫瘍を認める（a）。視神経～視交叉は腫瘍により圧迫されている。腫瘍内上部にT1強調像高信号結節を認める（a；▶）。T2*強調像では高信号結節を縁取るような低信号域が認められる（b；➡）。蝶形骨洞到達法による腫瘍摘出が施行され，下垂体腺腫と診断された。

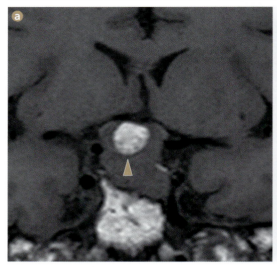
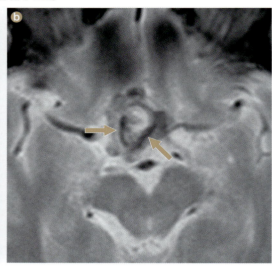

a：T1強調冠状断像　　　　　　　　　　b：T2*強調横断像

図4 嚢胞性下垂体腺腫

40歳台，男性。視力・視野障害（両耳側半盲）で発症（卒中症状はなし）。
トルコ鞍内右側から鞍上部にかけて腫瘍を認める（a, b）。トルコ鞍内は充実成分で（b；▶），鞍上部の腫瘍は大部分が嚢胞成分である（b；➡）。嚢胞内にT2強調矢状断像で液面形成が認められる（a；➡）。蝶形骨洞到達法による腫瘍摘出が施行された。出血を伴った下垂体腺腫が確認された。

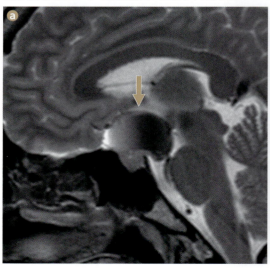
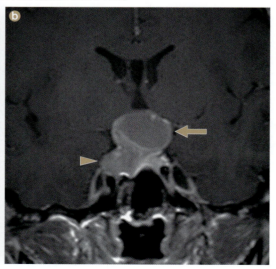

a：T2強調矢状断像　　　　　　　　　　b：造影T1強調冠状断像

鑑別診断

- **生理的変化**(「前葉」図2；p.53参照)：妊娠中や産褥期の女性では下垂体が腫大し前葉がT1強調像で均一な高信号を示す[10]。
- **ラトケ嚢胞**(図5)：内溶液の信号は様々であり，ときに出血に類似する信号を呈することがあるが，一般的には壁は薄く造影増強効果も認められない。T1強調像で高信号，T2強調像で低信号を示す結節状構造(waxy nodule)はラトケ嚢胞に特徴的とされている。
- **リンパ球性下垂体炎**(図6)：下垂体〜下垂体柄が腫大し，均一に強く造影されることが多い。ダイナミック造影MRIでは，緩徐に造影される。造影増強効果が下垂体柄に及ぶことが，下垂体卒中を含む下垂体腺腫との重要な鑑別点になる。
- **下垂体膿瘍**(「下垂体膿瘍」図1；p.230参照)：腫瘤内溶液が拡散強調像で高信号を示す。炎症性変化に乏しい場合には，梗塞性の下垂体卒中との鑑別が困難なことがある。

図5 ラトケ嚢胞

20歳台，男性。頭痛および視野障害で発症。
トルコ鞍内から鞍上部にかけてT1強調像(**a**)，T2強調像(**b**)で比較的均一な高信号を示す嚢胞様の腫瘤が認められる。壁は薄く，明らかな充実成分は認められない。トルコ鞍底部にT1強調像で高信号，T2強調像で低信号を示す結節(waxy nodule)が認められる(**a, b**；➡)。

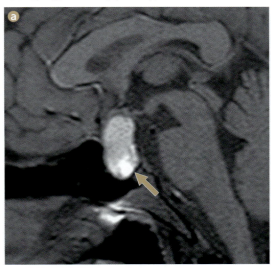
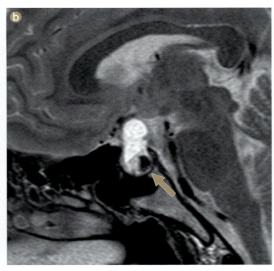

a：T1強調矢状断像　　　　　　　　　　b：T2強調矢状断像

IV 画像診断

図6 リンパ球性下垂体炎

60歳台，女性。頭重感，両耳側半盲。
トルコ鞍内から鞍上部にかけて，T2強調像（a）で比較的均一な軽度高信号を示し，造影T1強調像（b）で均一に強く造影される腫瘤が認められる。造影増強効果は下垂体柄に及んでいる（b；➡）。

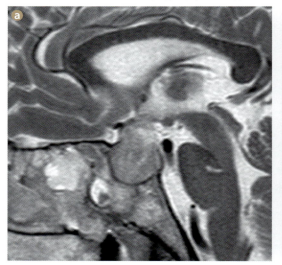

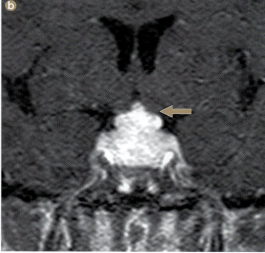

a：T2強調矢状断像

b：造影T1強調冠状断像

ポイント

下垂体卒中の大部分は既存の下垂体腺腫内に生じるが，原因のほとんどは梗塞あるいは出血性梗塞であり，単なる出血は1割程度にすぎない。また，下垂体腺腫は高率に出血を伴うが，症状を伴わない症例（subclinical pituitary apoplexy）に対する手術は不要であることから，臨床症状を考慮した画像診断が必要である。下垂体卒中が疑われる症例に対しては，通常のT1強調像，T2強調像などのシークエンスに加えて，T2*強調像，拡散強調像を追加することで，出血性梗塞，梗塞，出血のすべてのタイプの画像診断が可能である。

トピック

リュープリン，およびヒルトニン，セレジスト投与による下垂体卒中

負荷試験による下垂体卒中は古くから知られており，特に黄体化ホルモン放出ホルモン（luteinizing hormone-releasing hormone: LH-RH），甲状腺刺激ホルモン放出ホルモン（thyrotropin-releasing hormone: TRH），インスリン負荷試験での報告が多い。一方近年になり，各種疾患に対する治療薬として使用されるLH-RH analog，TRH analogが下垂体卒中を引き起こすことが知られるようになった。子宮内膜症，閉経前乳癌，前立腺癌で使用するリュープリン（リュープロレリン酢酸塩）はLH-RH analogであり，脊髄小脳変性症の治療薬として使用するヒルトニン（プロチレリン酒石酸塩水和物）やセレジスト（タルチレリン水和物）はTRH analogであることから，負荷試験と同様に腺腫内出血の危険性が指摘されている[4]（図7）。

図7 ヒルトニン投与による下垂体卒中

60歳台，男性。脊髄小脳変性症に対して，ヒルトニン2mg静脈内投与後に発症。
投与前のMRI（a）でトルコ鞍内に下垂体腺腫（pituitary incidentaloma）と考えられる球形の腫瘤を認める。ヒルトニン投与後のMRI（b）ではT1強調像でびまん性に高信号を示し，出血性変化と考えられた。

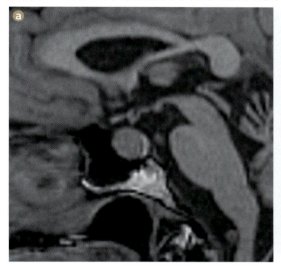

a：投与前T1強調矢状断像　　　　　　　　　　b：投与後T1強調矢状断像

（国立精神・神経医療研究センター病院放射線診療部　佐藤典子先生のご厚意による）

文献

1) Semple PL, Webb MK, de Villiers JC, et al: Pituitary apoplexy. Neurosurgery, 56: 65-72; discussion 72-63, 2005.
2) Kinoshita Y, Tominaga A, Usui S, et al: Impact of subclinical haemorrhage on the pituitary gland in patients with pituitary adenomas. Clinical endocrinology, 80: 720-725, 2014.
3) Arita K, Tominaga A, Sugiyama K, et al: Natural course of incidentally found nonfunctioning pituitary adenoma, with special reference to pituitary apoplexy during follow-up examination. J Neurosurg, 104: 884-891, 2006.
4) Davis A, Goel S, Picolos M, et al: Pituitary apoplexy after leuprolide. Pituitary, 9: 263-265, 2006.
5) Tosaka M, Sato N, Hirato J, et al: Assessment of hemorrhage in pituitary macroadenoma by T2*-weighted gradient-echo MR imaging. AJNR Am J Neuroradiol, 28: 2023-2029, 2007.
6) Piotin M, Tampieri D, Rüfenacht DA, et al: The various MRI patterns of pituitary apoplexy. European radiology, 9: 918-923, 1999.
7) Rogg JM, Tung GA, Anderson G, et al: Pituitary apoplexy: early detection with diffusion-weighted MR imaging. AJNR Am J Neuroradiol, 23:1240-1245, 2002.
8) Kurihara N, Takahashi S, Higano S, et al: Hemorrhage in pituitary adenoma: correlation of MR imaging with operative findings. European radiology, 8: 971-976, 1998.
9) Arita K, Kurisu K, Tominaga A, et al: Thickening of sphenoid sinus mucosa during the acute stage of pituitary apoplexy. J Neurosurg, 95: 897-901, 2001.
10) Miki Y, Asato R, Okumura R, et al: Anterior pituitary gland in pregnancy: hyperintensity at MR. Radiology, 187: 229-231, 1993.

IV 画像診断

腫瘍性疾患

神経下垂体ジャーミノーマ(胚腫)とその他の胚細胞腫瘍

金柿 光憲

▶ 概念

　胚細胞腫瘍(germ cell tumors)(表1)は生殖器原発の多彩な組織像を呈する腫瘍群の総称であり，原生殖細胞(primordial germ cells)由来と考えられている。中枢神経胚細胞腫瘍にはジャーミノーマ(胚腫)，悪性非ジャーミノーマ胚細胞腫瘍(胎児性癌，絨毛癌，卵黄嚢腫瘍)，奇形腫(成熟奇形腫，未熟奇形腫)，およびそれらが混在した混合型胚細胞腫瘍がある[1]。ジャーミノーマは頭蓋内の胚細胞腫瘍の50～60％を占め，混合性胚細胞腫瘍が30％前後，奇形種および純型の胎児性癌，卵黄嚢腫瘍，絨毛癌は合わせて10％前後である。

　胚細胞腫瘍は日本や台湾，中国，韓国など東アジアで頻度が高く，日本では全脳腫瘍の約3％，小児脳腫瘍の約15％を占めている。約60％が松果体，約30％が鞍上部に発生する。5～10％は松果体および鞍上部の両者に発生する。そのほかにも，基底核，視床，脳室，脊髄などに発生することがある。10～20歳台に好発し，5歳未満や40歳以上にはまれである。松果体発生では男女比は10:1であるが，鞍上部発生では性差はない。鞍上部に発生するジャーミノーマは病変の首座が神経下垂体と総称される視床下部から下垂体柄，下垂体後葉にみられることから，神経下垂体ジャーミノーマ(neurohypophyseal germinoma)とよばれる[2]。

　胚細胞腫瘍の確定診断は，手術あるいは生検による病理組織診断によって行なわれる。ジャーミノーマは病理では明るい豊富な胞体に明瞭な核小体を持つ大型の円形核からなるgerminoma cellと，小型の成熟リンパ球浸潤からなるtwo cell patternを示すのが特徴である。germinoma cellは胎盤性アルカリフォスファターゼ(placental alkaline phosphatase：PLAP)陽性を示す。肉芽腫性反応を示すことがあり，腫瘍組織が判別しにくくなることには注意が必要であり，臨床的にジャーミ

表1 胚細胞腫瘍(germ cell tumors)の病理学的分類

①ジャーミノーマ(胚腫)(germinoma)
②胎児性癌(embryonal carcinoma)
③卵黄嚢腫瘍(yolk sac tumor)
④絨毛癌(choriocarcinoma)
⑤奇形腫(teratoma)(成熟奇形腫mature teratoma／未熟奇形腫immature teratoma／
　悪性転化を伴う奇形腫teratoma with malignant transformation)
⑥混合性胚細胞腫瘍(mixed germ cell tumors)

(文献1より引用)

腫瘍性疾患 ● 神経下垂体ジャーミノーマ(胚腫)とその他の胚細胞腫瘍

ノーマが疑われながらも生検で腫瘍が検出されなかった場合は慎重に画像でフォローする。髄液の細胞診で髄液浸潤の有無を診断する。

胚細胞腫瘍では腫瘍マーカーとして，血清や髄液のAFP（α-fetoprotein）やβhCG（human chorionic gonadotropin）が上昇することがあり，組織型の推定や再発診断に有用である。βhCG著明高値では絨毛癌が疑われるが，ジャーミノーマの半数近くは合胞性栄養膜細胞（syncytiotrophoblastic giant cell：STGC）の存在により，血中あるいは髄液中のβhCGが軽度から中等度上昇する。AFPが著明高値の場合は絨毛癌が疑われるが，奇形腫を含む場合にもAFPが軽度上昇することがある。髄液中のPLAPが単独で上昇している場合はジャーミノーマの可能性が高い。

▶ 臨床

神経下垂体ジャーミノーマでは後葉機能障害による尿崩症が高率（60～90％）にみられる。前葉機能障害による低身長，活動性の低下や食欲低下，無月経や乳汁漏出などもみられる。合胞性栄養膜細胞により産生されるhCG上昇でテストステロン産生が亢進することで，思春期早発症を呈することがある。腫瘍が大きくなれば視神経を圧迫して視力・視野障害がみられる。

▶ 画像所見

▷ ジャーミノーマ(胚腫)

ジャーミノーマはMRでは脳実質と比較してT1強調像で低～等信号，T2強調像で低～等信号を示すことが多い。高い核/細胞質比や細胞密度を反映して単純CTで高吸収，拡散強調像では中～高信号を呈する。CTで石灰化がみられることはまれである。ジャーミノーマは放射線に対する感度が非常に高いため，数回の頭部CT撮影により腫瘍の縮小がみられることがある。小児鞍上部腫瘍の1つである頭蓋咽頭腫では拡散強調像で低信号を示すことから，鑑別の手がかりとなる[3]。全体に均一であることが多いが，鞍上部に大きく進展した例や，脳実質への浸潤がみられる例ではしばしば嚢胞形成を伴う。高率に尿崩症を伴い，T1強調像で下垂体後葉の高信号が消失する[2,4]（図1）。尿崩症の発症初期にMRI検査が施行された場合には，腫瘤形成や造影効果がみられないことがあるため，診断が遅れやすい。尿崩症の所見に一致した下垂体後葉の信号消失のみがみられることがあるが，特に小児ではジャーミノーマの可能性がないか，MRIで長期にわたり慎重にフォローする必要がある。腫瘤や造影効果が出現した時点で生検を考慮する。

ジャーミノーマはCTでもMRIでもびまん性に造影される。造影T1強調矢状断像にて，腫瘍により圧排偏位された下垂体前葉がトルコ鞍の腹側に確認できる場合がある。ダイナミック造影MRIでは腫瘍は緩徐な造影効果を示すが，鑑別が問題となるランゲルハンス細胞組織球症でも同様の造影パターンがみられる[5]。脊髄播種の有無を確認するために造影MRIで全脊髄を精査することも重要である。

119

Ⅳ 画像診断

　また，ジャーミノーマとして矛盾しない画像所見が神経下垂体と松果体に同時に存在し，血清あるいは髄液腫瘍マーカーが陰性である場合にはジャーミノーマである可能性が高い（bifocal tumor）（図2）。かつては生検なしにジャーミノーマとして治療が行われることもあったが，現在では治療の強度を含めた方針決定のため，生検による確認が望ましい。

図1　神経下垂体ジャーミノーマ

10歳台前半，女児。主訴は尿崩症および低身長。
トルコ鞍から鞍上部にかけて，T1強調像ではやや低信号，T2強調像では灰白質とほぼ等信号を呈する腫瘤性病変を認める（a, b）。T1強調矢状断像にて下垂体柄は肥厚し（a；➡），下垂体後葉の高信号は消失している（a；⇨）。鞍上部に突出した腫瘍の辺縁に小囊胞がみられる（b；➡）。造影により腫瘍は強く造影され，下垂体前葉はトルコ鞍の腹側底部に圧排され菲薄化している（c；➡）。単純CTでは石灰化を認めず，脳実質に比べ高濃度を示している（d）。

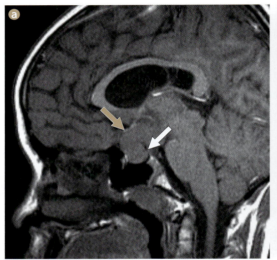

a：T1強調矢状断像

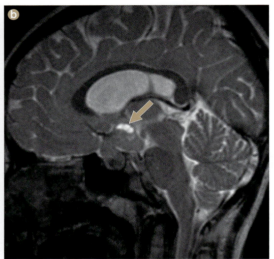

b：T2強調矢状断像

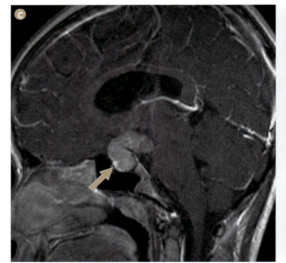

c：造影T1強調矢状断像

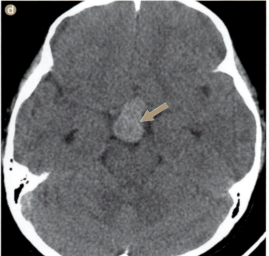

d：単純CT横断像

図2 松果体と神経下垂体に同時発生したジャーミノーマ

20歳台，男性．頭痛にて発症．
鞍上部および松果体部に不均一な造影を受ける腫瘤性病変を認める（a）．松果体部の腫瘍は単純CTでは高濃度を呈し，内部の点状石灰化を取り囲んでいる（b；➡）．

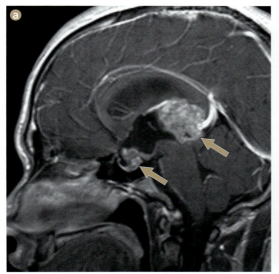
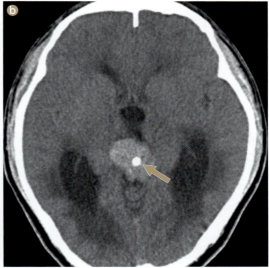

a：造影T1強調矢状断像　　　　　　　　　　b：単純CT横断像

▷その他の胚細胞腫瘍

　非ジャーミノーマ胚細胞腫瘍は発見時にはサイズが大きく，出血や壊死の存在により不均一な信号を示し，不均一に造影されることが多い．周囲脳実質への浸潤もしばしばみられる（図3）．

　奇形腫は二胚葉性あるいは三胚葉性成分を有する高分化な胚細胞性腫瘍であり，皮膚と皮膚付属器（毛髪，皮脂腺，汗腺）などの外胚葉成分を主体とするものは類皮嚢胞（dermoid cyst）ともよばれる．境界明瞭で内部に明瞭な脂肪成分を含む（図4）．CTでの脂肪濃度の確認や，MRIでの脂肪抑制像の追加が有用である．嚢胞や石灰化を伴う傾向があるが，未熟奇形腫では脂肪や石灰化は少なめである（図5）．まれに奇形腫（類皮嚢胞）が破裂することがあり，化学性髄膜炎（chemical meningitis）をきたす（図4）．

▶ 鑑別診断

　トルコ鞍部から鞍上部病変の鑑別には，臨床的には尿崩症の有無，MRIでは下垂体後葉のT1高信号の有無に注目するとよい．尿崩症が存在する場合や，下垂体後葉のT1高信号が消失している場合には，後葉系を主に侵す病態が疑われる．小児では，特にジャーミノーマとランゲルハンス細胞組織球症の可能性を考慮する．成人ではリンパ球性下垂体炎，炎症性肉芽腫（結核，真菌症など），全身性肉芽腫疾患

IV 画像診断

〔サルコイドーシス，多発血管炎性肉芽腫症（Wegener肉芽腫症），IgG4関連疾患など〕，悪性リンパ腫，転移性腫瘍などが鑑別診断に挙げられる。

これらを画像のみから鑑別することは困難であり，中枢神経以外の画像所見や各種検査データとも合わせて鑑別を絞ることになるが，診断の確定には一般に生検による組織診断が必要である。

図3 非ジャーミノーマ胚細胞腫瘍

8歳，女児。視力低下，視野狭窄，頭痛にて発症。
鞍上部から第三脳室，側脳室へと進展する分葉状の巨大腫瘤を認める。内部信号は不均一で，様々な信号を示す嚢胞が散見される（a〜d）。腫瘍の境界は不明瞭で，不均一な造影を受ける（d）。

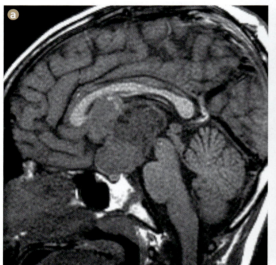

a：T1強調矢状断像

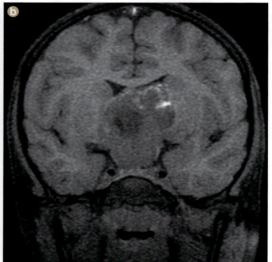

b：脂肪抑制T1強調冠状断像

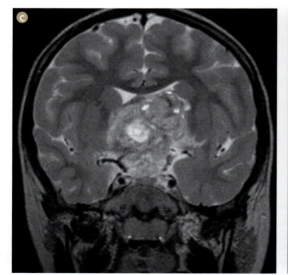

c：T2強調冠状断像

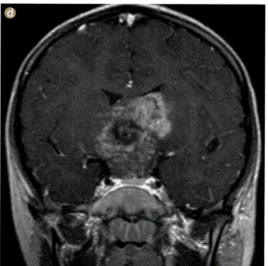

d：造影T1強調冠状断像

腫瘍性疾患 ● 神経下垂体ジャーミノーマ（胚腫）とその他の胚細胞腫瘍

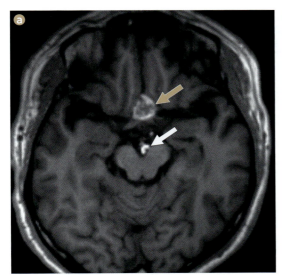

a：T1強調横断像

図4 成熟奇形腫（類皮嚢胞）の破裂
60歳台，男性。突然の頭痛にて発症。
T1強調像にて鞍上部に2cm弱の高信号腫瘤を認める（a；➡）。脚間槽にもT1強調像で小さな高信号がみられる（a；点線⇨）。脂肪抑制画像ではいずれも信号低下がみられ，脂肪組織の存在が確認される（b；➡）。単純CTでは，両側シルビウス裂内にも微小な脂肪組織が認められ，腫瘍の破裂が示唆される（c；➡）。

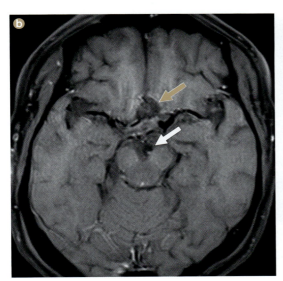

b：脂肪抑制T1強調横断像

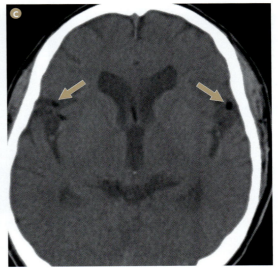

c：単純CT横断像

> **トピック**
>
> ### growing teratoma syndrome
> 胚細胞腫瘍では化学療法や放射線治療後に，成熟奇形腫の組織のみが増大を認めることがあり，growing teratoma syndromeとよばれる。化学療法に感受性のある未熟細胞のみが治療により死滅し，成熟細胞のみが増殖することによると考えられている。化学療法や放射線治療は効果が低く，外科的切除が必要である。

IV 画像診断

図5 未熟奇形腫

20歳台，男性。進行性の視力障害で発症。
鞍上部に比較的境界明瞭な腫瘤性病変を認める（a〜c）。腫瘤内の囊胞はT1強調像で高信号（a；➡），T2強調像でfluid-fluid levelを示す（b；➡）。脂肪抑制画像では信号低下はみられず（未呈示），囊胞内出血が示唆される。造影にて不均一に強く造影される（c）。単純CTでは脂肪成分や石灰化はみられなかった（未呈示）。第四脳室尾側には同時発生の胚細胞腫瘍もしくは播種と考えられる造影結節を認める（c；➡）。

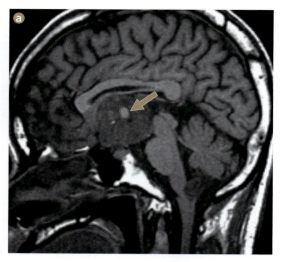

a：T1強調矢状断像

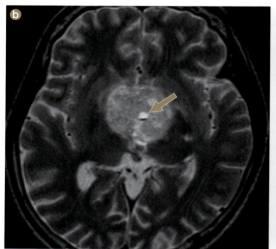

b：T2強調横断像

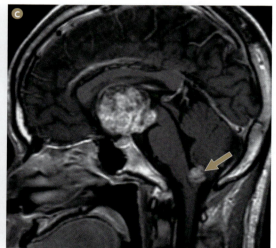

c：造影T1強調矢状断像

▶ 治療

　ジャーミノーマは化学療法のみではしばしば再発がみられるため，治癒を目指すためには放射線照射が必要とされる。播種のないジャーミノーマであっても照射野は腫瘍局所のみでは不十分であり，少なくとも全脳室をカバーする必要がある。悪性の非ジャーミノーマ胚細胞腫瘍では化学療法と放射線照射の両方を組み合わせた治療が選択される。非ジャーミノーマ胚細胞腫瘍で播種がある場合には全脳脊髄照射が施行される。成熟奇形腫，あるいは悪性転化所見のない未熟奇形腫では可能なかぎり全摘が試みられる[6]。

　ジャーミノーマか非ジャーミノーマ胚細胞腫瘍かの決定においては組織診断が重要であり，画像所見や腫瘍マーカーは考慮されない。ただし，血清あるいは髄液

の腫瘍マーカー値が異常高値で,かつ画像所見が矛盾しない場合には,生検なしにHCG高値(2,000 mIU/mL 以上)ならば絨毛癌として,AFP高値(2,000 ng/mL 以上)ならば卵黄嚢腫瘍として治療が行われる場合がある。

> **ポイント**
>
> **神経下垂体以外に発生したジャーミノーマの画像所見**
>
> 松果体や基底核などにみられるジャーミノーマも神経下垂体ジャーミノーマ同様に,細胞密度の高さを反映して,単純CTで高吸収,拡散強調像で高信号(ADC低値)を示す。松果体のジャーミノーマでは高率に石灰化がみられるが,腫瘍によって石灰化が取り囲まれることが特徴であり,辺縁優位に散在性に石灰化がみられることが多い松果体細胞腫との鑑別点となる[7](図2)。基底核のジャーミノーマでは初期には腫瘤を形成せず,二次変性による基底核の萎縮や,病側大脳脚や大脳半球の萎縮のみを呈することがあるため,注意が必要である[8]。腫瘤を形成した場合には,しばしば嚢胞形成を伴う(図6)。

図6 基底核と神経下垂体に同時発生したジャーミノーマ

10歳台前半,女児。主訴は多飲・多尿。
矢状断T1強調像にて下垂体柄の軽度の腫大がみられ,下垂体柄から後葉にかけて造影効果の弱い軟部組織腫瘤を認める(a;→)。右基底核には嚢胞を主体とした腫瘤がみられ,内部に出血性変化を示唆する低信号域を認める(b;→)。

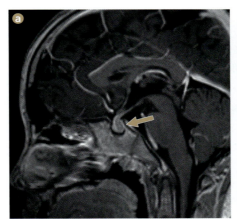 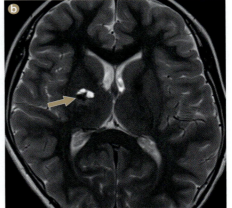

a:造影T1強調矢状断像　　b:T2強調横断像

謝辞:画像はいずれも京都大学症例。画像提供を賜りました京都大学医学部附属病院放射線診断科 山本 憲先生,岡田知久先生,富樫かおり教授に深謝いたします。

文献

1) Rosenblum MK, et al : Germ cell tumours. WHO Classification of Tumours of the Central Nervous System. Louis DN et al, (eds) ; IARC,Lyon, France, p286-291, 2016.
2) Fujisawa I, Asato R, Okumura R, et al : Magnetic resonance imaging of neurohypophyseal germinomas. Cancer, 68:1009-1014,1991.
3) Lee HJ, Wu CC, Wu HM et al : Pretreatment diagnosis of suprasellar papillary craniopharyngioma and germ cell tumors of adult patients. AJNR Am J Neuroradiol, 36:508-517, 2015.
4) Kanagaki M, Miki Y, Takahashi JA, et al : MRI and CT findings of neurohypophyseal germinoma. Eur J Radiol, 49:204-211, 2004.
5) Liang L, Korogi Y, Sugahara T, et al : Dynamic MR imaging of neurohypophyseal germ cell tumors for differential diagnosis of infundibular diseases. Acta Radiol, 41:562-566, 2000.
6) Murray MJ, Bartels U, Nishikawa R, et al : Consensus on the management of intracranial germ-cell tumours. Lancet Oncol, 16:e470-e477, 2015.
7) Kakigi T, Okada T, Kanagaki M, et al : Quantitative imaging values of CT, MR, and FDG-PET to differentiate pineal parenchymal tumors and germinomas: are they useful? Neuroradiology, 56:297-303, 2014.
8) Okamoto K, Ito J, Ishikawa K, et al : Atrophy of the basal ganglia as the initial diagnostic sign of germinoma in the basal ganglia. Neuroradiology, 44:389-394, 2002.

IV 画像診断

腫瘍性疾患

頭蓋咽頭腫・ラトケ囊胞

坂本 真一, 三木 幸雄

頭蓋咽頭腫

▶▶ 概念

▷病態

　頭蓋咽頭腫(craniopharyngioma)は，トルコ鞍上部に好発する良性上皮性腫瘍(WHO分類GradeⅠ)である。原発性脳腫瘍の2～5%を占めるとされており，わが国の脳腫瘍全国集計調査では3.5%と報告されている[1]。小児の原発性脳腫瘍の中では4番目に多く，8.9%を占める。年齢分布は二峰性であり，10歳前後と50歳前後にピークを認める。明らかな男女差は認められない。

　典型的には鞍上部から第三脳室内に突出する，囊胞成分を主体とし充実成分を有する腫瘍である。90%以上がトルコ鞍内から鞍上部，あるいは鞍上部に認められ，トルコ鞍内に限局する症例は少ない[2]。囊胞内にはコレステロールが豊富な油状の内容物(モーターオイル様)が含まれている。中頭蓋窩や前頭蓋窩に大きく進展することもある。

▷分類

　病理組織学的にエナメル上皮型(adamantinomatous type)と扁平上皮・乳頭型(squamous-papillary type)に大別されるが，両者が混在する症例も認められる。いずれの年齢層においてもエナメル上皮型の頻度が高い[3]。

　エナメル上皮型頭蓋咽頭腫は胎生期の下垂体形成時に下垂体～下垂体柄に分散する頭蓋咽頭管の遺残細胞が腫瘍化すると考えられている[2]。5～14歳の小児に多いが，あらゆる年齢層に発生する。20歳未満ではほとんどがエナメル上皮型であり，小児脳腫瘍の約10%を占める[3]。

　扁平上皮・乳頭型頭蓋咽頭腫は下垂体隆起部に存在する前葉細胞の扁平上皮化生によって生じると考えられている[2]。50歳以上の成人に好発する。成人の頭蓋咽頭腫の約1/3が扁平上皮・乳頭型である[3]。

▶▶ 臨床

　頭痛が最も高頻度にみられる症状である。その他，視交叉圧迫による視力視野障

害，下垂体・視床下部圧迫に伴う尿崩症，月経異常などを呈することもある。小児例ではさらに成長障害や性成熟障害などの内分泌異常や，頭蓋内圧亢進症状なども認められることがある。

腫瘍摘出が治療の第一選択になる。ただし周囲組織との癒着が高度であることが多く，しばしば部分摘出に終わる。4cm以上のサイズ，および嚢胞を有する腫瘍は再発しやすい[6]。頭蓋咽頭腫は比較的放射線感受性が高い腫瘍であり，腫瘍亜全摘に放射線治療を追加することで，全摘出と同等の腫瘍制御率が得られるとの報告もある[7]。腫瘍摘出後に隣接する内頚動脈などが紡錘状に拡張することがある[8]。下垂体柄を含めた摘出を行った場合には，生涯にわたりホルモン補充療法が必要となる。

▶ 画像所見

▷ 読影のコツ

エナメル上皮型と扁平上皮・乳頭型で画像所見は大きく異なる。

エナメル上皮型は鞍上部を中心とする実質成分と嚢胞成分を有する分葉状腫瘤である。CTでは約70～90％の症例で石灰化が認められ，嚢胞壁の結節状あるいは環状の石灰化が特徴的である（図1，2）。MRIでは充実成分と嚢胞壁が造影T1強調像で強く増強される。嚢胞成分は内溶液の蛋白濃度や粘稠度により，T1強調像，T2強調像で様々なパターンの信号を呈しうるが，高い蛋白濃度とメトヘモグロビンの含有を反映して，T1強調像で高信号を示すことが多い[2]（図3）。上方への増大に伴い視交叉を圧迫し，視索に沿った浮腫性変化を認めることがある[9]。他の疾患でもみられるが，比較的特徴的とされる（図4）。

扁平上皮・乳頭型は球形の充実性（一部嚢胞の混在もあり）腫瘤で石灰化に乏しい（図5）。造影T1強調像で比較的均一に増強され，周囲脳実質との境界は明瞭である。嚢胞成分はT1強調像で低信号を示すことが多い。

エナメル上皮型，扁平上皮・乳頭型ともに鞍上部を中心とする病変であることからトルコ鞍の拡大は軽度で，形状も浅い平皿型（saucer-like sella）である。多くの症例でトルコ鞍底に正常下垂体を同定できる。

▷ 所見描出のコツ

エナメル上皮型では実質成分の石灰化が高頻度であり，CTは必須である。

MRIは腫瘍の実質成分，嚢胞成分の評価に優れており，また視交叉や視床下部などの隣接する組織との関係や進展様式を評価可能である。特にCISS（constructive interference in the steady state）法などの高分解能T2強調像（heavily T2-weighted image）は脳神経などの微細な構造物を高い空間分解能で描出可能であることから，腫瘍との位置関係の評価に有用である（図1d，5d）。また，嚢胞内溶液はT1強調像で高信号を示すことが多く，蝶形骨骨髄の高信号と分離するためには，脂肪抑制画像を追加したい。

IV 画像診断

図1 エナメル上皮型頭蓋咽頭腫

40歳台，男性。視力・視野障害，精神異常。
トルコ鞍上部を中心として，前頭蓋窩，中頭蓋窩，後頭蓋窩に進展する分葉状腫瘤を認める（a～d）。腫瘤は充実成分と囊胞成分を有し，充実成分に粗大な結節状の石灰化を認める（a；➡）。充実成分は造影T1強調像で増強される（c）。高分解能T2強調像で分葉状の腫瘤内部構造や近傍の動脈（d；▶：上小脳動脈），神経（d；➡：動眼神経）が明瞭に描出されている。正常下垂体はトルコ鞍底部に圧迫されて確認される（b；➡）。

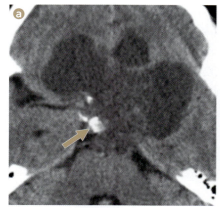

a：単純CT横断像

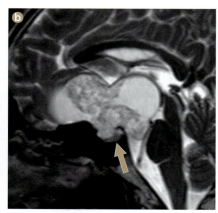

b：T2強調矢状断像

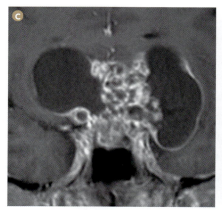

c：造影T1強調冠状断像

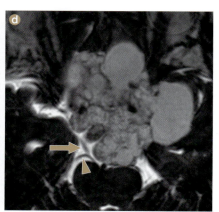

d：高分解能T2強調横断像

図2 エナメル上皮型頭蓋咽頭腫

50歳台，女性。全身倦怠感。
トルコ鞍内から鞍上部の第三脳室を占拠するように，囊胞成分を主体とする腫瘤を認める（a）。充実成分はトルコ鞍近傍に認められ，結節状〜環状の粗大な石灰化を伴っている（b；➡）。正常下垂体がトルコ鞍底部に確認される（a；▶）。

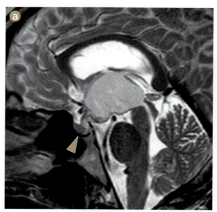

a：T2強調矢状断像

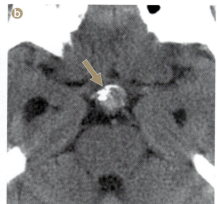

b：単純CT横断像

図3 エナメル上皮型頭蓋咽頭腫
5歳,男児。意識障害。
トルコ鞍上部に中頭蓋窩に進展する大きな囊胞状の腫瘤を認める(a, b)。囊胞内溶液はT1強調像, T2強調像で均一で著明な高信号を示している。

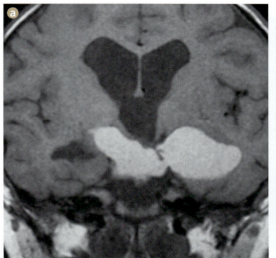

a:T1強調冠状断像

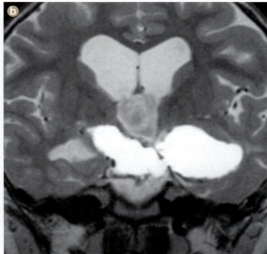

b:T2強調冠状断像

図4 エナメル上皮型頭蓋咽頭腫
30歳台,女性。視力・視野障害,無月経。
視交叉を圧迫する造影T1強調像で増強される腫瘤を認める(a)。右側優位に視交叉〜視索にかけてFLAIR高信号域が認められ,浮腫性変化と考えられる(b;▶)。

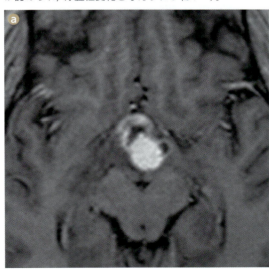

a:造影T1強調横断像

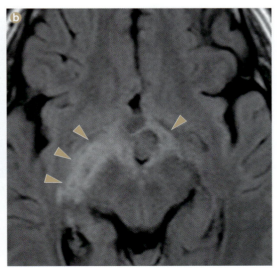

b:FLAIR横断像

Ⅳ 画像診断

図5 扁平上皮・乳頭型頭蓋咽頭腫

60歳台，女性。頭痛。
トルコ鞍上部に第三脳室前半部を占拠するようなほぼ球形の充実性腫瘤を認める（a, b）。正常下垂体をトルコ鞍底部に認める（a；▶）。CTでは粗大な石灰化は確認できない（c）。高分解能T2強調像では腫瘤による視交叉の圧迫と視交叉左側〜左視神経への浮腫性変化が明瞭に描出されている（d；➡）。

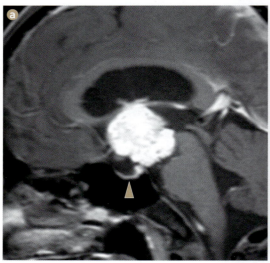

a：造影T1強調矢状断像

b：T2強調矢状断像

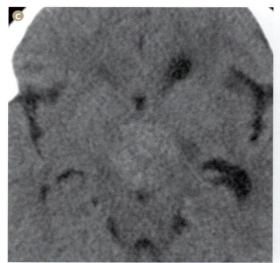

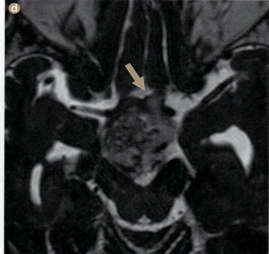

c：単純CT横断像

d：高分解能T2強調横断像

腫瘍性疾患 ● 頭蓋咽頭腫・ラトケ嚢胞

ラトケ嚢胞

▶ 概念

▷病態

　ラトケ嚢胞（Rathke cleft cyst）腺性下垂体の原基となるラトケ嚢（Rathke pouch）
に痕跡的に遺残するラトケ裂（Rathke's cleft）が肉眼的な嚢胞を形成することに
よって生じるとされる[4]。トルコ鞍内あるいは鞍内から鞍上部に進展する境界明瞭，
辺縁平滑な嚢胞性腫瘍である。トルコ鞍内に限局する小さなものが大部分である
が，鞍上部に進展するものや，まれに鞍上部のみに存在するものもある。組織学的
には一層の立方状あるいは円柱状上皮が嚢胞壁を形成しており，しばしば上皮に繊
毛（cilia）が認められる。粘液産生能を有する杯細胞（goblet cells）も多くの症例で認
められる。内溶液は漿液性から粘液性まで様々である。

▷分類

　症状の有無によって症候性ラトケ嚢胞と無症候性ラトケ嚢胞に分類される。無
症候性ラトケ嚢胞はMRIや剖検で偶然見つかることが多く〔「下垂体偶発腫瘍
（pituitary incidentaloma）参照〕，無作為の1000例の剖検例において113例（11.3％）
にみられたと報告されている[5]。一方，症候性ラトケ嚢胞はまれで，無症候性のラト
ケ嚢胞がなんらかの機序により増大し，視交叉などの隣接構造への圧迫や嚢胞破裂
に伴う炎症反応などをきたすことにより症状が発現する。

▶ 臨床

　大部分は無症候性であるが，ときに嚢胞の増大による隣接構造への圧迫，嚢胞破
裂に伴う炎症反応などにより下垂体機能不全（尿崩症，汎下垂体機能低下），頭痛，
視力視野障害などを呈することがある。隣接構造への圧迫症状をきたす症例に対し
ては，手術（開窓術＋嚢胞ドレナージなど）が施行される。また，下垂体柄が圧排さ
れることによりprolactin releasing-inhibitory factorが下垂体前葉に機能しなくな
り（stalk effect），軽度のプロラクチン値上昇をきたし無月経・乳汁分泌などの症状
をきたすことがある。頭蓋咽頭腫など他の腫瘍でも起こりえるが，ラトケ嚢胞では，
しばしばこれのみが症状として現れる。

▶ 画像所見

▷読影のコツ

　ラトケ嚢胞はトルコ鞍内から鞍上部に進展する辺縁平滑，境界明瞭な腫瘍であ
る。内溶液は性状によって，MRIにてT1強調像低信号～T2強調像高信号，T1強
調像高信号～T2強調像低信号など様々な信号強度を示すが[10]（図6，7），経過観察

131

Ⅳ 画像診断

中に囊胞の信号が変化することもある。囊胞内にしばしば，コレステロールと蛋白を多く含みＴ１強調像で高信号，Ｔ２強調像で低信号を示し，造影されない結節状構造（waxy nodule）を伴うことがあり，特徴的とされている[11]（図6）。囊胞壁，囊胞内部の結節状構造ともに一般には明らかな造影増強効果は認められない。辺縁が薄く造影されることがあるが，多くは圧迫された正常下垂体である[12]。鞍上部まで進展する大きな病変でも，下垂体前葉，下垂体柄は病変により前方に圧排されて確認されることが多い。ただし，扁平上皮化生や炎症を伴うと囊胞壁に造影増強効果が認められることがある（図8）。

▷ 所見描出のコツ

正常下垂体との位置関係を確認することが重要である。MRIは囊胞壁や囊胞内溶液の評価に優れており，造影Ｔ１強調像や拡散強調像を追加することで，膿瘍を含

図6 ラトケ囊胞

20歳台，男性。頭痛，視野障害。トルコ鞍内から鞍上部にかけてＴ１強調像，Ｔ２強調像で著明な高信号を示す囊胞性腫瘤を認める（a〜c）。囊胞壁は薄く，充実成分を示唆するような造影増強効果は認められない（d）。腫瘤により視交叉は著明に圧迫されている。正常下垂体の同定は困難である。トルコ鞍底部の後方にはＴ１強調像高信号，Ｔ２強調像低信号を示す結節（waxy nodule）が確認される（a〜d；➡）。

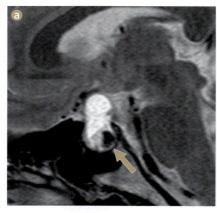
a：Ｔ２強調矢状断像

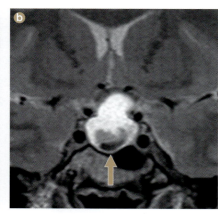
b：Ｔ２強調冠状断像

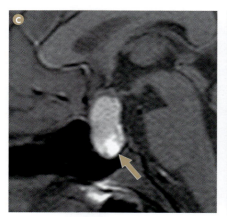
c：脂肪抑制Ｔ１強調矢状断像

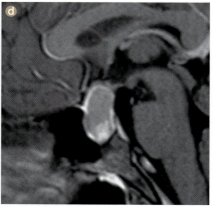
d：造影Ｔ１強調矢状断像

腫瘍性疾患 ● 頭蓋咽頭腫・ラトケ嚢胞

めた炎症性変化の描出も可能である。嚢胞壁の造影増強効果や嚢胞内溶液のT1強調像高信号域を蝶形骨骨髄のT1強調像高信号と分離するために，脂肪抑制画像を追加したい。

図7 ラトケ嚢胞

70歳台，女性。視力・視野障害。
トルコ鞍内から鞍上部に連続する嚢胞性腫瘤を認める（a〜c）。内溶液は脳脊髄液とほぼ等信号のT1強調像低信号，T2強調像高信号を示している。腫瘤により視交叉は著明に圧迫されている。正常下垂体はトルコ鞍内の腫瘤により鞍内の前方に圧迫されて確認される（a；▶）。

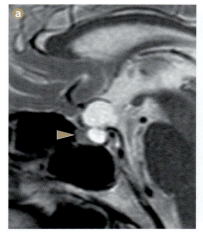
a：T2強調矢状断像

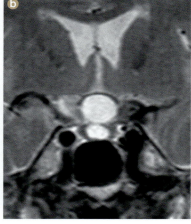
b：T2強調冠状断像

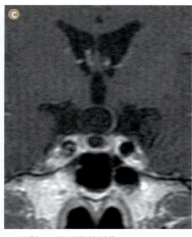
c：造影T1強調冠状断像

図8 ラトケ嚢胞＋炎症

50歳台，女性。視力・視野障害，多飲・多尿。
トルコ鞍内から鞍上部にかけて形状不整な腫瘤を認める（a〜c）。腫瘤は造影増強効果を示す厚く不整な壁を有している。内部はT2強調像で軽度の高信号から等信号を示し，明らかな造影増強効果は認められない。腫瘤により視交叉は著明に圧迫されている。経蝶形骨洞到達法による腫瘤の摘出が施行された。病理所見で炎症細胞の浸潤が認められ，炎症を伴ったラトケ嚢胞と診断された。

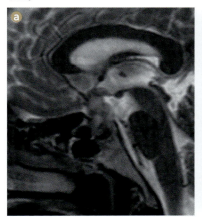
a：T2強調矢状断像

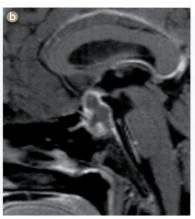
b：造影T1強調矢状断像

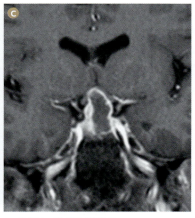
c：造影T1強調冠状断像

鑑別診断

▶ 頭蓋咽頭腫とラトケ嚢胞の鑑別

それぞれの嚢胞内容液は性状により様々な信号を呈するために，鑑別には役立たない。

組織型によらず頭蓋咽頭腫の充実成分と嚢胞壁は造影剤により増強され，ラトケ嚢胞との鑑別点となる。石灰化は頭蓋咽頭腫を強く示唆する所見である。下垂体や視交叉を含めた隣接構造との位置関係の把握が重要であり，頭蓋咽頭腫はT2強調像やFLAIRで視交叉や視索に高信号域を認めることが特徴的とされているが[9]（図4），この所見は他の鞍上部腫瘍でも認められる。

ラトケ嚢胞は，嚢胞成分のみで形成されており，一般的に実質成分は認められず，造影増強効果も認められない。嚢胞も相対的に小さく，嚢胞壁も薄い。また，通常嚢胞壁に石灰化も認められない。ただし，扁平上皮化生や炎症を伴うと嚢胞壁が肥厚し造影されることがあり（図8），鑑別診断に苦慮することになる。嚢胞内のT1強調像で高信号，T2強調像で低信号を示す小結節（waxy nodule）は，ラトケ嚢胞の診断に有用である[11]（図1）。

▶ 下垂体腺腫との鑑別

鑑別診断上は，正常下垂体の同定が重要である。正常下垂体はMRI矢状断像で同定しやすく，トルコ鞍底に明瞭に認められる場合には下垂体腺腫はほぼ除外できる。頭蓋咽頭腫は分葉状で嚢胞を有し，充実成分の造影増強効果も不均一なのに対して，下垂体腺腫は雪だるま状で充実成分が多く，造影増強効果も均一であることが多い（図9）。下垂体腺腫はトルコ鞍から発生し緩徐に増大するために，原則的にトルコ鞍の拡大（ballooning）を認めることが多いのに対し，頭蓋咽頭腫は鞍上部を

図9　下垂体腺腫
40歳台，男性。視力・視野障害。トルコ鞍内から鞍上部に突出する腫瘤を認める（a, b）。腫瘤は均一な信号を示し，造影増強効果も均一である（b）。トルコ鞍の拡大（balooning）を認める。腫瘤により視交叉は頭側に圧迫されている。

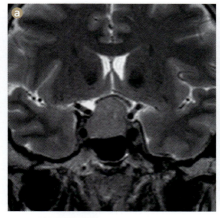
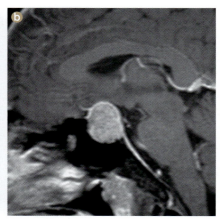

a：T2強調冠状断像　　b：造影T1強調冠状断像

主体とするために，浅い平皿型(saucer-like sella)変形をきたし重要な鑑別点となる。ただし，この所見はラトケ嚢胞と下垂体腺腫との鑑別には役に立たない。下垂体腺腫はときに腫瘍内出血をきたし(下垂体卒中)，T1強調像で高信号を示すことから，頭蓋咽頭腫やラトケ嚢胞との鑑別が問題になることがある。特に嚢胞変性を伴う下垂体腺腫の嚢胞の多くには出血成分を伴うと報告されており[13]，鑑別は難しいことがある(図10)。

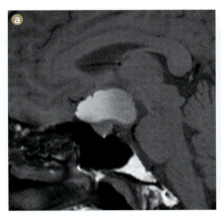
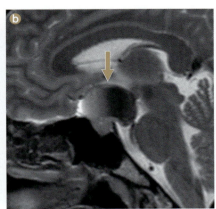

図10 嚢胞性下垂体腺腫
40歳台，男性。視力・視野障害(両耳側半盲)。
トルコ鞍内から鞍上部に腫瘍を認める(a, b)。鞍上部の腫瘍は嚢胞状であり，液面形成が認められる(b；➡)。経蝶形骨洞到達法による腫瘍の摘出が施行され，嚢胞内の血腫が確認された。

a：T1強調矢状断像　　b：T2強調矢状断像

▶ その他の鑑別すべき疾患

- **毛様細胞性星細胞腫(pilocytic astrocytoma)(図11)**：若年者の鞍上部に好発する腫瘍であり，嚢胞を伴う場合には頭蓋咽頭腫との鑑別が問題になる。一般的に視交叉の描出は不明瞭であり，石灰化を伴うことは少ない。
- **ジャーミノーマ(胚腫)(図12)**：高い細胞密度を反映して，CTで高吸収，拡散強調像で高信号を示す。また，脳幹周囲などに播種を疑う造影増強効果が認められることもある。
- **クモ膜嚢胞(arachnoid cyst)(図13)**：壁は薄く，造影増強効果は認められない。内溶液はすべてのシークエンスで脳脊髄液と等信号を示す。
- **視床下部過誤腫(hypothalamic hamartoma)(図14)**：脳実質と等信号を示し，造影増強効果も認められない。また，周囲脳実質に浮腫性変化も認められない。
- **類上皮腫(epidermoid)(図15)**：腫瘍内容は拡散強調像で著明な高信号を示す。
- **トルコ鞍部黄色肉芽腫(xanthogranuloma of the sellar region)**：画像所見は頭蓋咽頭腫や炎症を伴ったラトケ嚢胞と類似する。ヘモジデリンを反映して，T2強調像で低信号を呈することが多いとされる。

Ⅳ 画像診断

- **pars intermedia cyst**：下垂体中間部pars intermediaに発生する良性嚢胞である。病理学的にラトケ嚢胞と区別している報告もあるが，画像的にはトルコ鞍内に限局するラトケ嚢胞と区別することは難しく，またその意義も少ない。
- **下垂体細胞腫・神経下垂体顆粒細胞腫**：鞍上部にみられる充実性腫瘍であり，扁平上皮・乳頭型頭蓋咽頭腫との鑑別が問題となる。鞍上部のやや後方に好発すること，しばしば分葉状であること，hypervascularであるためダイナミック造影MRIで早期濃染されることが鑑別点となる。

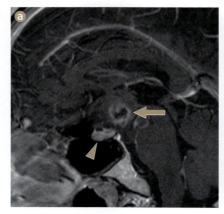 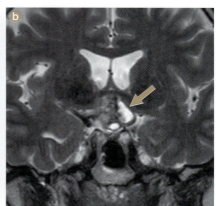

図11 毛様細胞性星細胞腫
50歳台，男性。頭痛。
トルコ鞍上部に形状が不整で不均一に造影される腫瘍を認める(a, b)。腫瘍は第三脳室内に突出しており，視交叉を含めた周囲組織との境界は不明瞭である。正常下垂体がトルコ鞍内に確認できる(a；▶)。

a：造影T1強調矢状断像　　b：T2強調冠状断像

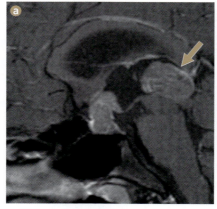 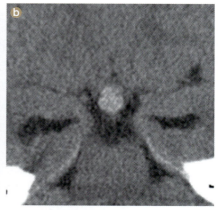

図12 ジャーミノーマ(胚腫)
10歳台，男性。多飲・多尿。
トルコ鞍内から鞍上部に比較的均一に造影される充実性腫瘍を認める(a)。松果体部にも同様に造影される腫瘍が描出されている(a；➡)。トルコ鞍部の腫瘍は単純CTで明瞭に高吸収を示している(b)。

a：造影T1強調矢状断像　　b：単純CT横断像

136

腫瘍性疾患 ● 頭蓋咽頭腫・ラトケ嚢胞

図13 クモ膜嚢胞

30歳台，女性。視力・視野障害。
トルコ鞍内から鞍上部に突出する腫瘤を認める(a, b)。腫瘤は嚢胞状で内溶液の信号はT1強調像，T2強調像で脳脊髄液とほぼ等信号を示している。被膜は非常に薄く平滑である。トルコ鞍の拡大を認め，鞍内の背側に圧迫された下垂体が菲薄化されて描出されている(a, b；▶)。

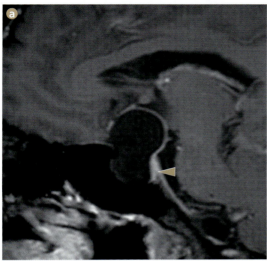

a：造影T1強調矢状断像

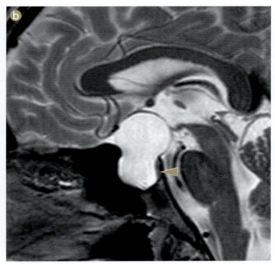

b：T2強調矢状断像

図14 視床下部過誤腫

40歳台，女性。スクリーニング検査で発見。
視床下部に脳実質と等信号を示し，造影増強効果を示さない腫瘤を認める(➡)。

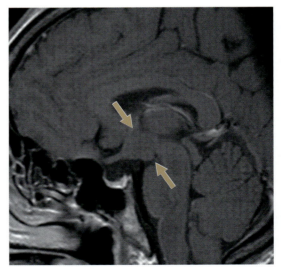

造影T1強調矢状断像

図15 類上皮腫

70歳台，男性。スクリーニング検査で発見。
斜台の背側から第三脳室底部にかけて脳脊髄液と比較してT2強調像で軽度不均一な低信号を示す腫瘤を認める（a；➡）。拡散強調像では高信号を示している（b）。

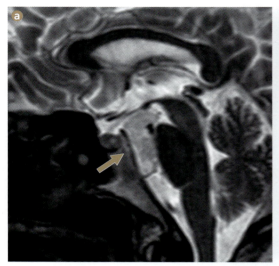
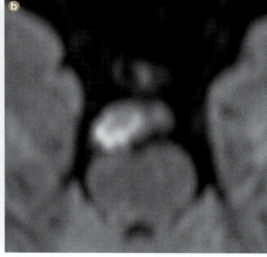

a：T2強調矢状断像　　　　　　　　　　b：拡散強調横断像

ポイント

頭蓋咽頭腫には病理学的に異なる2つのタイプが存在し，画像所見も異なる。エナメル上皮型は囊胞成分を主体とし，充実成分を伴う分葉状腫瘤であり，高率に石灰化を伴う。MRIでの囊胞の信号は内溶液により異なるが，T1強調像で高信号を示すことが多い。扁平上皮・乳頭型は充実成分が主体の球形の腫瘤で，石灰化には乏しい。囊胞を伴う場合には，内溶液はT1強調像で低信号を示すことが多い。いずれのタイプでもトルコ鞍内に正常下垂体を同定できることが，下垂体腺腫を含めた傍鞍部の腫瘤との大きな鑑別点である。
ラトケ囊胞は鞍内から鞍上部に認められる比較的薄い壁構造を有する囊胞性の腫瘤である。囊胞内部の信号は内溶液の成分により様々だが，T1強調像で高信号，T2強調像で低信号を示す結節状構造（waxy nodule）を伴うことがあり，特徴的とされている。

トピック

ラトケ囊胞から発生した頭蓋咽頭腫

ラトケ囊胞と頭蓋咽頭腫はともに胎児期における下垂体形成時の遺残組織から発生する腫瘤であるが，頭蓋咽頭腫が頭蓋咽頭管の遺残細胞もしくは下垂体隆起部の前葉細胞が腫瘍化するのに対して，ラトケ囊胞はラトケ囊の遺残腔の単なる拡大であることから異なる疾患であると信じられている。しかし，画像および病理学的（非提示）にも頭蓋咽頭腫とラトケ囊胞の所見が混在して認められることがあり（図16），一部がオーバーラップする同一スペクトラム疾患である可能性も指摘されている[3,14]。

図16 頭蓋咽頭腫＋ラトケ嚢胞

50歳台，女性。視力・視野障害（両耳側半盲）。
トルコ鞍内から鞍上部にかけて嚢胞成分を主体とする腫瘤も認める（a〜c）。トルコ鞍底部右側に充実成分が認められ，CTで石灰化と考えられる淡い高吸収域を認める（a；➡）。嚢胞壁はやや厚く，造影増強効果が認められる（b）。
経蝶形骨洞到達法による摘出術が施行された。病理所見では石灰化を伴うケラチン様物質，および扁平上皮化生を伴う線毛円柱上皮が認められ，頭蓋咽頭腫（エナメル上皮型）とラトケ嚢胞が混在する腫瘍と診断された。

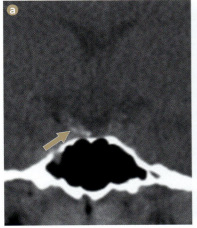 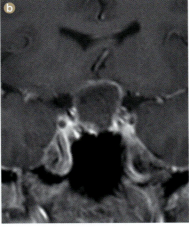 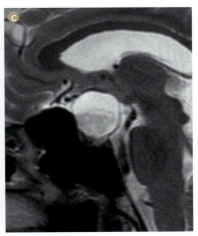

a：単純CT冠状断像　　b：造影T1強調冠状断像　　c：T2強調矢状断像

文献

1) Report of Brain Tumor Registry of Japan (1984-2000). Neurol Med Chir (Tokyo), 49 Suppl: Ps1-96, 2009.
2) Sartoretti-Schefer S, Wichmann W, Aguzzi A, et al: MR differentiation of adamantinous and squamous-papillary craniopharyngiomas. AJNR Am J Neuroradiol, 18: 77-87, 1997.
3) Zada G, Lin N, Ojerholm E, Ramkissoon S, et al: Craniopharyngioma and other cystic epithelial lesions of the sellar region: a review of clinical, imaging, and histopathological relationships. Neurosurg Focus, 28(4):E4, 2010.
4) Ringel SP, Bailey OT: Rathke's cleft cyst. J Neurol Neurosurg Psychiatry, 35: 693-697, 1972.
5) Teramoto A, Hirakawa K, Sanno N, et al: Incidental pituitary lesions in 1,000 unselected autopsy specimens. Radiology, 193: 161-164, 1994.
6) Gupta DK, Ojha BK, Sarkar C, et al: Recurrence in pediatric craniopharyngiomas: analysis of clinical and histological features. Childs Nerv Syst, 22: 50-55, 2006.
7) Yang I, Sughrue ME, Rutkowski MJ, et al: Craniopharyngioma: a comparison of tumor control with various treatment strategies. Neurosurg Focus, 28(4): E5, 2010.
8) Nagata T, Goto T, Ichinose T, et al.: Pathological findings of fusiform dilation of the internal carotid artery following radical dissection of a craniopharyngioma. J Neurosurg Pediatr, 6: 567-571, 2010.
9) Nagahata M, Hosoya T, Kayama T, et al: Edema along the optic tract: a useful MR finding for the diagnosis of craniopharyngiomas. AJNR Am J Neuroradiol, 19: 1753-1757, 1998.
10) Nemoto Y, Inoue Y, Fukuda T, et al: MR appearance of Rathke's cleft cysts. Neuroradiology, 30: 155-159, 1988.
11) Byun WM, Kim OL, Kim D: MR imaging findings of Rathke's cleft cysts: significance of intracystic nodules. AJNR Am J Neuroradiol 21: 485-488, 2000.
12) Hua F, Asato R, Miki Y, et al: Differentiation of suprasellar nonneoplastic cysts from cystic neoplasms by Gd-DTPA MRI. J Comput Assist Tomogr, 16: 744-749, 1992.
13) Kurihara N, Takahashi S, Higano S, et al: Hemorrhage in pituitary adenoma: correlation of MR imaging with operative findings. Eur Radiol, 8: 971-976, 1998.
14) Wolfe SQ, Heros RC : A Rathke cleft cyst to craniopharyngioma: is there a spectrum? J Neurosurg, 112: 1322-1323, 2010.

Ⅳ 画像診断

腫瘍性疾患

下垂体細胞腫

立川 裕之, 三木 幸雄

▶ 概念

　下垂体細胞腫（pituicytoma）は，WHO Grade Ⅰに分類される良性腫瘍である。鞍内あるいは鞍上部（下垂体柄〜下垂体後葉）に発生する腫瘍で，神経下垂体のpituicyteに由来する。下垂体細胞腫，神経下垂体顆粒細胞腫（granular cell tumor），腺性下垂体紡錘形細胞オンコサイトーマ（spindle cell oncocytoma）はいずれも核内にthyroid transcription factor-1（TTF-1）の発現が認められ，一連の疾患と考えられている。2016年の脳腫瘍WHO分類では，それぞれ独立した腫瘍として定義されているが[1,2]，2017年の内分泌腫瘍WHO分類では，同じカテゴリーの腫瘍として記載されている[3]。

▶ 臨床

　40〜60歳の成人に発症することが多く，男性のほうが女性より1.5倍多く認められる。視野障害，頭痛などをきたすが，下垂体機能異常や尿崩症をきたすことはまれである。進行は緩徐であり全摘出ができれば予後良好であるが，豊富な血流を反映し，手術時に大量出血することがあり注意が必要である[4,5]。病理では紡錘状の形態を示し，束状や花むしろ状の配列を示す。免疫染色ではvimentinやS100，GFAP，BCL2，TTF-1が陽性となる[2]。

▶ 画像所見

　境界明瞭な分葉状の病変で，CTでは腫瘍は脳実質よりやや高吸収を呈する。内部壊死や囊胞変性，石灰化はまれである。約20％は鞍内に限局するが，約40％は鞍内から鞍上部，約40％は鞍上部のみに認められる。T1強調像で等信号，T2強調像で高信号を呈することが多く，均一で強い造影効果を示す。豊富な血流を反映して，ダイナミック造影MRIで早期濃染を示し，腫瘍周囲にflow voidが目立つ場合がある[2〜6]。

▶ 鑑別診断

　鞍内や鞍上部での発生頻度の高い下垂体腺腫や髄膜腫との鑑別が重要である。ダイナミック造影MRIで下垂体細胞腫は早期濃染を示すため下垂体腺腫と鑑別可能と

の報告がある。下垂体細胞腫ではdural tail signは認めず，髄膜腫との鑑別に有用である[5]。

血流が豊富なsolitary fibrous tumor/hemangiopericytomaや神経下垂体顆粒細胞腫，腺性下垂体紡錘形細胞オンコサイトーマとの鑑別は困難である[6]。

その他に頭蓋咽頭腫，下垂体転移，ジャーミノーマ(胚腫)，リンパ球性下垂体炎，

図1 下垂体細胞腫

40歳台，男性。9カ月の経過で軽度認知機能低下が出現。視力低下や眼球運動障害は認めない。
下垂体から離れた鞍上部に下垂体柄と連続して充実性，分葉状腫瘤を認める。軽度の脳室拡大をきたしている。CT(a)では軽度高吸収で石灰化は認めない。T2強調像(b)で高信号を呈し，周囲にflow void(➡)を認める。造影後T1強調像(c, d)では均一な強い造影効果を呈し，周囲に血管(➡)が目立つ。

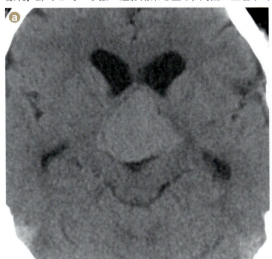

a：CT横断像

b：T2強調横断像

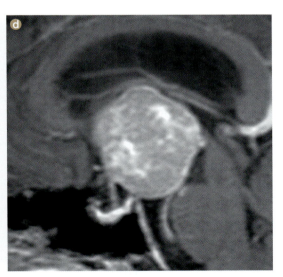

c：造影後T1強調横断像

d：造影後T1強調矢状断像

肉芽腫性疾患（サルコイドーシス，結核，ANCA関連血管炎，ランゲルハンス細胞組織球症）などの傍鞍部腫瘤性病変が鑑別に挙がる。

ポイント

下垂体細胞腫は豊富な血流を反映して，均一な造影効果を示す。MRIで腫瘍周囲にflow voidが目立つ場合があり鑑別に有用である。手術時に大量出血をきたす場合があり，血流が豊富であることに言及することも重要である。

◆ 文献

1) Yoshimoto T, Takahashi-Fujigasaki J, Inoshita N, et al: TTF-1-positive oncocytic sellar tumor with follicle formation/ependymal differentiation: non-adenomatous tumor capable of two different interpretations as a pituicytoma or a spindle cell oncocytoma. Brain Tumor Pathol, 32:221-227, 2015.

2) Louis DN, Ohgaki H, Wiestler OD, et al: WHO classification of tumors of the central nervous system. World Health Organization Classification of Tumors, revised 4th ed. IARC, Lyon, 2016, p332-333.

3) Ricardo VL, Osamura RY, Klöppel G, et al: WHO classification of tumors of Endocrine Organs. World Health Organization

Classification of Tumors, revised 4th ed. IARC, Lyon, 2017, p52-54.

4) Teti C, Castelletti L, Allegretti L, et al: Pituitary image: pituicytoma. Pituitary, 18:592-597, 2015.

5) Xie W, Li ZF, Bian L, et al: Neuroimaging Features of Pituicytomas. Chin Med J, 129:1867-1869, 2016.

6) Covington MF, Chin SS, Osborn AG, et al: Pituicytoma, Spindle Cell Oncocytoma, and Granular Cell Tumor: Clarification and Meta-Analysis of the World Literature since 1893. AJNR Am J Neuroradiol, 32:2067-2072, 2011.

Ⅳ 画像診断

腫瘍性疾患

神経下垂体顆粒細胞腫

雫石 崇

▶▶ 概念

　神経下垂体顆粒細胞腫（granular cell tumor of the neurohypophysis）は，神経下垂体および／または下垂体柄より発生し，40～50歳台の女性にやや多くみられる鞍上部腫瘍で，下垂体茎および後葉にある特殊グリア，pituicyte由来とされる。pituicyteには，電子顕微鏡的にmajor，dark，ependymal，granular，oncocyticの5つの型が観察され，granular型が神経下垂体顆粒細胞腫の発生母地とされる説がある[1]。また，神経下垂体顆粒細胞腫は後葉細胞のマーカーとなるTTF-1に陽性であることから，下垂体細胞腫（pituicytoma），腺性下垂体紡錘形細胞オンコサイトーマ（spindle cell oncocytoma of the adenohypophysis）と同一疾患という説もある（「病理と解剖」p.37参照）。これまで50例ほどの文献報告があり，非常にまれな腫瘍であるが，Luseらは，1364例の成人剖検において，6.45％（88例）に神経下垂体顆粒細胞腫を組織学的に同定しており，神経下垂体顆粒細胞腫は，臨床的に発見されるよりも多くの頻度で存在している可能性がある[2]。神経下垂体顆粒細胞腫は，以前はchoristomaやgranular cell myoblastoma，infundibulomaなどとよばれていた[3]。2007年の脳腫瘍WHO分類が改定されて以降，神経下垂体顆粒細胞腫は下垂体細胞腫，腺性下垂体紡錘形細胞オンコサイトーマと明確に区別されたが，2017年の内分泌腫瘍WHO分類では，同じカテゴリーの腫瘍として認識されている[4]。

▶▶ 臨床

▷症状

　神経下垂体顆粒細胞腫は，進行の遅い良性腫瘍である。特徴的な臨床症状に乏しく，視覚障害，頭痛および下垂体性無月経が最も多くみられ，次いで易疲労感，記憶障害，尿崩症と，鞍上部腫瘍全般でみられる症状が多い[5]。

▷治療

　治療は，外科的手術が施行されることが多いが，神経下垂体顆粒細胞腫は硬く，多血性腫瘍であるために，術中の大量出血のリスクが高い[6]。そのために，術前に神経下垂体顆粒細胞腫を鑑別診断することは，治療方針決定の一助になると考える。

143

Ⅳ 画像診断

画像所見

　Covingtonらは，2007年の脳腫瘍WHO分類に基づいた神経下垂体顆粒細胞腫の画像所見に関するメタアナリシスを以下のごとく報告している[5]。

　腫瘍の局在については，45例中30例（62％）が鞍上部に，15例（38％）が鞍内から鞍上部にかけて病変が認められ，鞍内のみに病変が局在する症例は認めなかった．CT所見については，非造影CTが評価可能であった20例のうち，腫瘍が高濃度を示した症例は18例（90％），造影CTが評価可能であった13例のうち，均一な増強効果を示した症例は11例（84％），不均一な増強効果を示した症例は1例（8％），増強効果がみられなかった症例は1例（8％）であった．MRI所見については，T1強調像で等信号を示した症例は18/24例（75％），低信号を示した症例は4例（17％），高信号を示した症例は2例（8％）であった．T2強調像では，等信号を示した症例は10/17例（59％），低信号を示した症例は7例（41％）で，高信号の病変は認めなかった．造影MRIでは，不均一な増強効果を示した症例は12/23例（52％），均一な増強効果を示した症例は11例（48％）であった．

　以上より，非造影CT像で高濃度を示し，明瞭な増強効果を伴う純粋な鞍上部腫瘍に遭遇した場合，鑑別診断に神経下垂体顆粒細胞腫を考慮すべきとしている．

　本症例は，非造影CT像で脳実質より軽度高濃度（図1a，b），MRIのT2強調像では脳実質より低信号（図1c），T1強調像で等信号（図1d）を示す鞍上部腫瘍で，造影MRIでは均一な増強効果を呈し（図1e，f），神経下垂体顆粒細胞腫に合致する画像所見であった．造影MRIの矢状断像では，下垂体柄下部の描出は正常に描出さ

図1　神経下垂体顆粒細胞腫
50歳台，男性．脳ドックで鞍上部腫瘍を指摘された．
CT（**a, b**）では脳実質より軽度高濃度を呈する鞍上部腫瘍で，MR T2強調像（**c**）では脳実質より低信号，T1強調像（**d**）で等信号を示し，造影MRIでは均一な増強効果を呈する（**e, f**）．

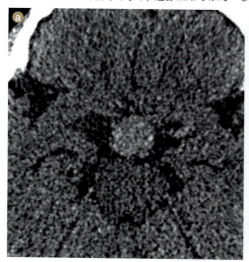

a：非造影CT横断像

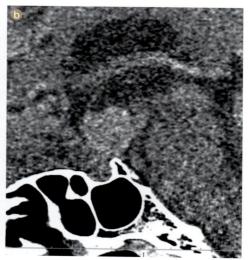

b：非造影CT再構成矢状断像

腫瘍性疾患 ● 神経下垂体顆粒細胞腫

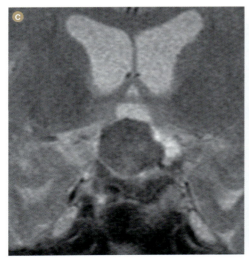

c：T2強調冠状断像

d：T1強調冠状断像

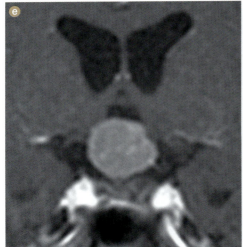

e：造影T1強調冠状断像

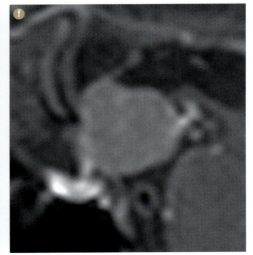

f：造影T1強調矢状断像

れているが，上部は腫瘍と広く接し描出が不明瞭で，外向性の分葉状腫瘤を呈し，下垂体柄由来の腫瘍性病変が示唆された（図1f）。MRIは，腫瘍の発生部位を診断する際に有用であると考える[7]。

ポイント

非造影CTで高濃度を呈し，均一な増強効果を伴う純粋な鞍上部腫瘍に遭遇した際は，神経下垂体顆粒細胞腫を鑑別診断に挙げる。MRIは，T2強調像で等～低信号を呈し，発生部位を診断するのに有用である。

鑑別診断

　神経下垂体顆粒細胞腫と鑑別を要するトルコ鞍部の腫瘍性病変としては，下垂体細胞腫がまずは挙がるが，両者はもともと同じ腫瘍と考えられたいたこともあり，画像での鑑別は難しい。腺性下垂体紡錘形細胞オンコサイトーマや下垂体腺腫（pituitary adenoma）は，下垂体前葉由来の腫瘍であり，MRIで腫瘍の発生由来を丁寧に観察することによって，鑑別できる可能性がある。神経下垂体顆粒細胞腫は，純粋な鞍上部腫瘍として描出される傾向があるのに対し，腺性下垂体紡錘形細胞オンコサイトーマは，鞍部から鞍上部にかけて存在することが多いとされる[5]が，鞍部から鞍上部に及ぶ神経下垂体顆粒細胞腫も存在する。さらに，著明な嚢胞変性によりラトケ嚢胞と術前診断した神経下垂体顆粒細胞腫の症例報告[8]や，大きな石灰化を伴い，下垂体腺腫や扁平上皮・乳頭型頭蓋咽頭腫との鑑別に苦慮した神経下垂体顆粒細胞腫の症例報告[9]があり，術前診断が難しいこともある。その他の鑑別診断としては，鞍上部髄膜腫やサルコイドーシスが挙がり，造影MRIで病変部周囲の硬膜や軟髄膜の増強効果の有無を確認することが鑑別点となりうる。

◆ 文献

1) 久保田紀彦（監）：脳腫瘍の病理と臨床．改定第2版，診断と治療社，2008, p268.

2) Luse SA, Kernohan JW: Granular-cell tumors of the stalk and posterior lobe of the pituitary gland. Cancer, 8: 616-622, 1955.

3) Cohen-Gadol AA, Pichelmann MA, Link MJ, et al: Granular cell tumor of the sellar and suprasellar region: clinicopathologic study of 11 cases and literature review. Mayo Clin Proc, 78: 567-573, 2003.

4) Ricardo VL, Osamura RY, Klöppel G, et al: WHO classification of tumors of Endocrine Organs. World Health Organization Classification of Tumors, revised 4th ed. IARC, Lyon, 2017, p52-54.

5) Covington MF, Chin SS, Osborn AG: Pituicytoma, spindle cell oncocytoma, and granular cell tumor. Clarification and meta-analysis of the world literature since 1893. Am J Neuroradiol, 32: 2067-2072, 2011.

6) Becker DH, Wilson CB, et al: Symptomatic parasellar granular cell tumors. Neurosurgery, 8: 173-180, 1981.

7) Shizukuishi T, Abe O, Haradome H, et al: Granular cell tumor of the neurohypophysis with optic tract edema. Jpn J Radiol, 32: 179-182, 2014.

8) Mumert ML, Walsh MT, Chin SS, et al: Cystic granular cell tumor mimicking Rathke cleft cyst. J Neurosurg, 114: 325-328, 2011.

9) Yamamuro S, Homma T, Hanashima Y, et al: A case of symptomatic granular cell tumor of the sellar region with large calcification. Neuropathology. 2017 Mar 9. Epub ahead of print.

Ⅳ 画像診断

腫瘍性疾患

腺性下垂体紡錘形細胞オンコサイトーマ

影山 咲子, 鹿戸 将史

▶ 概念

腺性下垂体紡錘形細胞オンコサイトーマ（spindle cell oncocytoma of the adenohypophysis）は, 成人の下垂体前葉に発生するまれな腫瘍であり[1], 下垂体後葉の特殊グリアである pituicyte 由来と考えられている[2]。

2002年にRoncaroli らによってはじめて報告され, 現在までに約30例の報告がある。幅広い年齢層で認め（24歳～80歳）, 小児例の報告や性差はない[2]。

病理学的には好酸性の細胞質をもつ紡錘形細胞を特徴とし, Vimentin, S-100 protein, EMA, galectin-3, 抗ミトコンドリア抗体113-1 などが陽性で, 免疫染色にて確定診断される。WHO分類Grade Ⅰの腫瘍型であり, MIB-1 index は低く（平均2％）, 壊死や有糸分裂は認められない[3]。

▶ 臨床

▷症状

腫瘍自体は非機能性であり, 多くは視交叉の圧迫による視野障害, 頭痛で発見されている[2]。その他にも, 嘔気, 下垂体機能低下による倦怠感や性腺機能低下, 尿崩症などが認められる。

▷治療

治療法は確立されていないようだが, 多くは手術療法が選択されている。多血性の腫瘍であり, 様々な程度の術中出血や腫瘍内出血を認め, 予定術式が遂行できないこともある[2,3]。緩徐に発育する良性腫瘍ではあるが, 数年から10数年後の再発症例が報告されており, 追加手術や放射線治療が施行されている[2,4]。

▶ 画像所見

トルコ鞍内から鞍上部に進展する境界明瞭な腫瘤を形成し, 雪だるまのように深くくびれた形状を示すものが多い。トルコ鞍内を充満し, 正常下垂体との分離は難しい。大きいものでは海綿静脈洞への進展を示す[3]。

CTの報告は少なく, 自験例では, 均一な軽度高吸収値を示した（図1a）。石灰化や脂肪含有の報告はない。

147

Ⅳ 画像診断

　MRIでは，T1強調像で均一な等信号，T2強調像で軽度高〜低信号を呈し，Gd造影剤にて均一〜不均一に増強される多血性腫瘍である（図1b〜e）。腫瘍内出血によりヘモジデリン沈着を認めた症例や[5]，MRAや血管造影検査にて，発達した腫瘍内動脈を認めた症例の報告もある[4]。自験例（2例）はダイナミック造影MRIにて動脈相からの強い濃染，washoutを認めた（図2a）。

▶ 鑑別診断

　比較的新しい疾患概念であり，術前診断が難しい。形状の特徴からは，鞍上部に進展した非機能性下垂体腺腫（non-functional pituitary adenoma）との区別は困難であり，報告例の多くが非機能性下垂体腺腫と術前診断されている。

　形状からの鑑別は困難であるが，自験例では，ダイナミック造影MRIで動脈性の多血性腫瘍を示す所見が，下垂体腺腫との大きな相違と考えられた（図2）。通常，下垂体腺腫は正常の前葉よりも遅れて造影され，造影効果も中等度である。

　その他には，下垂体後葉由来の下垂体細胞腫や神経下垂体顆粒細胞腫，鞍上部の神経鞘腫などが鑑別に挙がる。腫瘍の局在を明確にできれば，鑑別可能と思われる。

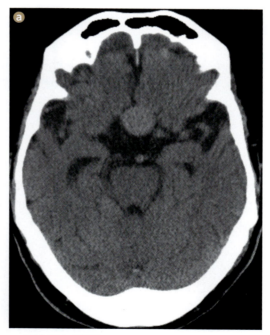

図1 腺性下垂体紡錘形細胞オンコサイトーマ

70歳台，男性。
a：単純CTでは，トルコ鞍内から鞍上部に連なる境界明瞭な腫瘍。灰白質よりも軽度高吸収値を示す。

a：単純CT矢状断像

腫瘍性疾患 ● 腺性下垂体紡錘形細胞オンコサイトーマ

b〜d：T1強調像で等信号，T2強調像で軽度高信号，Gd造影剤にておおむね均一に増強される。視交叉は高度
　　に圧排され，菲薄化している（c；➡）。

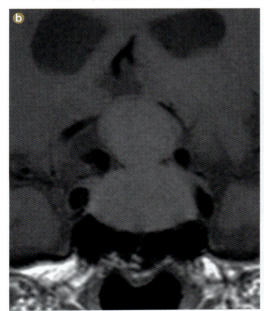

b：T1強調冠状断像

c：T2強調冠状断像

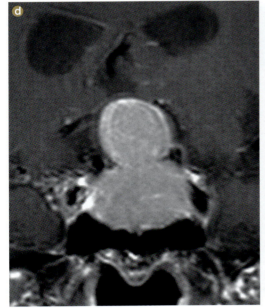

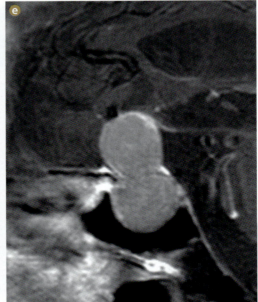

d：造影脂肪抑制T1強調冠状断像

e：造影脂肪抑制T1強調矢状断像

IV 画像診断

図2 腺性下垂体紡錘形細胞オンコサイトーマと下垂体腺腫におけるダイナミック造影MRIの比較

腺性下垂体紡錘形細胞オンコサイトーマ（**a**）は，動脈相にて強い造影効果を示し，washoutされている．対して，下垂体腺腫（**b**）は中等度の造影効果を示す．

a, b：造影脂肪抑制T1強調像〔単純，注入10秒後から連続3相（scan time 12 sec, delayなし），60秒，90秒，120秒〕

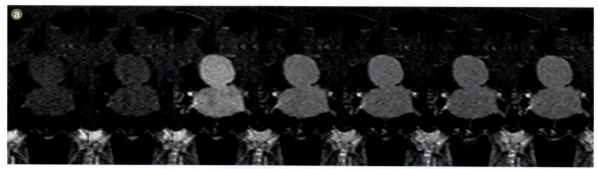

a：腺性下垂体紡錘形細胞オンコサイトーマ（図1と同一症例）

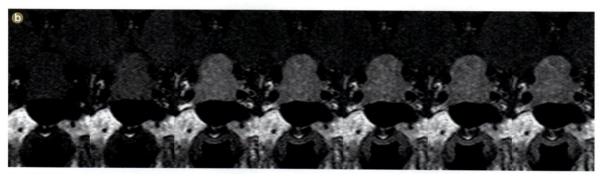

b：非機能性下垂体腺腫（60歳台，男性）

文献

1) Covington MF, Chin SS, Osborn AG: Pituicytoma, spindle cell oncocytoma, and granular cell tumor: clarification and meta-analysis of the world literature since 1893. AJNR Am J Neuroradiol, 32:2067-2072, 2011.
2) Ricardo VL. Osamura RY, Klöppel G, et al: WHO classification of tumors of Endocrine Organs. World Health Organization Classification of Tumors, revised 4th ed. IARC, Lyon, 2017, p52-54.
3) Vuong HG, Kondo T, Tran TM et al: Spindle cell oncocytoma of adenohypophysis: Report of a case and immunohistochemical review of literature. Pathology – Research and Practice, 212:222-225, 2016.
4) Fujisawa H, Tohma Y, Muramatsu N, et al: Spindle cell oncocytoma of the adenohypophysis with marked hypervascularity. Neurol Med Chir, 52:594-598, 2012.
5) Borges MT, Lillehei KO, Kleinschmidt-DeMasters BK: Spindle cell oncocytoma with late recurrence and unique neuroimaging characteristics due to recurrent subclinical intratumoral bleeding. J Neurooncol, 101:145-154. 2011.

IV 画像診断

腫瘍性疾患

下垂体神経膠腫

井手口 怜子, 松尾 孝之, 石丸 英樹

▶ 概念

▷発生

下垂体後葉は後葉細胞（pituicyte）といわれる下垂体に特化した神経膠細胞と無髄神経線維からなる。後葉細胞は腫瘍化するポテンシャルを有しており，後葉および後葉と連続する下垂体柄が神経膠細胞由来の腫瘍の母地となると考えられている[1]。上衣腫も後葉細胞の1つであるependymal pituicyteから発生するという説がある[2]。

▷疫学

下垂体神経膠腫（pituitary glioma）の1つである下垂体細胞腫は別項に記載されていることから，ここでは他の神経膠腫について述べる。なお，下垂体細胞腫は2000年に報告され2007年にWHO分類に含まれた疾患であり，それ以前は下垂体細胞腫と星細胞腫は同じ範疇として捉えられていた。このため2000年以降の報告を以下にまとめる。

これまで報告されている下垂体発生の神経膠腫の組織・報告数およびGradeを**表1**に示す。下垂体発生の神経膠腫はまれであり，Dengらは，6年間に手術が施行された神経膠腫880例中，16例（1.82%）がトルコ鞍内に認めたとしている[3]。報告例の多くはWHO Grade Ⅰ・Ⅱであるが，Grade Ⅳでは膠芽腫よりも非定型奇形腫様／ラブドイド腫瘍（AT/RT：atypical teratoid/rhabdoid tumor）が多い。

▶ 臨床

▷症状

症状は頭痛や視野障害，精神症状といった神経学的な症状や汎下垂体機能低下がみられる。また下垂体細胞腫同様，後葉由来にもかかわらず尿崩症は少ない[1]。頭蓋咽頭腫との比較では，精神症状が統計学的に有意に多かったとされている[3]。

以下，報告例の多い腫瘍に関して記載する。

- **毛様細胞性星細胞腫**：平均年齢25.8歳（5～44歳）で男女差はない。まれに播種を認める。
- **上衣腫**：平均年齢45.8歳（32～71歳）で男性に多い。
- **神経節細胞腫**：機能性の下垂体腺腫に合併することが多いが，腺腫非合併例でも先端巨大症や高プロラクチン血症といった内分泌症状を認めることがある。腺腫

Ⅳ 画像診断

表1 下垂体神経膠腫の報告のまとめ

pathology type	WHO Grade			
	Ⅰ	Ⅱ	Ⅲ	Ⅳ
Astrocytic tumors				
Diffuse astrocytoma		13		
Pilocytic astrocytoma	10			
Pilomyxoid astrocytoma		1		
PXA		1		
Glioblastoma				3
分類不能	1	1		
Oligo-astrocytic tumors				
Oligoastrocytoma		4		
Ependymal tumours				
ependymoma		5		
Choroid plexus tumours				
Choroid plexus papilloma	4			
Other neuro epithelial tumours				
Chordoid glioma		1		
Neuronal and mixed neuronal-glial tumors				
Ganglioglioma	3			
Gangliocytoma	9*			
Paraganglioma	8			
Embryonal tumours				
AT/RT				11
Total	35	26	0	14

＊下垂体腺腫非合併例
PXA: pleomorphic xanthoastrocytoma
AT/RT: atypical teratoid/rhabdoid tumour

（文献3より引用改変）

合併・非合併例ともに女性に多い。
- **AT/RT**：平均年齢43.7歳（20〜61歳）で全例女性である。AT/RTは一般的に新生児〜乳幼児に好発するが，下垂体に発生した小児例の報告はない。

▷治療

治療は手術が基本であり，腫瘍が残存した場合は放射線治療を追加している報告が多い。

▶▶ 画像所見

鞍内から鞍上部へと進展し，均一な増強効果を呈する非特異的な所見のものが多い。以下の3疾患は比較的特徴的な所見が報告されている[4]。
- **毛様細胞性星細胞腫（図1）**：自験例も含め嚢胞成分と充実成分が混在した腫瘍が

図1 毛様細胞性星細胞腫

10歳台前半，男子。
口渇感，多飲で発症し中枢性尿崩症と診断された。ホルモン検査では成長ホルモンが完全欠損していた。
トルコ鞍は拡大し，鞍内から鞍上部にかけ下垂体柄に沿って進展する腫瘤を認める。前方から上方に嚢胞成分（a〜c；➡），後方にT2強調像で不均一な高信号を呈し造影される充実性部分（c；▶）を認める。後葉のT1強調像高信号域は同定できない。頭蓋咽頭腫に多く認められる視交叉や視索のT2強調像高信号域はみられない（d；➡）。またCTで石灰化は認めなかった（非提示）。
Hardy術が施行され，毛様細胞性星細胞腫と診断された。視交叉下面に残存腫瘍を認めたが，化学療法を施行し腫瘍は縮小した。

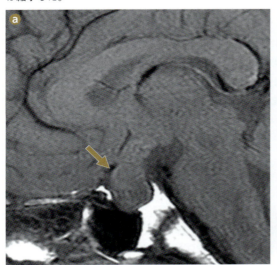

a：T1強調像

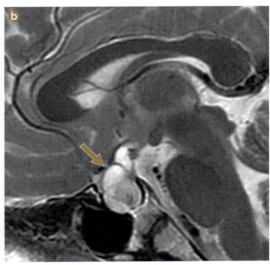

b：T2強調像

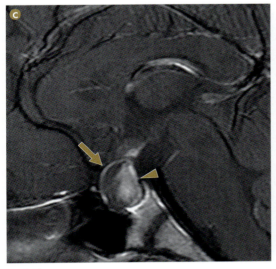

c：造影MRI

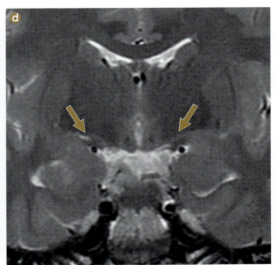

d：T2強調冠状断像

多く，充実部はT2強調像で高信号を呈し強い増強効果を示す。
- **AT/RT**：海綿静脈洞に浸潤する傾向がある。
- **脈絡叢乳頭腫**：出血と思われるT1強調像高信号域が4例中3例で認められている。

▶▶ 鑑別診断

　下垂体由来の神経膠腫の多くは30〜60歳台であることから，発生する頻度が高い頭蓋咽頭腫や下垂体腺腫，高齢者であれば転移性腫瘍との鑑別も問題となる。20歳以下の報告はほとんどなく，小児に好発する腫瘍の鑑別に挙げる必要はない。

　画像所見は非特異的なものが多いが，後葉あるいは下垂体柄から発生し，尿崩症を認めない場合は，神経膠腫の可能性を考慮する。頭蓋咽頭腫に似た充実部と囊胞を認め，石灰化を伴わない腫瘍は毛様細胞性星細胞腫も鑑別に挙げるべきである。炎症性疾患としてリンパ球性下垂体炎，サルコイドーシス，結核などが挙がるが，全身検索や臨床症状で鑑別する必要がある。

ポイント

下垂体発生神経膠腫は大部分が成人の腫瘍であり，良性であれば下垂体細胞腫以外に毛様細胞性星細胞腫やびまん性星細胞腫，悪性であればAT/RTの報告が多い。後葉あるいは下垂体柄からの発生が示唆されれば鑑別の1つとして挙げてよい。

◆ 文献

1) Shah B, Lipper MH, Laws ER, et al: Posterior pituitary astrocytoma: a rare tumor of neurohypophysis: a Case Report. AJNR Am J Neuroradiol, 26: 1858-61, 2005.

2) Scheithauer BW, Swearingen B, Whyte ET, et al: Ependymoma of the sella turcica: a variant of pituicytoma. Hum Pathol, 40:435-440, 2009.

3) Deng S, Li Y, Guan Y, Xu S, et al: Gliomas in the sellar turcica region: a retrospective study including adult cases and comparison with craniopharyngioma. Eur Neurol, 73: 135-143, 2014.

4) Parish JM, Bonnin JM, Payner TD, et al: Intrasellar pilocytic astrocytomas: clinical, imaging, pathological, and surgical findings. J Clin Neurosci, 22: 653-658, 2015.

Ⅳ 画像診断

腫瘍性疾患
下垂体癌

勝部 敬

▶▶ 概念

　下垂体癌(pituitary carcinoma)の定義は「脳脊髄への播種または全身に転移を起こした下垂体前葉細胞の腫瘍」とされており，確定診断基準として，非連続性の脳脊髄腔への播種病変または遠隔転移の証明が必須であり，頻度は全下垂体腫瘍の0.2%とまれである。

▷組織・分子生物学的所見

　下垂体癌と組織学的に診断できる明確な基準はない。有糸分裂活性やMIB-1/Ki-67 labeling indexは下垂体腺腫よりも下垂体癌で高い傾向にあり，生物学的活性度は下垂体癌が高いと考えられるが，オーバーラップもあり，これらの所見では鑑別できない。また，癌抑制遺伝子p53の過剰発現は，通常の下垂体腺腫にはみられず，浸潤性腺腫で15%，下垂体癌では100%に認めたとする報告[1]があるが，例外も存在し，下垂体癌の確定的な指標とはならない。

▷発生

　下垂体癌の発生機序が*de novo*なのか腺腫からの悪性転化なのか解明されていないが，下垂体腺腫が見つかってから転移が発見されるまでの期間の長い症例(症例によりさまざまだが，初診から平均約6.6年[2])が多く，大部分の症例は手術や放射線治療を行った後に転移が見つかっていることより，下垂体腺腫の悪性転化が主な原因として考えられている。手術することで転移しやすくなっているかどうかは不明であるが，術前に転移が見つかった症例は少ない。髄腔内播種については，手術の際に播種している可能性があるが，手術を行っていない症例もあり，手術が必須条件ではない。また，放射線治療による下垂体癌発生についても，その関連性は証明されていない。

▷疫学

　どの年齢層の成人にも起こるが30〜50歳台に多い。有意な男女差はない。
下垂体癌と診断された後の平均生存期間は約2年である。髄腔内播種のみの症例と比較して，遠隔転移がある症例の平均生存期間は約1年とさらに短い[2]。
　下垂体癌の75%以上は内分泌学的機能性腫瘍であり，下垂体腺腫のそれとは異なる。PRL(prolactin；プロラクチン)とACTH(adrenocorticotropic hormone；副腎皮質

155

刺激ホルモン）産生性癌が多く，次いで内分泌学的無機能性癌が多い。GH（growth hormone；成長ホルモン）やLH-FSH（luteinizing hormone – follicle-stimulating hormone；黄体形成ホルモン–卵胞刺激ホルモン），TSH（thyroid-stimulating hormone；甲状腺刺激ホルモン）産生性癌の症例も少ないが存在する。ACTH産生性腺腫が全下垂体腺腫の数％であるのに対して，下垂体癌ではACTH産生性癌の割合が高く，ACTH産生性腺腫は他の腺腫と比較して悪性化しやすいと推測される。ACTH産生性癌はネルソン症候群（「＋α」参照）を背景として起こることもある。

▶▶ 臨床

▷転移部位

遠隔転移は，肝転移，骨転移の頻度が高く，次いで肺転移が多い。そのほか，まれな部位として卵巣や心臓，膵臓などへの転移の報告もある。また，リンパ節転移の頻度も比較的高い。髄腔内播種よりも遠隔転移をきたす症例が多く，どちらも存在する症例もある。転移性腫瘍のMIB-1/Ki-67 labeling indexやp53過剰発現は原発巣より高く，転移性腫瘍が原発性腫瘍よりも生物学的活性度が高いと考えられる。

▷症状

臨床症状は下垂体腺腫と似ている。高プロラクチン血症，クッシング病，先端巨大症，甲状腺機能亢進症など，分泌されるホルモンによる症状を認め，無機能性ではホルモン過剰による症状はきたさない。腫瘍の増大速度が速く，周囲に浸潤することによる神経学的症状を認めることもある。

▷治療

下垂体癌の治療として確立されたものはない。浸潤性下垂体腺腫と同様に外科的切除や放射線治療が施行されるが，一時的な効果にすぎない場合が多い。様々な従来の化学療法も施行されているが，有効な結果は得られていない。

近年はテモゾロミド（temozolomide）による治療が行われ，比較的良好な治療効果を得ている。効果があっても，後に治療抵抗性となる症例もあり，慎重な経過観察が必要である。

＋α

ネルソン症候群（Nelson's syndrome）

クッシング病は下垂体前葉の微小腺腫に起因することが多く，大量の副腎ステロイドは下垂体または上位中枢に働いて腺腫の成長を抑制していると考えられる。クッシング症候群の治療として，両側副腎を摘出するとコルチゾールの産生は止まるが，ネガティブフィードバックがなくなりACTH産生性腫瘍が増大し，ACTHやメラニン細胞刺激ホルモンの産生増加を起こす。現在では，両側副腎摘出術が適応される症例は限られているため，ネルソン症候群を発症することはまれである。

腫瘍性疾患 ● 下垂体癌

> **トピック**
>
> **テモゾロミド**
>
> 悪性神経膠腫に対して使用される経口アルキル化剤である。DNAのグアニン塩基のO^{6}部位をアルキル化（メチル化）してDNAを損傷させ，抗腫瘍効果を示す。テモゾロミドは，現時点では下垂体癌に対しては健康保険適応外の治療である。

▶▶ 画像所見（図1）

　下垂体腺腫と鑑別は困難であり，同様の画像所見を呈するが，下垂体癌の多くは，サイズが大きく，トルコ鞍を越えて海綿静脈洞や骨，視床下部などの脳実質へ浸潤を認めることが多い。また，生物学的活性度の高さを反映して，腫瘍の増大速度は速い傾向にある。手術後の早期再発症例，特に複数回の手術にもかかわらず腫瘍の増大を示す症例は，注意が必要である。

　他臓器に腫瘍を見つけた際に，下垂体癌の転移なのか原発性腫瘍や他の腫瘍性病変の転移なのかを画像所見にて鑑別することは困難であるが，難治性の下垂体腺腫が存在する場合は，下垂体癌の転移を考慮する必要がある。他の癌腫と同様に，遠隔転移の検索にはCTやFDG-PETが有用である。また，ソマトスタチン受容体を発現している腫瘍であれば，インジウムペンテトレオチド（^{111}In）が転移の検索に有用である可能性がある[3]。

図1　下垂体腺腫から下垂体癌への経過と多発肝転移，髄腔内播種
50歳台，女性。
頭痛の精査として施行されたMRIにて，下垂体腺腫を疑う腫瘍があり，ACTHは32.3 pg/mLと正常値であった。
初診より7カ月後：MRI（**a, b**）にて腫瘍の増大あり，両側耳側半盲が出現したため経蝶形骨洞腫瘍摘出術が施行され，非典型下垂体腺腫（MIB-1/Ki-67 labeling index 6.5％）と診断された。

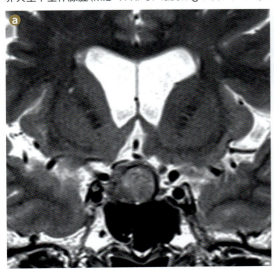

a：T2強調冠状断像

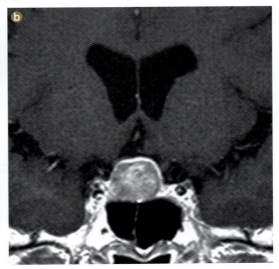

b：造影T1強調冠状断像

157

手術1年後：MRI（**c**：➡）で小さな残存病巣を疑う部分が出現し，その4カ月後のMRI（**d**：➡）で腫瘍は増大し右海綿静脈洞浸潤を認め，ACTHは51.3 pg/mLと上昇した。
再度，腫瘍摘出術（MIB-1/Ki-67 labeling index 8.3%）が施行され，2回目の手術より3カ月後にガンマナイフ治療が施行された。
ガンマナイフ治療より7カ月後：MRI（**e**：➡）でも残存腫瘍があり，腹部造影CT（**f**：➡）にて多発肝腫瘍を認めた。肝生検にて非典型下垂体腺腫（MIB-1/Ki-67 labeling index 9.3%）と病理診断され，下垂体癌と転移性肝腫瘍の診断となった。

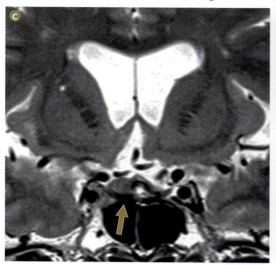

c：T2強調冠状断像

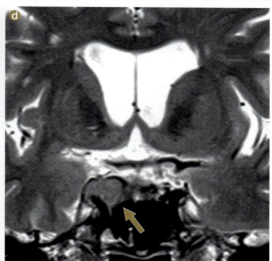

d：T2強調冠状断像

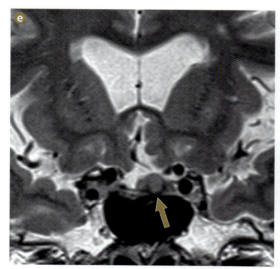

e：T2強調冠状断像

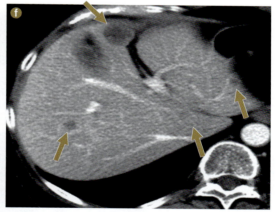

f：造影CT横断像

腫瘍性疾患 ● 下垂体癌

転移性肝腫瘍発見から1年半：MRI(g, h：➡)では下垂体の腫瘍は増大し，第四脳室に髄腔内播種(h：▶)が出現した。ACTH は 11280 pg/mL と著明な高値であった。

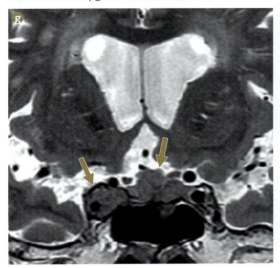

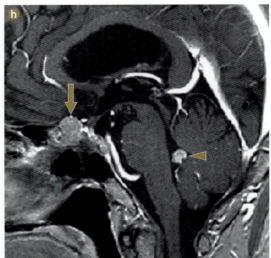

g：T2強調冠状断像

h：造影T1強調矢状断像

文献

1) Thapar K, Scheithauer BW, Kovacs K, et al: p53 expression in pituitary adenomas and carcinomas: correlation with invasiveness and tumor growth fractions. Neurosurgery, 38:765-771,1996.
2) Pernicone PJ, Scheithauer BW, Sebo TJ, et al: Pituitary carcinoma: a clinicopathologic study of 15 cases. Cancer, 79:804-812,1997.
3) Greenman Y, Woolf P, Coniglio J, et al: Remission of acromegaly caused by pituitary carcinoma after surgical excision of growth hormone-secreting metastasis detected by 111-indium pentetreotide scan. J Clin Endocrinol Metab, 81:1628-1633,1996.

Ⅳ 画像診断

腫瘍性疾患

下垂体発生悪性リンパ腫

藤井 裕之，木村 有喜男

▶ 概念

中枢神経原発悪性リンパ腫（primary central nervous system lymphoma：PCNSL）は，わが国では全原発頭蓋内腫瘍の3.5％を占める[1]。免疫不全者に生じることが多いが，免疫正常者にも生じる。近年，PCNSLは日本を含め全世界で増加傾向にあるが，下垂体発生悪性リンパ腫の報告は極めてまれである。また，下垂体腫瘍のなかでも0.1％とまれである[2]。下垂体発生悪性リンパ腫は，下垂体原発のprimary pituitary lymphoma（PPL）と，周囲組織からの浸潤や遠隔転移によるsecondary pituitary lymphoma（SPL）の2種類に分けられる。病因はいまだ解明されていないが，炎症によって中枢神経内に遊走したリンパ球の腫瘍化が原因として考えられている。

PPLのリスク因子として慢性炎症，下垂体腺腫の存在，脳腫瘍に対する放射線治療や化学療法の既往が挙げられる。免疫不全者では，EBV感染やヘルペスウイルス感染が慢性炎症の原因と考えられている。PPLの9％に下垂体炎の既往が，12％に下垂体腺腫を合併したという報告がある。下垂体腺腫によりPPLが発生する原因として，下垂体腺腫から分泌されたホルモンによりリンパ球増殖が促進される機序が考えられている[3]。

PPLの33症例をまとめたreviewでは，平均年齢は59歳，男女比は1：1.35とやや女性に多いと報告されている[4]。免疫不全患者では発症年齢は若い傾向にある。組織型はB細胞リンパ腫が大半を占め，そのなかでもびまん性大細胞性B細胞リンパ腫が最多である[4]。T細胞リンパ腫，NK/Tリンパ腫も頻度は少ないが報告されている。

▶ 臨床

下垂体機能低下，頭痛，脳神経症状，倦怠感，体重減少，発熱，嘔気，嘔吐などがある。下垂体機能低下症状として前葉機能低下（70％），尿崩症（36％），pituitary stalk effectによる高プロラクチン血症（36％）が報告されている。主な脳神経症状は視神経，動眼神経，外転神経障害である。

治療は大量メトトレキサート療法，放射線治療が選択されることが多い。

腫瘍性疾患 ● 下垂体発生悪性リンパ腫

▶ 画像所見

▷読影のコツ

　下垂体や下垂体柄の腫大のほか，鞍上部への進展，海綿静脈洞・斜台浸潤，神経周囲進展を認めることがある。CTでは細胞密度の高さを反映して，等〜高吸収腫瘍として認められる。MRIでは他の部位のPCNSLと同様に，T1強調像で皮質と等〜低信号を示す（図1b）。細胞密度や核/細胞質比の高さを反映して，T2強調像で等〜低信号（図1a）[5]，拡散強調像で高信号，ADC低下を認める（図1c）。造影後は通常均一に，強く増強される（図1c）が，免疫不全患者では不均一またはリング状に増強されることが多い。尿崩症をきたした場合，造影前のT1強調像で下垂体後葉の高信号が消失する。[18]F-FDG-PETでは高集積を示す（図1e）。

▶ 鑑別診断

　PPLで下垂体に限局する場合，下垂体腫瘍の約9割を占める下垂体腺腫との鑑別が問題となるが，その鑑別は困難なことが多い。[18]F-FDG-PETでは下垂体腺腫よりもPPLのほうが高い集積を示すとの報告がある。臨床症状としてPPLは下垂体腺腫よりも高率に尿崩症をきたしやすい。T2強調像で均一な等〜低信号，拡散低下，後葉のT1強調像で高信号の消失を見た場合には，悪性リンパ腫を考慮する必要がある。

　担癌患者では下垂体転移が鑑別に挙がるが，転移の初発病変として出現することはまれであり，原発巣や他の転移巣の存在から鑑別可能と考えられる。

　鞍上部に進展した場合は，頭蓋咽頭腫，ジャーミノーマ（胚腫），結核やサルコイドーシスなど肉芽腫性疾患，組織球症，リンパ球性下垂体炎，転移など種々の疾患が鑑別に挙がる。

　神経周囲進展をきたした場合は，IgG4関連疾患との鑑別が問題となる。IgG4の測定や，自己免疫性膵炎や後腹膜線維症，頭頸部病変など全身検索が鑑別に有用である。

トピック

glymphatic system[6]

　中枢神経系にはリンパ組織は存在しないと考えられていたため，特にPCNSLが脳固有の細胞から発生したものか脳外から生じたものかは不明であった。近年，glymphatic systemとよばれ脳内リンパ系の存在を示す報告が相次いでいる。アミロイドβやタウ蛋白（Tau protein）もこの系により除去されるため，glymphatic systemの機能低下による異常蛋白蓄積が，神経変性疾患の原因の1つではないかと考えられている。現時点では悪性リンパ腫の発生との関連を述べた報告はないが，今後の研究の進歩により解明されることが期待される。

Ⅳ 画像診断

　既知の悪性リンパ腫患者に下垂体腫大を新たに認めた場合はSPLを強く疑う。治療により縮小が得られればSPLの診断が可能である（図1 f, g）。

図1　下垂体悪性リンパ腫

70歳台，女性。
約3カ月前より顔面，下腿の浮腫が出現し，経時的に増悪した。血液検査でsIL-2R，LDHの上昇，腹部CTで脾臓腫瘤を認めた。CTガイド下生検でDLBCL（diffuse large B-cell lymphoma）と診断。ステージング目的の^{18}F-FDG-PET/CTで下垂体病変を指摘された。内分泌検査でTSH，T$_3$，T$_4$，LH，FSHの低下を認めた。R-CHOP療法を中心とした化学療法が施行された。
a：下垂体は左右対称性に腫大し（➡），均一な信号強度で，皮質とほぼ等信号を示す。
b：腫大した下垂体は皮質よりも低信号を呈する（➡）。後葉の高信号は保たれている（▶）。
c：腫大した下垂体に強く，均一な増強効果を認める（➡）。下垂体柄は保たれている（▶）。
d：下垂体には強い拡散低下を認める（➡）。
e：腫大した下垂体にSUVmax：7.27と強いFDG集積を認める（➡）。
f：治療開始1カ月後のMRIでは下垂体は著明に縮小している。下垂体前葉機能も改善を認めた。
g：治療開始5カ月後の^{18}F-FDG-PET/CTでは下垂体の集積は消退している。

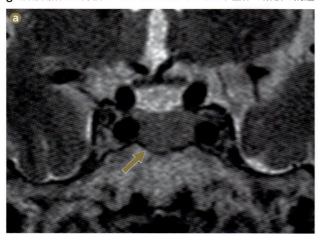

a：T2強調冠状断像

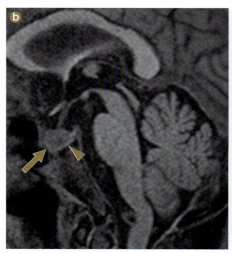

b：脂肪抑制T1強調矢状断像

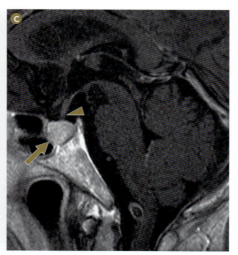

c：造影T1強調矢状断像

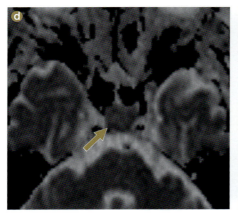

d：ADC map
e：^{18}F-FDG-PET/CT fusion画像

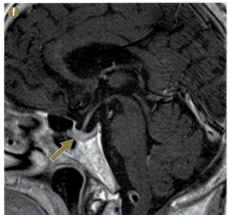

f：造影T1強調矢状断像
g：^{18}F-FDG-PET/CT fusion画像

> **ポイント**
>
> - T2強調像で均一な等〜低信号，拡散低下を示す下垂体腫大と尿崩症をみた場合には悪性リンパ腫を考慮する。
> - 悪性リンパ腫のステージングの^{18}F-FDG-PET/CTでは下垂体の集積にも注意する。

文献

1) Committee of Brain Tumor Registry of Japan: Report of Brain Tumor Registry of Japan (2001-2004), Vol. 13. Neurol Med Chir, Tokyo, 54: 1-102, 2014.
2) Freda PU, Post KD: Differential diagnosis of sellar masses. Endocrinol Metab Clin North Am, 28:81-117, vi. 1999.
3) Morita K, Nakamura F, Kurokawa M, et al: Pituitary lymphoma developing within pituitary adenoma. Int J Hematol, 95: 721-724.2012.
4) Tarabay A, Cossu G, Messerer M et al : Primary pituitary lymphoma: an update of the literature. J Neurooncol, 130: 383-395, 2016.
5) Kaufmann TJ, Lopes MB, Lipper MH et al: Primary sellar lymphoma: radiologic and pathologic findings in two patients. AJNR Am J Neuroradiol, 23: 364-367.2002.
6) Jessen NA, Munk AS, Nedergaard M et al: The Glymphatic System: A Beginner's Guide. Neurochem Res, 40: 2583-2599, 2015.

IV 画像診断

腫瘍性疾患

トルコ鞍部神経芽腫

樋渡 昭雄

▶▶ 概念

2016年の中枢神経腫瘍WHO分類[1]によると，中枢神経神経芽腫は，髄芽腫などとともに胎児性腫瘍の1つとされる。組織学的には未分化の神経上皮細胞，神経細胞およびneuropilに富んだ器質を持つ組織からなる。一般に神経芽腫（neuroblastoma），神経節芽細胞腫（ganglioneuroblastoma），神経節細胞腫（ganglioneuroma）は交感神経母細胞から生じる一連の腫瘍と考えられ，この3種の腫瘍は細胞の分化度が異なる[2]。すなわち，この中で神経芽腫は最も未分化で予後が悪い[2]。神経節芽細胞腫は成熟した神経節細胞と未熟な神経芽細胞からなり，最も予後のよい神経節細胞腫と神経芽腫との中間の予後をとる[2]。

▶▶ 臨床

▷疫学

中枢神経原発の神経芽腫自体まれである。通常は小児に発生し，約30％は2歳未満に生じるとされる[3]。また，テント上の実質や脳室周囲に生じることが多く，実質内では前頭葉や頭頂葉に多いとされる[3]。トルコ鞍原発はさらに少なく，Radotraらの報告では，9症例において，発症年齢は29〜57（平均37）歳，男女比＝1:2とされている。

▷症状

臨床症状としては，緩徐に進行する視力および視野障害，頭痛，全身倦怠感その他ホルモン異常〔多くが高プロラクチン血症で，まれに下垂体機能低下やsyndrome of inappropriate secretion of anti-diuretic hormone（SIADH）を呈する〕[4]。

▷治療と予後

治療は外科的切除が第一選択である。この際経頭蓋もしくは経蝶形骨洞的摘出術が施行される。しかし浸潤性発育を呈するため，全摘出はしばしば困難である。後療法として放射線治療や化学療法が用いられるが，一定の見解はない。また，予後に関しては無病生存期間が1〜5年との報告や，3年後に頸椎転移を生じた等の報告がある[4]。

腫瘍性疾患 ● トルコ鞍部神経芽腫

▶▶ 画像所見

これまでの報告や自験例では，鞍内から鞍上部に及ぶ2〜6cm大の腫瘤性病変を呈する（図1, 2）。また，腫瘍のサイズによるが，斜台，視交叉，海綿静脈洞など，近接構造に進展しうる。単純X線像もしくはCT像では，拡大したトルコ鞍内部に粗

図1 トルコ鞍部神経芽腫
60歳台，女性。1週間前より右視力低下を自覚した。
単純CT（a）では鞍上部病変に粗大石灰化を認める（a；➡）。T2強調冠状断像（b）では灰白質と比べてやや不均一な軽度高信号を呈する。視交叉の頭側への圧排偏位が見られる（b；➡）。拡散強調像（c）では脳実質と同程度から軽度高信号を呈し，ADCは$0.61〜1.16×10^{-3}mm^2/s$と不均一であった（未掲載）。造影後T1強調矢状断像（d）では拡大したトルコ鞍内から鞍上部にかけて軽度増強される腫瘤を認め，正常下垂体は後方に圧排されている（d；➡）。

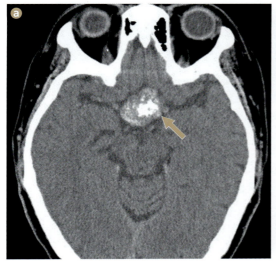

a：単純CT像

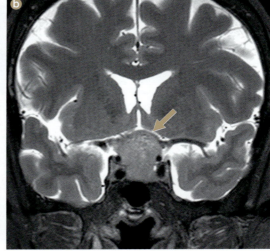

b：T2強調冠状断像

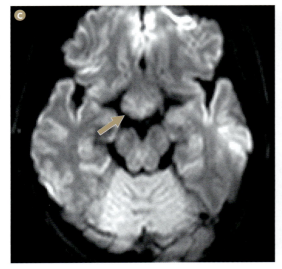

c：拡散強調横断像

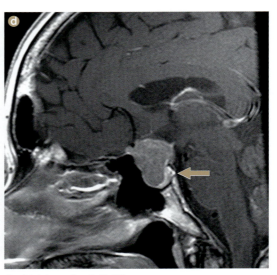

d：造影後T1強調矢状断像

図2 トルコ鞍部神経節芽細胞腫

70歳台，女性．1年前より徐々に増悪する両側視力低下を自覚した．
単純CT（a）では病変（a；➡）は灰白質とほぼ等濃度で，明らかな石灰化は指摘できない．造影後T1強調矢状断像（b）ではトルコ鞍内から鞍上部にかけて不均一に増強される腫瘤（b；➡）を認め，正常下垂体は同定困難である．

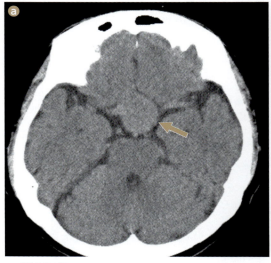 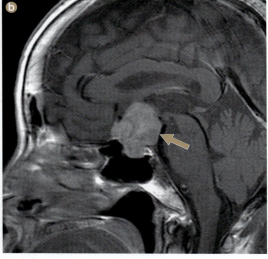

a：単純CT像　　　　　　　　　　　　　　b：造影後T1強調矢状断像

大石灰化を有することがある．T1強調像では脳実質と等信号，T2強調像で不均一な軽度高信号を呈する．造影後T1強調像では増強を呈するが，その程度は均一〜不均一，軽度〜高度と様々である[3〜5]．

▶ 鑑別診断

　報告例も少なく，特徴的画像所見に乏しいことから，以下の多くの鑑別診断が挙がる．下垂体腺腫・癌，鞍結節や鞍隔膜髄膜腫，鼻腔・副鼻腔原発未分化癌や神経内分泌癌，上咽頭癌，リンパ腫，ユーイング肉腫，悪性黒色腫，横紋筋肉腫などがある．また転移性神経芽腫に関しては全身検索が必要である．いずれにしても，画像所見での鑑別は困難と思われる．

◆ 文献

1) Louis DN, Ohgaki H, Wiestler OD, et al：WHO Classification of Tumours of the Central Nervous System. 2016.
2) Lonergan GJ, Schwab CM, Suarez ES, et al: Neuroblastoma, ganglioneuroblastoma, and ganglioneuroma: radiologic-pathologic correlation. Radiographics, 22:911-934, 2002.
3) Schmalisch K, Psaras T, Beschorner R, et al: Sellar neuroblastoma mimicking a pituitary tumour: case report and review of the literature. Clin Neurol Neurosurg, 111:774-778, 2009.
4) Radotra B, Apostolopoulos V, Sandison A, et al: Primary sellar neuroblastoma presenting with syndrome of inappropriate secretion of anti-diuretic hormone. Endocr Pathol, 21:266-273, 2010.
5) Oyama K, Yamada S, Usui M, et al: Sellar neuroblastoma mimicking pituitary adenoma. Pituitary, 8:109-114, 2005.

Ⅳ 画像診断

腫瘍性疾患

転移性下垂体腫瘍

前田 正幸

▶ 概念

▷頻度

　転移性下垂体腫瘍(metastatic pituitary tumor)は，剖検での頻度は少なくないといわれるが，画像診断で実際に経験することはまれである。日本においては頭蓋内転移腫瘍の0.4％が下垂体に生じる[1]。臨床の場で，転移性下垂体腫瘍の診断と治療が病理を根拠としてなされることは少なく，日本では約34％で病理的に確認されているにすぎない[2]。多くの場合，臨床情報と画像から転移性下垂体腫瘍として臨床的に診断され，治療も行われる[2]。

▷原発腫瘍

　原発としては肺癌が最も多く(37％)，次いで乳癌(23％)，腎癌(7％)が続く[2]。下垂体への転移が見つかったときに，原発の悪性腫瘍の存在が既知であることがほとんどであり，転移性下垂体腫瘍のほうが原発性腫瘍よりも先に見つかることは11％にすぎない[2]。原発が既知で，その後1年以内に転移性下垂体腫瘍が見つかるとき，原発は肺癌であることが圧倒的に多い[2]。また，原発が明らかになってから5年以上を経て下垂体に転移が生じる場合，約半数は乳癌が原発である[2]。

▶ 臨床

▷症状

　転移性下垂体腫瘍の臨床症状は多様であるが，視力障害(30％)，尿崩症(27％)，疲労(25％)，頭痛(20％)，複視(17％)などがある[2]。下垂体腺腫ではまれとされる尿崩症と複視が転移性下垂体腫瘍で比較的多くみられることは注意すべきである。

▷治療

　治療としては視力障害の改善のために外科的な切除を行うこともあるが，外科的な治療は患者予後にはほとんど寄与しない。また，腫瘍減圧は線維組織によりときに難渋し，また術中の過剰な出血をきたすこともある。近年，ガンマナイフが転移性下垂体腫瘍の局所コントロールのための第一選択として使われるようになってきている[2]。

Ⅳ 画像診断

▶ 画像所見

▷読影のコツ

典型的には腫瘍はダンベル型の形態で，トルコ鞍横隔膜でのくびれが認められる（図1a～c）。転移では急速に増大し，トルコ鞍横隔膜の上下を浸潤性に通り抜けるためと考えられる。また，トルコ鞍横隔膜よりも上方部のほうが下方部よりも相対的に大きいことが特徴である（図1a～c）。下垂体腺腫では下方への進展が大きく，上方部よりも下方部のほうが相対的に大きな形態であることが多いため鑑別上重要な所見となる。ほかには，視索や視路に沿った浮腫が認められることがある（図1d）。この所見は，転移性下垂体腫瘍では11％で認められるが[2]，下垂体腺腫ではまれとされる[3]。しかしながら，実際には上記の所見を呈さない多様な画像所見が報告されており，画像だけでの診断は困難である。

▷神経下垂体に限局した転移性下垂体腫瘍の画像所見

文献的に報告されている転移性下垂体腫瘍は，腺性下垂体と神経性下垂体の両方を侵す，かなり大きなサイズの腫瘍が多い。自験例で神経下垂体に限局した転移性下垂体腫瘍を経験したので参考のため供覧する[4]。症例は肺小細胞癌の患者で，多飲多尿が突然生じたためMR検査となった。造影前のMRIでは後葉のT1高信号の消失以外に，わずかに漏斗から下垂体柄の肥厚を認めるだけであった（図2a）。矢状断ダイナミック造影MRI動脈相では下垂体柄の造影は弱く，後葉はほとんど造影されていない（図2b-2）。一方，門脈相で前葉は遅れて均一に強く増強され，正常の造影パターンであった（図2b-3）。その10日後に患者は死亡し，剖検が行われた。剖検では肺小細胞癌の浸潤が下垂体後葉と下垂体柄に限局して認め，一部視床下部の漏斗にまで及んでいた。神経下垂体は内頸動脈の分枝であるsuperior/inferior hypophyseal arteryの支配を受けており，血行転移では最初にここへ転移する。この症例では早期の転移所見を示していると考えられ，ダイナミック造影MRIでその病理が反映され，かつ尿崩症という臨床所見にも一致していた。

▶ 鑑別診断

▷下垂体腺腫との鑑別

下垂体腺腫はもっとも重要な鑑別すべき疾患である。トルコ鞍横隔膜でくびれがあり，上方部が相対的に大きいという所見は典型的な転移性下垂体腫瘍の所見であり，下垂体腺腫との鑑別点となる。また，後葉のT1高信号消失や視索・視路の浮腫も転移性下垂体腫瘍を疑う所見として参考になる。

▷その他の鑑別すべき疾患

下垂体柄が腫大し，造影増強効果を示す疾患の鑑別診断としては，胚細胞腫瘍，悪性リンパ腫，ランゲルハンス細胞組織球症，サルコイドーシス，結核，リンパ球

性下垂体炎が挙げられる[5]。画像だけでの鑑別は困難であり，臨床経過，血液検査，全身の画像所見を参考にして鑑別することが重要である。

図1 転移性下垂体腫瘍

50歳台，女性。肺癌の患者。尿崩症，頭痛，視力障害で発症。
腫瘍はトルコ鞍横隔膜でのくびれを認め（a〜c；➡），それより上方部が下方部よりも大きく転移性下垂体腫瘍の典型的所見である。視路には浮腫を認める（d；➡）。腫瘍はその後，抗癌剤で縮小した。

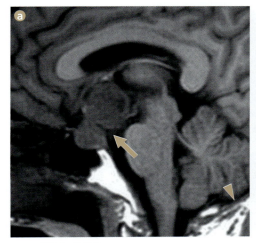

a：T1強調矢状断像　　　　　　　　　　　b：造影T1強調矢状断像

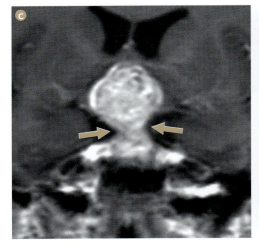

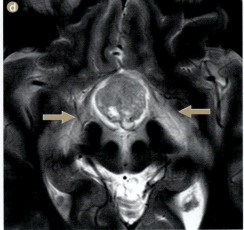

c：造影T1強調冠状断像　　　　　　　　　d：T2強調横断像

> **ポイント**
>
> 転移性下垂体腫瘍の診断では肺癌，乳癌をはじめとする担癌状態の有無が重要である。症状では尿崩症の有無が下垂体腺腫との鑑別に重要であり，MRIではトルコ鞍横隔膜でのくびれと上方部が相対的に大きな形態が典型である。

IV 画像診断

図2 神経下垂体に限局した転移性下垂体腫瘍

60歳台，男性。肺癌の患者。突然の多飲・多尿で発症。後葉のT1強調像での高信号が消失し（a；▶），下垂体柄が軽度腫大している（a；➡）。ダイナミック造影像では，下垂体前葉は門脈相で正常な増強効果を示している（b-3；▶）。一方，下垂体柄と後葉は動脈相と門脈相で弱く不整な増強効果を示している（b-2, 3；➡）。造影T1強調像では，下垂体柄と後葉は前葉に比べて淡く不均一な増強効果である（c）。

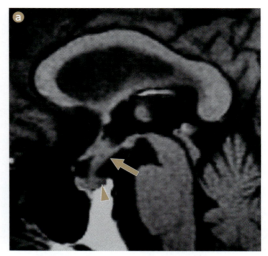

a：T1強調矢状断像

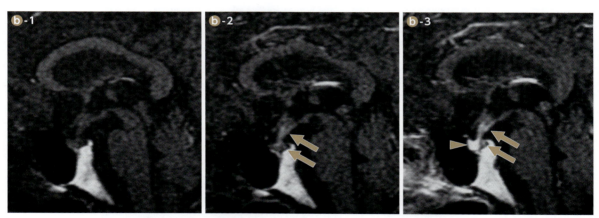

b：ダイナミック造影MRI（b-1：単純，b-2：動脈相，b-3：門脈相）

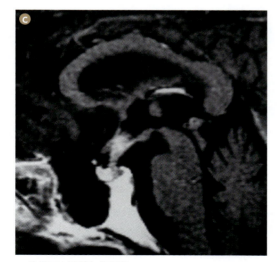

c：造影T1強調矢状断像　　　（文献4より許可を得て転載）

文献

1) Committee of the brain tumor registry of Japan. Report of brain tumor registry of Japan (1984-2000). Neurol Med Chir, Tokyo, 49 Suppl: PS1-PS96, 2009.
2) Habu M, Tokimura H, Hirano H, et al: Pituitary metastases: current practice in Japan. J Neurosurg, 123: 998-1007, 2015.
3) Saeki N, Murai H, Kubota M, et al: Oedema along the optic tracts due to pituitary metastasis. Br J Neurosurg, 15: 523-526, 2001.
4) Koshimoto Y, Maeda M, Naiki H, et al: MR of pituitary metastasis in a patient with diabetes insipidus. AJNR, 16: 971-974, 1995.
5) Tien R, Kucharczyk J, Kucharczyk W: MR imaging of the brain in patients with diabetes insipidus. AJNR, 12: 533-542, 1991.

IV 画像診断

腫瘍性疾患

下垂体発生の衝突腫瘍

松木 充

▶▶ 概念

　衝突腫瘍（collision tumor）とは，2種類の無関係に発生した腫瘍が互いに接し，または一部が互いに浸潤し，衝突したものと定義されている。下垂体領域では，下垂体腺腫とラトケ嚢胞のcollision tumorの報告が多いが，その頻度は下垂体腺腫の0.5～3.5％とまれである[1,2]。その他，下垂体腺腫と頭蓋咽頭腫あるいは神経節細胞腫（gangliocytoma），鞍結節部髄膜腫の合併の報告をみる。

　下垂体腺腫とラトケ嚢胞のcollisionについて，ラトケ嚢胞はラトケ嚢の胎生期遺残で，一方下垂体前葉はラトケ嚢の前壁から生じ，下垂体腺腫は下垂体前葉細胞から発生する良性腫瘍であることより，両者の発生起源は共通である。頭蓋咽頭腫はラトケ嚢から発生する良性腫瘍で，同様に発生起源は共通である。神経節細胞腫は，成熟した神経細胞からなる良性腫瘍で，大脳半球皮質，特に側頭葉に好発し，トルコ鞍内発生は非常にまれである。トルコ鞍内の神経節細胞腫は，単独で発生する報告はあるが，ほとんどは下垂体腺腫とのcollisionである。下垂体腺腫と神経節細胞腫のcollisionに関する発生機序はいまだ不明であるが，①胚発生過程にて視床下部のニューロンの下垂体への遊走異常，②共通の起源細胞からの腺腫細胞とニューロン細胞が発生，③下垂体腺腫のニューロンへの分化などが挙げられている[1]。このcollision tumorは，「mixed gangliocytoma-pituitary adenoma」とよばれ，病理学的に下垂体腺腫に神経節細胞が混在する[3,4]。鞍結節部髄膜腫は，下垂体窩の前方に横走する稜である鞍結節から発生する髄膜腫で，非常にまれに下垂体腺腫と衝突することがある[5,6]。下垂体腺腫と鞍結節髄膜腫のcollisionに関する発生機序はいまだ不明であるが，下垂体腺腫から産生される成長ホルモン（GH）や治療薬であるソマトスタチンが，クモ膜の表層細胞（arachnoid cap cell）からの髄膜腫発生を誘導する可能性が報告されている[5,6]。

▶▶ 臨床

▷臨床

　発症は，症候性下垂体腺腫によることが多く，①機能性の場合，プロラクチン（PRL）過剰産生によって無月経，乳汁分泌，成長ホルモン（GH）過剰産生によって先端巨大症，副腎皮質刺激ホルモン（ACTH）過剰産生によってクッシング病など，②非機能性の場合，視野狭窄，両耳側半盲，複視などがある。**図1**の症例では，下

171

垂体卒中によって突然の頭痛，視力障害で発症した。下垂体腺腫とラトケ嚢胞の collision 32報告例の検討では，PRL過剰産生13例，GH過剰産生が9例，ACTH過剰産生が3例，混合型3例で，非機能は5例であった[7]。下垂体腺腫と神経節細胞腫のcollisionの場合，多くはGH過剰産生である[8]。下垂体腺腫と鞍結節髄膜腫のcollisionの場合は，鞍結節部髄膜腫による視神経圧迫によって視力障害，視野障害で発症することがある[5,6]。

▷治療

治療は症候性下垂体腺腫と同様に，内視鏡下経蝶形骨洞的腫瘍摘出術，場合によって開頭腫瘍摘出術が施行される。その他，放射線治療，薬物治療がある。

▶▶ 画像所見

下垂体腺腫とラトケ嚢胞のcollision tumorでは，多くは下垂体腺腫に隣接してラトケ嚢胞が存在し，非常にまれに下垂体腺腫がラトケ嚢胞を取り込む状態（engulf）がある[9,10]。前者の場合，トルコ鞍内あるいは鞍内から鞍上部にかけた充実性腫瘤である下垂体腺腫に隣接してラトケ嚢胞を認める[9,10]。ラトケ嚢胞は，内容液によってT1強調像で高〜低信号，T2強調像で高信号〜低信号を呈し，場合によって嚢胞内に内容液の濃縮，凝固によるwaxy noduleをT1強調像で高信号，T2強調像で低信号，造影にて濃染しない結節として認めることがある。後者の場合は，図1のように下垂体腺腫内に嚢胞性病変を認め，嚢胞性変化あるいは出血を伴った下垂体腺腫（図2）との鑑別を要する[9,10]。下垂体腺腫と頭蓋咽頭腫のcollision tumorは，充実性腫瘤に隣接して分葉状の嚢胞性病変を認めることがある[11]。下垂体腺腫と神経節細胞腫のcollision tumorは，前述したように「mixed gangliocytoma-pituitary adenoma」とよばれ，病理学的に下垂体腺腫に神経節細胞が混在し，MRI上，下垂体腺腫との鑑別は困難である[3,4]。下垂体腺腫と鞍結節部髄膜腫のcollisionの場合は，下垂体腺腫に造影効果あるいは性状の異なる鞍結節あるいは鞍結節から鞍上部にかけての充実性腫瘤である鞍結節髄膜腫を認め，前頭蓋底にdural tail signが指摘される[5,6]。

▶▶ 鑑別診断

▷嚢胞性変化を伴った下垂体腺腫

下垂体腺腫は嚢胞性変化，出血を伴うことがある（図2）。ラトケ嚢胞を取り込んだ下垂体腺腫と嚢胞性変化を伴った下垂体腺腫は，鑑別が非常に困難である。頻度は嚢胞性変化を伴った下垂体腺腫が多く，嚢胞内にwaxy noduleといったラトケ嚢胞に特徴的な所見を認めれば疑うことができる。

▷エナメル上皮型頭蓋咽頭腫(adamantinomatous type)

　小児および成人の鞍上部あるいは鞍内から鞍上部かけて占拠する囊胞性病変である。分葉状で，高頻度に石灰化を有し(90%)，充実成分を伴った場合は壁在結節として存在する点が鑑別点となる。

図1　ラトケ囊胞と下垂体腺腫のcollision tumor(下垂体卒中合併例)

30歳台，男性。突然の頭痛，右視力消失にて発症。
鞍内から鞍上部にかけてトルコ鞍の拡大を伴う囊胞性病変を認め(➡)，内容液にfluid-fluid levelが指摘され(b, d；＊)，腫瘍内出血と考える。病変の中央に結節影(▶)を認め，T1強調像(a)で高信号，T2強調像(b, d)で低信号域を呈する。造影像(c, e)にて囊胞壁および中央から放射状の濃染が指摘され，中央の結節(▶)には明らかな濃染を認めない。以上より，腫瘍内出血を伴った下垂体腺腫(下垂体卒中)の術前診断のもと内視鏡下経蝶形骨洞的腫瘍摘出術が施行された。術中迅速病理検査にて繊毛を有した円柱上皮を認め，術後病理検査では好酸性細胞の充実性増殖が確認され，ACTH陽性を示し，ラトケ囊胞とACTH産生下垂体腺腫のcollision tumorと診断された。中央の結節(▶)が，下垂体線腺腫に取り込まれたラトケ囊胞を反映した。

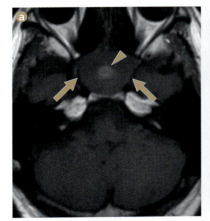

a：T1強調横断像

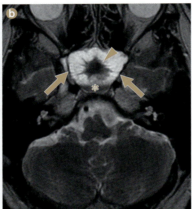

b：T2強調横断像

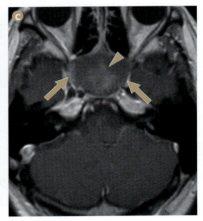

c：造影T1強調横断像

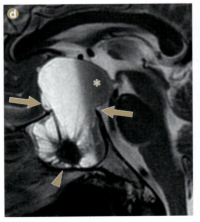

d：T2強調矢状断像

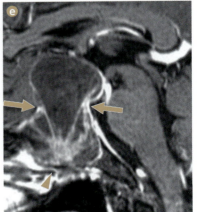

e：脂肪抑制造影T1強調矢状断像

> **ポイント**
>
> 下垂体腺腫に隣接してラトケ囊胞が存在するcollision tumorは，MRIによる術前診断は比較的容易であるが，下垂体腺腫がラトケ囊胞を取り込む状態の場合は囊胞性変化を伴った下垂体腺腫との鑑別が困難である。

IV 画像診断

図2 囊胞性変化を伴った下垂体腺腫

60歳台，男性．両耳側半盲を主訴とする．
鞍内から鞍上部にかけてT2強調像（a）で灰白質と等信号を呈した充実性腫瘤（＊）を認め，造影像（b）にて大部分は淡い染まりを示す．腫瘍の左側域は造影にて強く濃染し（b；▶），内部に囊胞（➡）を伴い，海綿静脈洞に浸潤している．内視鏡下経蝶形骨洞的腫瘍摘出術が施行され，免疫染色にて非機能性下垂体腺腫と診断された．

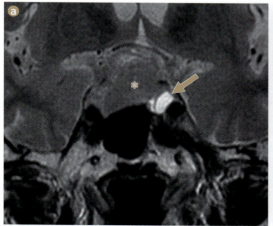

a：T2強調冠状断像

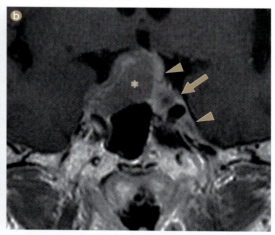

b：造影T1強調冠状断像

トピック

破裂したラトケ囊胞は下垂体腺腫発生のリスクファクター

Ikedaらは，破裂したラトケ囊胞308例の手術例のうち106例（34％）に病理学的に下垂体腺腫を認めた[12]．破裂したラトケ囊胞に高率に下垂体腺腫が発生する原因として繰り返す破裂による慢性炎症が考えられている．

文献

1) Ikeda H, Ohhashi G: Demonstration of high coincidence of pituitary adenoma in patients with ruptured Rathke's cleft cyst: Results of a prospective study. Clin Neurol Neurosurg, 139: 144-51, 2015.
2) Guo SY, Cai XQ, Ma J, et al: Diagnosis of concomitant pituitary adenoma and Rathke's cleft cyst with magnetic resonance imaging. International Journal of Surgery, 18: 191-195, 2015.
3) Michael C, Sabel MD, Volkmar H, et al: Mixed gangliocytoma/pituitary adenoma. Arch Neurol, 57: 587-588, 2000.
4) Lopes MB, Sloan E, Polder J, et al: Mixed gangliocytoma-pituitary adenoma: Insights on the pathogenesis of a rare sellar tumor. Am J Surg Pathol, 41: 586-595, 2017.
5) Prevedello DM, Thomas A, Gardner P, et al: Endoscopic endonasal resection of a synchronous pituitary adenoma and a tuberculum sellae meningioma: technical case report. Neurosurgery, 60: E401, 2007.
6) Mahvash M, Igressa A, Pechlivanis I, et al: Endoscopic endonasal transsphenoidal approach for resection of a coexistent pituitary macroadenoma and a tuberculum sellae meningioma. Asian J Neurosurg, 236: 2014.
7) Noh SJ, Ahn JY, Lee KS, et al: Pituitary adenoma and concomitant Rathke's cleft cyst. Acta Neurochir, 14i9: 1223-1228, 2007.
8) Koutourousiou M, Kontogeorgos G, Wesseling P, et al: Collision sellar lesions: experience with eight cases and review of the literature. Pituitary, 13: 8-17, 2010.
9) Sumida M, Migita K, Tominaga A, et al: Concomitant pituitary adenoma and Rathke's cleft cyst. Neuroradiology, 43: 755-759, 2001.
10) Guo SY, Cai XQ, Ma J, et al: Diagnosis of concomitant pituitary adenoma and Rathke's cleft cyst with magnetic resonance imaging. International Journal of Surgery, 18, 191-195, 2015.
11) Jin G, Hao S, Xie J, et al: Collision tumors of the sella: coexistence of pituitary adenoma and craniopharyngioma in the sellar region. World J Surg Oncol, 11: 178, 2013
12) Ikeda H, Ohhashi G: Demonstration of high coincidence of pituitary adenoma in patients with ruptured Rathke's cleft cyst: Results of a prospective study. Clin Neurol Neurosurg, 139: 144-151, 2015.

Ⅳ 画像診断

非腫瘍性疾患

クモ膜嚢胞

伏見育崇

▶▶ 概念

▷病態

　クモ膜嚢胞(arachnoid cyst)は，頭蓋内に比較的高頻度に偶発的に認められる病変で，ほとんどが中頭蓋窩の前1/3にみられる。鞍上部クモ膜嚢胞の発症頻度は全頭蓋内のクモ膜嚢胞の約10％程度とされている。

　クモ膜嚢胞の成因としては，クモ膜の発生段階における微小な障害(分離や重複など)，間葉の凝集における欠損，脳脊髄液の異常な流れ，などが想定されている。クモ膜嚢胞の増大原因には定まったものはないが，「脳脊髄液腔とクモ膜構造の間にball-valveの状態が生じ嚢状となる」，「脳実質の局所的な無形成により脳脊髄液がとどまる」，「クモ膜に局在している細胞による分泌亢進により嚢状となる」，などの機序が提唱されている[1]。

　視床下部過誤腫には，鞍上部クモ膜嚢胞と合併することがある(機序は不明)[2]。

▷分類

　機能的には，交通性と非交通性のクモ膜嚢胞に分類できる。交通性の場合は，クモ膜下腔と嚢胞との間が一方向のball-valve状態となっており，非交通性の場合はクモ膜下腔には交通がない。

▷鞍上部クモ膜嚢胞の2つの発生機序

　鞍上部クモ膜嚢胞には2つの異なるタイプの嚢胞が存在し，それぞれの発生機序は異なる可能性がある。非交通性クモ膜嚢胞は，後述のLiliequist膜の上面を形成するdiencephalic membrane自体にクモ膜嚢胞が生じたもので(図1)，交通性クモ膜嚢胞は，Liliequist膜による脳脊髄液通過障害に起因する脚間槽の拡大と考えられている(図2)[3]。

▶▶ 臨床

▷症状

　クモ膜嚢胞全般では，特に非交通性クモ膜嚢胞では，ほとんどが無症状である。まれな例としては，外傷などにより破裂をして硬膜下水腫をきたした報告もある。2歳未満の場合は，頭囲拡大を呈することがある。

175

IV 画像診断

図1 鞍上部クモ膜囊胞，水頭症

5歳，男児。
a：囊胞壁は全周で同定可能である（▶）。第三脳室底は上方に圧排されている。脳底動脈は後方に圧排されている（➡）。非交通性クモ膜囊胞と診断できる。
b：T1強調像でも囊胞壁の一部は同定可能である（▶）。下垂体はトルコ鞍の下方に圧排されている（大➡）。脳底動脈は後方に圧排されている（小➡）。

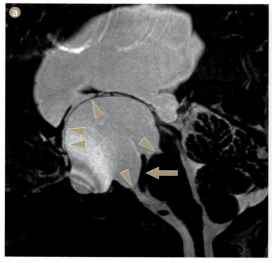

a：3D-CISS矢状断像

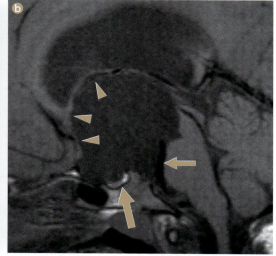

b：T1強調矢状断像

図2 鞍上部クモ膜囊胞，水頭症なし

70歳台，男性。
a：鞍上部クモ膜囊胞の前方は凸に拡張している（➡）。クモ膜囊胞の尾側（脳底動脈側）は一部不明瞭であり，交通性クモ膜囊胞が疑われる。
b：正常下垂体はトルコ鞍の前下方に圧排されている（➡）。視交叉圧排による視野障害あり。
　本症例は神経内視鏡にて前壁を開窓が行われ，クモ膜囊胞は一旦は縮小したが，その後，再増大がみられた。再増大の程度は術前ほどではなく経過観察されている。

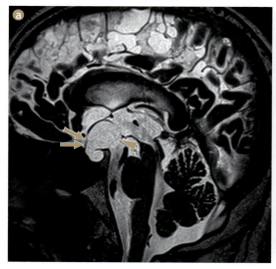

a：3D-T2強調矢状断像

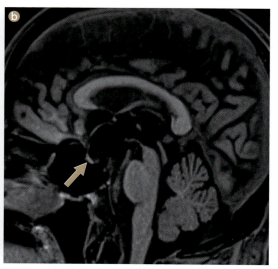

b：3D-T1強調矢状断像

非腫瘍性疾患 ● クモ膜囊胞

鞍上部クモ膜囊胞に限ると，有症状の場合は，ほとんどの場合が小児期に水頭症
に関連した症状として指摘される。上述の頭囲拡大を呈することもある。

▷治療

無症状であれば治療適応は少なく，経過観察される。囊胞による周囲構造の圧排
が強い場合，例えば，視床下部〜下垂体の圧排による下垂体ホルモン分泌障害，視
神経〜視交叉の圧排による視機能障害，第三脳室やMonro孔圧排による水頭症，な
どの場合は手術適応が考慮される。

治療適応がある場合は，鞍上部においては低侵襲手術の代表である神経内視鏡手
術によるクモ膜囊胞壁の開窓術がよく行われるが，他部位においては囊胞とクモ膜
下腔のシャント留置なども行われることがある。

▶▶ 画像所見

▷ MRI

薄壁構造をとり，T1強調像，T2強調像ともに脳脊髄液と等信号の囊胞腔として認
められる。3D-T2強調像などにて1mm以下の薄いスライス厚で観察すると囊胞壁が
容易に同定できるが，脳脊髄液に接していない領域では同定が難しい場合もある。

▷ CT

クモ膜囊胞であることが明らかであれば，CTの必要性は少ない。しかし，鑑別診
断にもあるように，頭蓋咽頭腫や寄生虫関連の病態などを除外するためには病変部
の石灰化の有無などを一度は評価しておくべきかもしれない。

▶▶ 鑑別診断

- **empty sella**：大きなempty sellaの場合は，空間分解能の低い画像の場合，あた
  かもクモ膜囊胞のようにみえることがある。無症状であれば精査は不要だが，臨
  床症状がある場合は，薄いスライスの良好な撮影を心掛けるべきである。
- **頭蓋咽頭腫**：充実成分，石灰化の有無などが頭蓋咽頭腫との鑑別点になる。
- **ラトケ囊胞**：脳脊髄液との信号の差の有無がラトケ囊胞との鑑別点になる。
- **類皮囊胞・皮様囊腫**：類皮囊胞・皮様囊腫は拡散強調像で高信号となることが特徴
  的で，鑑別可能である。脂肪成分の有無をT1強調像などにて確認する。
- **ependymal cyst**：薄壁構造をとり，T1強調像，T2強調像ともに脳脊髄液と等
  信号となりうる。
- **neurocysticercosis**：neurocysticercosisは，脳実質内に生じる場合は鑑別にも
  挙がらないが，クモ膜下腔に生じることもあり，vesicular stageであれば薄い囊
  胞壁をとるため，鑑別に挙がる。
- **中脳水道狭窄による第三脳室拡大（閉塞性水頭症）**：第三脳室底が下向きに拡大し

177

Ⅳ 画像診断

図3 第三脳室拡大

10歳台後半，女性。
a：迂回槽にクモ膜囊胞（＊）があり，これによる中脳水道狭窄が生じている（小➡）。このため水頭症が生じ，第三脳室拡大が生じている。第三脳室壁が明瞭に描出されている（▶）。下垂体の圧排は目立たない。脳底動脈の圧排は目立たない（大➡）。
b：迂回槽にクモ膜囊胞（＊），中脳水道狭窄（小➡）。下垂体は正常に描出されている（▶）。

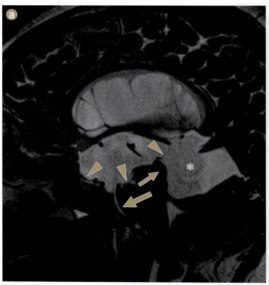
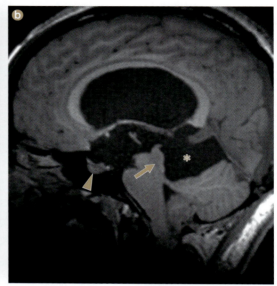

a：3D-T2強調矢状断像　　　　　　　　　　b：T1強調矢状断像

ているか，圧排により上向きに偏位しているかを見極める必要がある（図3）。

Liliequist膜

　Liliequist膜は鞍背と乳頭体の間に広がるクモ膜構造とされる。
　鞍背側では比較的しっかりしたクモ膜構造だが，乳頭体側では開窓を伴った不完全なクモ膜構造であることが多い。薄いスライス厚の3D-T2強調像などでも確認が可能であるが，Liliequist膜の見え方には個人差があり，Liliequist膜自体にも個人差があると考えられる（図4）[4]。
　第三脳室底開窓術において，第三脳室底のみならず，Liliequist膜も開窓しておくことが有効な除圧につながるが，長期間経過した水頭症の場合は，第三脳室底とLiliequist膜は付着しているためか個々には認識されず，同時に開窓されていることが多いようである。

図4 Liliequist膜

30歳台，男性。
3D-CISS像（TR 12.30 ms, TE 6.16 ms, スライス厚 0.6 mm），1.5テスラMRI
脳槽内においては，多数のクモ膜構造が支持組織としてみられる。そのようなクモ膜構造のうち，Liliequist膜は名前が付いていることでもわかるように重要な構造である。

a：矢状断像（正中）では，下垂体柄，第三脳室底のすぐ尾側に，Liliequist膜（鞍背〜乳頭体にかけてつながる線状構造）がみえる。鞍背側では比較的しっかりした太めの構造で（大➡），乳頭体側はやや細めもしくは不明瞭である（▶）。中央部分で分離が確認される（小➡）。
b, c：矢状断像（傍正中）では，Liliequist膜（大➡，▶），くびれ（小➡）が確認できる（b）。橋前槽の拍動によるアーチファクト（▶）が第三脳室底に当たるのを，あたかもLiliequist膜によって防がれているようにも見える（c）。
d：横断像では，両側動眼神経（▶）の周囲のクモ膜構造にLiliequist膜（大➡）が接しているのがわかる。
e：冠状断像では，両側動眼神経（▶）の周囲のクモ膜構造（小➡）にLiliequist膜（大➡）が接しているのがわかる。

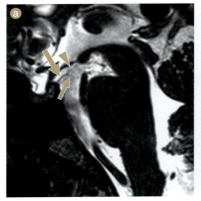
a：矢状断像（正中）

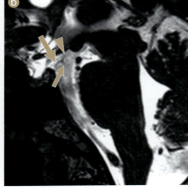
b：矢状断像（傍正中）

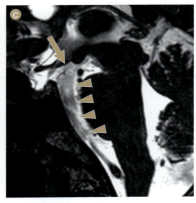
c：矢状断像（傍正中）

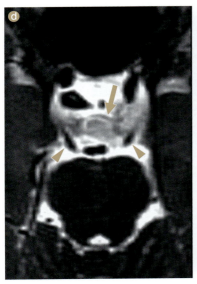
d：横断像

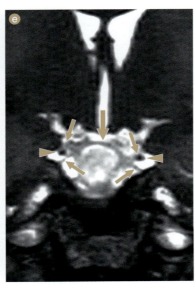
e：冠状断像

（文献4, Fig.2より許可を得て転載）

IV 画像診断

> **トピック**
>
> 気脳撮影にて，Liliequistは脚間槽と視交叉槽を境する膜状構造を示した[5]。気脳撮影にて注入したairは，この膜により停留していたため，脳脊髄液の流れに関して緩衝のような役割をしている可能性が示唆された。Liliequistのこの報告にちなみ，このクモ膜構造はLiliequist膜とよばれている（図5）。

図5 気脳撮影におけるLiliquist膜

a：気脳撮影にて，Liliequistは脚間槽と視交叉槽を境する膜状構造を示した（➡）。
b：気脳撮影にて注入したairは，この膜により停留しているのがわかる。
　Liliequistのこの報告にちなみ，このクモ膜構造はLiliequist膜とよばれている。

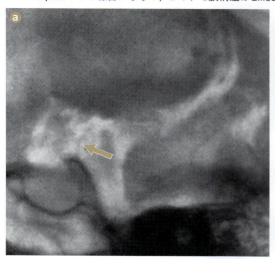
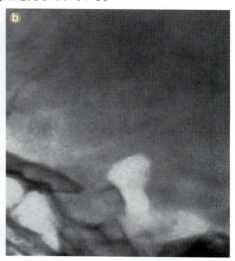

（文献5, Fig.3より許可を得て転載）

文献

1) Pradilla G, Jallo G：Arachnoid cysts: case series and review of the literature. Neurosurg Focus, 22: E7, 2007.
2) Elliott RE, Tanweer O, Rubin BA, et al: Suprasellar hamartoma and arachnoid cyst. World Neurosurg, 80:e401-407, 2013.
3) Miyajima M, Arai H, Okuda O, et al: Possible origin of suprasellar arachnoid cysts: neuroimaging and neurosurgical observations in nine cases. J Neurosurg, 93:62-67, 2000.
4) Fushimi Y, Miki Y, Ueba T, et al: Liliequist membrane: three-dimensional constructive interference in steady state MR imaging. Radiology, 229: 360-365, 2003.
5) Liliequist B: The anatomy of the subarachnoid cisterns. Acta Radiologica, 46: 61-71, 1956.

Ⅳ 画像診断

非腫瘍性疾患

成長ホルモン分泌不全性
低身長症

藤澤 一朗

▶ 概念・臨床

　小児期において，成長ホルモン(growth hormone：GH)がなんらかの原因で分泌低下に陥ったことによる低身長症のことである。他の下垂体ホルモンの分泌不全を伴うことがあるが，総称として，成長ホルモン分泌不全症という用語が用いられている。

　成長ホルモン分泌不全低身長症の約90％は原因不明であり，MRIでも異常所見を指摘し得ない。10％に器質的な疾患が見いだされる。器質的な疾患には，頭蓋咽頭腫・ジャーミノーマ(胚腫)などが含まれている(各該当項目参照)。本項では，MRIで非常に特徴的な画像を示す下垂体茎途絶症候群(pituitary stalk interruption syndrome：PSIS)について述べる。

▶ 成因の考察と画像所見

　PSISで認められる所見は以下の通りである。下垂体茎の途絶もしくは淡い描出・異所性後葉の形成・下垂体前葉の低形成あるいは無形成が画像の3主徴として挙げられる。PSISのMRI像は非常に特徴的であり，診断は比較的容易である。ただし，その成因に関してはいまだ議論が続いているので，本項では歴史的な経緯を含め記載する。

▷茎の機械的断裂(外傷)説

　1987年，筆者らは，下垂体茎の途絶と異所性後葉形成のMR画像を世界に先駆けて報告した(「後葉」p.62参照)[1]。全例が成長ホルモン分泌不全性低身長症(growth hormone deficiency)の患者で，10例中9例に分娩異常(骨盤位分娩)があったため，分娩時に茎の機械的な切断が生じたものと推測した。

　正常頭位分娩の場合，頭部が先進するため，脳が頭蓋底方向に圧迫される。茎に牽引・緊張が生じることはない。一方，骨盤位分娩の場合には，頭蓋底が先進し，最大径をもつ頭部が残るため，茎が伸展される方向に外力が働く。その際に，茎が機械的に断裂するものと推測される。骨盤位分娩時には，神経の引き抜き損傷が生じることが知られている。茎も神経組織であり，一種の引き抜き損傷と考えられる。鉗子分娩や吸引分娩でも同様の外力が働くことが推察できる。

　茎の途絶は門脈の破綻をきたし，前葉の梗塞および視床下部からの前葉ホルモン放出促進因子の到達を阻害するため，成長ホルモンをはじめとする前葉ホルモンの分泌不全を惹起する。

Ⅳ 画像診断

下垂体茎切断実験は神経内分泌学の草創期から数多く行われている。また、臨床的にも悪性腫瘍の治療(ホルモン療法)や糖尿病合併症に対して、茎切断が施行された。それらの知見から茎切断によって以下のことが生じることが確認されている。①切断直後には断端中枢側に神経分泌顆粒を認める、②切断後に夾雑物を入れないと下垂体門脈が再開通する、③前葉は門脈が途絶するために梗塞に陥る、④長期間経過後に断端中枢側に異所性後葉が形成される。

Kikuchiらは、内分泌学的な検討から、門脈再開通が生じていることを示した[2]。当時は造影剤がなかったが、その後、造影後に異所性後葉から下垂体にいたる線状構造が描出される例もあり、門脈再開通(および茎の遺残)を示す所見と考えられる(図1)。造影剤を使わなくても、淡い線状構造が描出される例もある。また、正所性異所性に後葉の高信号が存在し、茎の部分断裂を示すものと考えられる所見を呈する例が報告されている(図2)。

異所性後葉形成の程度は切断レベルによって異なることが知られている。下垂体近くの末梢側で切断されると良好に形成されるが、正中隆起近くでの切断では形成が不十分となる。Yamanakaらは、異所性後葉形成の程度と後葉系の機能が相関していることを報告した(図3)[3]。異所性後葉が十分に形成されれば正常機能を保持するが、不十分であれば部分尿崩症(夜尿症)、ほとんど形成されない例では中枢性尿崩症を示した。

PSISの画像所見は非常に多彩であるが、上述した筆者らの一連の報告がそれをよく説明しうる。すなわち、茎切断時の異所性後葉の形成の程度・門脈再開通の有無や程度・前葉梗塞の程度が各症例で異なることを反映しているものと考える。

図1 異所性後葉と門脈再開通

正中隆起に異所性後葉が高信号で描出されている(a；➡)。下垂体茎は同定できない。後葉の高信号は認めず。淡い線状の構造物が異所性後葉から下垂体に向かって描出されている(b；➡)。門脈再開通を示す所見と考えられる。

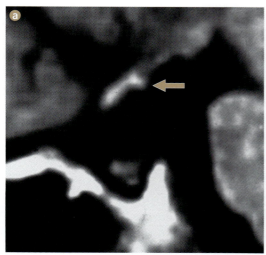
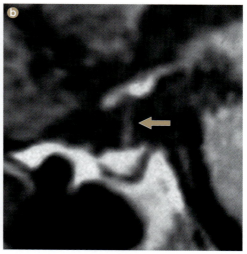

a：T1強調矢状断像　　　　　　　　　　　b：造影T1強調矢状断像

図2 茎の部分的切断が示唆される例

正中隆起に異所性後葉と考えられる高信号を認める(⇨)。異所性後葉から淡い線状構造が下垂体に連続している(▶)。正所性にも，小さいものの高信号が存在する(➡)。

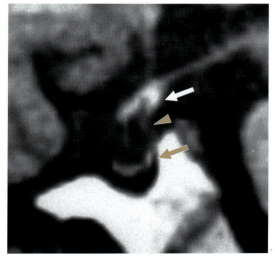

T1強調矢状断像

図3 異所性後葉形成の程度と機能

a：大きい。良好に形成されると後葉の機能は正常である。
b：小さい。軽度の機能不全あり（夜尿症）。
c：ほとんど形成されていない。機能不全あり（中枢性尿崩症）。

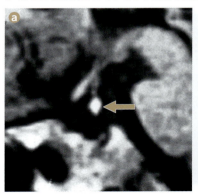 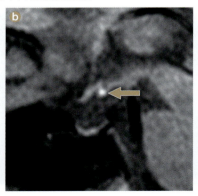 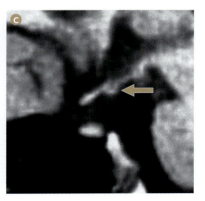

a〜c：T1強調矢状断像

（文献3より転載）

▷読影のコツ

　MRI検査においては，異所性後葉は微小なことも多いため，矢状断・冠状断での撮像が望ましい。また，下垂体茎が不明瞭な場合には，軸状断での造影T1強調像が最も信頼性の高い画像を得ることができる。画像診断医は，これらの所見を適切に読影し，ホルモンデータと対照する情報を提供することが肝要と考える。

　頭部外傷によっても，非常にまれに茎断裂は生じうるが，小児期のアクシデントは患者本人が覚えていないことがある。骨盤位分娩がなくても，頭部外傷の有無を患者のみならず，家族など周囲の人々から詳しく聴取する必要があることを付け加えておく。

▷発生異常説

成因に関して，茎の機械的断裂（外傷）説に対して，PSISは発生異常によるとする説が提唱されている。兄弟例，正中部の発達異常をしめすSOD（septo-opitic dysplasia）や異所性灰白質を伴う例などが報告されている[4,5]。異所性灰白質は，神経細胞の遊走障害を示すものであり，異所性後葉との関連が興味深い（図4）。骨盤位分娩を伴わない症例においては特に，脳内の発達異常の検索を詳細に行っておく必要がある。

遺伝子の検索も活発に行われ，PIT1，PROP1，LHX3/LHX4，PROKR2，OTX2，TGIF，HESX1などの遺伝子異常の関与が報告されている[6]。しかしながら現時点では，遺伝子異常が特定できたのは少数で，多くの例では異常が確認されていない。今後の研究が期待される。

図4 異所性灰白質を伴う症例（帝王切開・仮死なし）
a：正中隆起部に小さい異所性後葉が明瞭に描出されている（➡）。
b：T2強調冠状断像にて，異所性灰白質を認める（➡）。

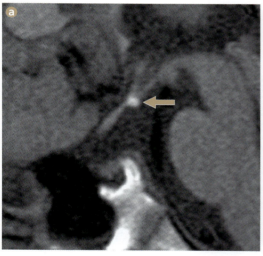 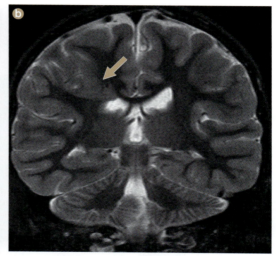

a：T1強調矢状断像　　b：T2強調冠状断像

（国立精神・神経医療研究センター病院 佐藤典子先生のご厚意による）

+α

個人的な経験であるが，最近では新規発生のPSIS画像を見る機会がほとんどなくなった。わが国において，帝王切開の普及により，骨盤位分娩の頻度が激減したためと考えている。近年，中国から多数例の報告がなされているが，骨盤位分娩の頻度が高く，90％を越えるものがある[7]。骨盤位分娩が広く行われていることによるものであろう。

分娩時損傷説と発生・遺伝子異常説は，排除しあうものではない。医療水準の向上により骨盤位分娩が減少するに従って，PSISの全体的な発生件数は減少し，発生・遺伝子異常症例の占める割合が高くなるものと筆者は考えている。

◆ 文献

1）Fujisawa I, Kikuchi K, Nishimura K, et al: Transection of the pituitary stalk : Development of an ectopic posterior lobe assessed with MR imaging. Radiology, 165: 487-489, 1987.

2）Kikuchi K, Fujisawa I, Momoi T, et al: Hypothalamic-pituitary function in growth hormone-deficient patients with pituitary stalk transection. J Clin Endocrinol Metab, 67: 817-823, 1988.

3）Yamanaka C, Momoi T, Fujisawa I, et al: Neurohypophyseal function of an ectopic posterior lobe in patients with growth hormone deficiency. Acta Endocrinol (Copenh), 122: 664-670, 1990.

4）Yagi H, Nagashima K, Miyake H, et al: Familial congenital hypopituitarism with central diabetes insipidus.

J Clin Endocrinol Metab,78: 884-889, 1994.

5）Mitchell LA, THomas PQ, Zacharin MR, et al: Ectopic Posterior Pituitary Lobe and Periventricular Heterotopia: Cerebral Malformations with the Same Underlying Mechanism? AJNR Am J Neuroradiol, 23:1475-1481, 2002.

6）Wang CZ, Guo LL, Han BY, et al: Pituitary Stalk Interruption Syndrome: From Clinical Findings to Pathogenesis. Journal of Neuroendocrinology, 29: 2017, doi: 10.1111/jne.12451.

7）Wang Q, Hu Y, Li G, Sun X: Pituitary stalk interruption syndrome in 59 children: the value of MRI in assessment of pituitary functions. Eur J Pediatr. 173: 589-595, 2014.

IV 画像診断

非腫瘍性疾患

下垂体過形成と下垂体外疾患による下垂体腫大を呈する病態

下野 太郎

▶ 概念・臨床

▷病態・症状

　一般的に下垂体過形成（pituitary hyperplasia）は，下垂体前葉の肥大を指す。下垂体は他の内分泌臓器と異なり，特発性過形成がホルモン過剰症状をきたすことは極めてまれである。なんらかの下垂体ホルモン過剰症状と下垂体腫大を認め，腺腫と過形成の鑑別が問題となる場合には，過形成をきたす可能性のある他の内分泌的要因の検索がまず行われる。この点で過形成は，病理学的診断よりも臨床病態の解析が重要といえる。

　下垂体過形成は症状としては無症状もしくは頭痛が多く，他の下垂体腫瘍性病変と大差ない。

▷分類

　下垂体は，ホルモン分泌の盛んな時期，すなわち新生児期，思春期，妊娠時，産褥期，更年期に腫大しうる。この生理的下垂体腫大は，女性のほうが男性より多くかつ程度も強い。

　生理的要因以外にホルモン変化が関与して過形成が生ずる病態としては，甲状腺機能低下症（hypothyroidism）[1, 2]，外因性もしくは内因性エストロゲン増加〔DHEA（dehydroepiandrosterone：デヒドロエピアンドロステロン）治療などや，男性から女性への性転換者〕，中枢性思春期早発症（central precocious puberty）[3]（**図1**）（「＋α」参照），性腺機能低下症〔Klinefelter症候群やTurner症候群や多囊胞性卵巣症候群（polycystic ovary syndrome）など〕，慢性原発性副腎皮質機能低下症（Addison病），視床下部腫瘍，うつ病，抗精神病薬，コカイン・ヘロイン中毒，異所性GHRH産生腫瘍（神経内分泌腫瘍や甲状腺髄様癌や褐色細胞腫など），PROP1関連複合下垂体ホルモン欠損症（「トピック」参照）[4]に伴う場合がある[5]。

＋α

中枢性思春期早発症

思春期早発症は性ホルモンの分泌増加により二次性徴が早期に発現し成長と成熟のバランスが崩れる疾患。中枢性思春期早発症は頭蓋内異常による思春期早発症の総称で大部分がGnRH依存性である。

非腫瘍性疾患 ● 下垂体過形成と下垂体外疾患による下垂体腫大を呈する病態

> **トピック**
>
> ### PROP1関連複合下垂体ホルモン欠損症
>
> PROP1関連複合下垂体ホルモン欠損症（PROP1-related combined pituitary hormone deficiency：CPHD）は，成長ホルモン（GH），甲状腺刺激ホルモン（TSH），黄体形成ホルモン（LH）と卵胞刺激ホルモン（FSH），プロラクチン（PRL），ときに副腎皮質刺激ホルモン（ACTH）が欠乏する。乳児期から小児期にかけて成長遅滞で気づかれ，甲状腺機能低下症も同時期に発症する。本症における下垂体腫大は，T2強調像で著明な低信号，T1強調像で軽度の高信号という特徴的所見を呈するとされる。また，本報告例ではホルモン補充療法により下垂体腫大は縮小していることから，ホルモン分泌調節における負の（ネガティブ）フィードバックが関与していると推察される[4]。

　下垂体過形成のなかでは慢性甲状腺機能低下症による報告が最も多い（図2～4）。視交叉を圧迫して視野狭窄をきたすほど増大することもある。機序は，甲状腺ホルモンの減少が視床下部にて甲状腺刺激ホルモン放出ホルモン（TRH）の分泌を促進し，それにより主に下垂体前葉の甲状腺刺激ホルモン（TSH）産性細胞，程度は軽いがプロラクチン（PRL）産性細胞の過形成（これによりプロラクチン高値を認め腺腫と誤診されやすい）を引き起こすためとされている。そのため，甲状腺ホルモン補充にて正常大に戻りうる。反対に3週間という短期間でも，甲状腺機能が著明に低下（TSHが著明に上昇）すれば，下垂体は有意に腫大しうる[1,2]。甲状腺機能低下症に下垂体腺腫が合併することや，下垂体過形成から下垂体腺腫に移行することもまれにある。また，下垂体過形成と頭蓋咽頭腫との合併例も報告されている。

　正確には過形成とはいえないが，海綿静脈洞の硬膜動静脈瘻（図5）[6]では，静脈のうっ滞や充血のため下垂体が腫大することがある。下垂体静脈は海綿静脈洞に流入するため，硬膜動静脈瘻の場合には，海綿静脈洞圧が高くなりうっ血が主体とな

図1　思春期早発症
4歳，女児。
下垂体の前葉の腫大を認めるが，信号異常は認めない。

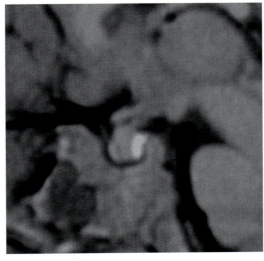

（国立精神神経センター病院放射線診療部
佐藤典子先生のご厚意による）

T1強調矢状断像

187

り下垂体腫大をきたす。また，脳脊髄液減少症（低髄液圧症候群）（図6）（「ポイント」参照）[7,8]でも下垂体やinferior intercavernous sinus（下海綿間静脈洞）などトルコ鞍内構造物の腫大を認める。

図2 萎縮性甲状腺炎による甲状腺機能低下症に伴う下垂体過形成

8歳，女児。乳房が物に当たると痛いという訴えで来院。低身長と乳房腫大も指摘された。
初診時には，下垂体前葉は著明に腫大（**a, b, c**）しているものの，信号異常は認めない。T1強調像での下垂体後葉の高信号（**a**；➡）も保たれており，引きのばされた形を呈している。血液検査にて，重度の甲状腺機能低下とプロラクチン高値を指摘され，原因は萎縮性甲状腺炎によるものと診断された。
上記診断のもと甲状腺ホルモンが投与され，1カ月半後には下垂体は正常の大きさ（**d**）に戻った。

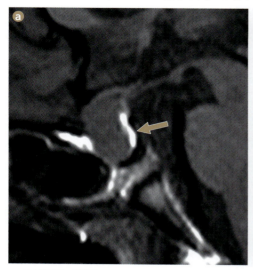

a：T1強調矢状断像
　初診時。甲状腺機能低下状態

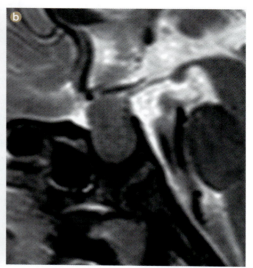

b：T2強調矢状断像
　初診時。甲状腺機能低下状態

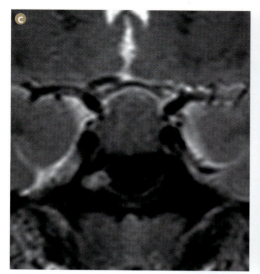

c：T2強調冠状断像
　初診時。甲状腺機能低下状態

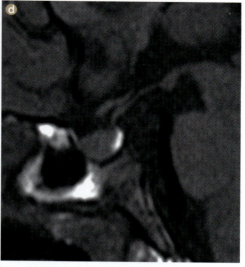

d：T1強調矢状断像
　甲状腺ホルモンが投与され1カ月半後。甲状腺機能正常状態

（文献2より許可を得て転載）

図3 甲状腺全摘による甲状腺機能低下症に伴う下垂体過形成

30歳台,男性。
甲状腺癌(乳頭腺癌)により甲状腺全摘後。甲状腺癌からの多発肺転移を認めたため,これに対するヨード131(I^{131})内照射療法予定。
a:甲状腺全摘後のため甲状腺ホルモンが投与されており,甲状腺機能は正常に保たれ,下垂体に異常は認めない。
b:I^{131}内照射療法の治療効果をあげるために,3週間前から甲状腺ホルモン投与を中止し,人為的に甲状腺機能低下となっている。下垂体は,aと比較し前葉の腫大を認める。以上の経緯より,甲状腺機能低下症に伴う下垂体過形成と考えられた。

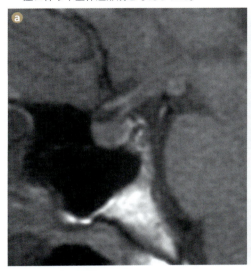
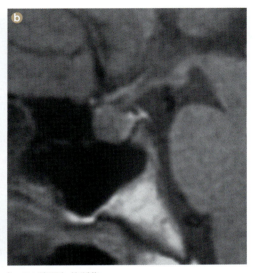

a:T1強調矢状断像
　甲状腺機能正常状態

b:T1強調矢状断像
　甲状腺ホルモン投与中止3週間後。
　甲状腺機能低下状態

(文献1より許可を得て転載)

図4 フィードバックによるホルモン分泌調節

甲状腺機能が低下した場合には,甲状腺ホルモンが低下する。これのネガティブフィードバックに伴い,視床下部から分泌される甲状腺刺激ホルモン放出ホルモン(TRH)と下垂体前葉から分泌される甲状腺刺激ホルモン(TSH)が増加する。その結果,さらに甲状腺刺激ホルモン(TSH)が増加し,同時に下垂体前葉から分泌される乳汁分泌ホルモン(プロラクチン;PRL)も増加する。

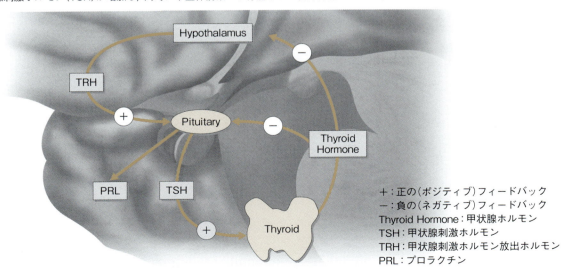

＋:正の(ポジティブ)フィードバック
－:負の(ネガティブ)フィードバック
Thyroid Hormone:甲状腺ホルモン
TSH:甲状腺刺激ホルモン
TRH:甲状腺刺激ホルモン放出ホルモン
PRL:プロラクチン

Ⅳ 画像診断

図5 海綿静脈洞の硬膜動静脈瘻
硬膜動静脈瘻（a）が存在していたときの下垂体（b）に比べ，硬膜動静脈瘻の塞栓術後（c）には，下垂体（d）の縮小を認める。

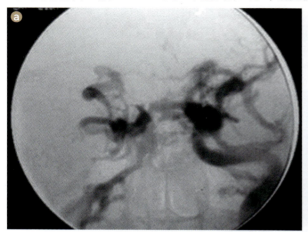

a：塞栓術前の血管造影像
　　硬膜動静脈瘻

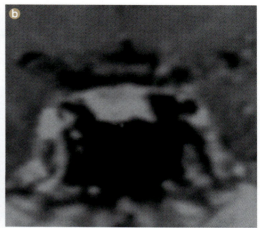

b：造影後T1強調冠状断像
　　硬膜動静脈瘻の塞栓術前の下垂体

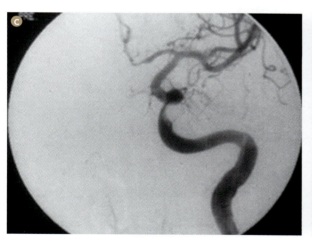

c：血管造影像
　　硬膜動静脈瘻塞栓術後

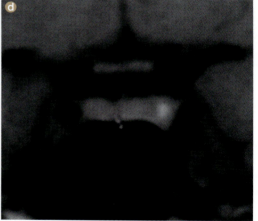

d：T1強調冠状断像
　　硬膜動静脈瘻の塞栓術後の下垂体

（文献6より許可を得て転載）
（国立精神神経センター病院放射線診療部 佐藤典子先生のご厚意による）

非腫瘍性疾患 ● 下垂体過形成と下垂体外疾患による下垂体腫大を呈する病態

▶ 画像所見

　下垂体過形成は，甲状腺機能低下症によるものであろうとなかろうと同様の所見をとる。MRI上，下垂体は左右対称性腫大を呈し，信号強度（基本的に正常）や造影効果は均一であることが多い。下垂体正中にて辺縁平滑な乳頭状に上方突出する所見（nipple sign）が特徴という報告もあるが，下垂体腺腫でも同様の所見は呈しうる。ダイナミック造影MRIでは，過形成では血管系は正常なので，正常の造影パターン（前葉は60〜90秒以内に，後葉は30秒以内に増強）を示す[2,9]。

▶ 鑑別診断

　画像上，下垂体過形成と下垂体腺腫（造影効果が均一な場合など）の鑑別が困難な場合もある。甲状腺機能低下症を示唆する症状（耐寒性低下，易疲労感，皮膚の乾燥，顔面・手足の浮腫），TSH・プロラクチン上昇などから，過形成の可能性を考慮することが大切である。甲状腺ホルモン補充にて，早いものでは1週間で縮小するので，治療的診断が有効と思われる[1,2]。
　過形成とリンパ球性下垂体炎などの炎症性疾患の鑑別にはダイナミック造影MRIが有用である。炎症性疾患では血管床の破壊により，増強効果やピークが消失・遅延するが，過形成では正常パターンを呈する。

> **ポイント**
>
> - 脳脊髄液減少症（低髄液圧症候群）においては，頭蓋骨に囲まれた頭蓋内の容積は一定なので，なんらかの要素でその減少分は補われなくてはならず，それはときには硬膜下血腫であったり，あるいは頭蓋内静脈叢の拡大であったりする。下垂体は非常に血流に富む柔らかい組織で，形や体積は容易に変化し，静脈叢と同様に脳脊髄液減少症では腫大する[7]。
> - また両側の海綿静脈洞を左右につなぐ海綿間静脈洞は複数あるが，その内の1つのinferior intercavernous sinus（下海綿間静脈洞）はトルコ鞍底，下垂体の直下を走行するので，その拡張も下垂体の高さの増大に関与する[8]。
> - さらに硬膜の肥厚も脳脊髄液減少症の重要な所見の1つで，肥厚した硬膜は造影され，FLAIRで高信号となる[10]。硬膜は内層と外層の2層より成り，内層のクモ膜と接する部位は"dural border cell layer"と称され，疎な線維芽細胞と様々な大きさの細胞外腔と小血管よりなる。脳脊髄液減少症では，この部位の血管が代償性に拡張して硬膜の肥厚をきたすと考えられている[11,12]。
> - しかしトルコ鞍底にも硬膜は存在するが，外層のみで，内層はトルコ鞍内に嵌入する前に鞍横隔膜として分離するので，脳脊髄液減少症では硬膜が下垂体の高さの増大には関与しないと考えられる（図6）。

図6 脳脊髄液減少症（低髄液圧症候群）

30歳台，女性，起立性頭痛。

脳脊髄液減少症（低髄液圧症候群）発症時にて，下垂体の腫大を認め，下垂体直下のinferior intercavernous sinus（下海綿間静脈洞）の拡張を，FLAIR冠状断像（**a**）では円弧線状高信号域（➡），造影T1強調像（**b, c**）では円弧線状増強域（➡）として認める。治療後には，下垂体は縮小し，円弧線状高信号域（**d**）・増強域（**e**）は消失した。

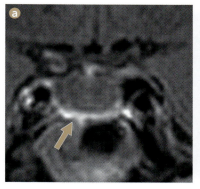

a：FLAIR冠状断像　発症時

b：造影T1強調冠状断像　発症時

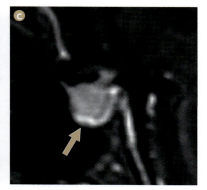

c：造影T1強調矢状断像　発症時

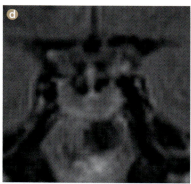

d：FLAIR冠状断像　治療後

e：単純T1強調矢状断像　治療後

（自治医科大学放射線科
藤井裕之先生のご厚意による）

文献

1) Shimono T, Hatabu H, Kasagi K, et al: Rapid progression of pituitary hyperplasia in humans with primary hypothyroidism: demonstration with MR imaging. Radiology, 213: 383-388, 1999.
2) 下野太郎：下垂体過形成．よくわかる脳MRI（第3版），青木茂樹ほか 編著，学研メディカル秀潤社，東京，p176-177, 2012.
3) Sharafuddin MJ, Luisiri A, Garibaldi LR, et al: MR imaging diagnosis of central precocious puberty: importance of changes in the shape and size of the pituitary gland. AJR Am J Roentgenol, 162: 1167-1173, 1994.
4) do Amaral LL, Ferreira RM, Ferreira NP, et al: Combined pituitary hormone deficiency and PROP-1 mutation in two siblings: a distinct MR imaging pattern of pituitary enlargement. AJNR Am J Neuroradiol, 28: 1369-1370, 2007.
5) De Sousa SM, Earls P, McCormack AI: Pituitary hyperplasia: case series and literature review of an under-recognised and heterogeneous condition. Endocrinol Diabetes Metab Case Rep, 2015: 150017, 2015.
6) Sato N, Putman CM, Chaloupka JC, et al: Pituitary gland enlargement secondary to dural arteriovenous fistula in the cavernous sinus: appearance at MR imaging. Radiology, 203: 263-267, 1997.
7) Alvarez-Linera J, Escribano J, Benito-León J, et al: Pituitary enlargement in patients with intracranial hypotension syndrome. Neurology, 55: 1895-1897, 2000.
8) Alcaide-Leon P, López-Rueda A, Coblentz A, et al: A Prominent Inferior Intercavernous Sinus on Sagittal T1-Weighted Images: A Sign of Intracranial Hypotension. AJR Am J Roentgenol, 206: 817-822, 2016.
9) Siddiqi AI, Grieve J, Miszkiel K, et al: Tablets or scalpel: Pituitary hyperplasia due to primary hypothyroidism. Radiol Case Rep, 10: 1099, 2016.
10) Tosaka M, Sato N, Fujimaki H, et al: Diffuse patchymeningeal hyperintensity and subdual effusion/hematoma detected by fluid-attenuated inversion recovery MR imaging in patients with spontaneous intracranial hypotension. AJR Am J Roentgenol, 29: 1164-1170, 2008.
11) Mokri B, Parisi JE, Scheithauer BW, et al: Meningeal biopsy in intracranial hypotension: meningeal enhancement on MRI. Neurology, 45: 1801-1807, 1995.
12) Haines DE, Harkey HL, Al-Mefty O, et al: The "Subdural" Space: A New Look at an Outdated Concept. Neurosurgery, 32: 111-120, 1993.

Ⅳ 画像診断

非腫瘍性疾患
シーハン症候群

鈴木 賢一

▶ 概念

シーハン症候群（Sheehan syndrome）は分娩時の大出血またはショック後に下垂体の梗塞・壊死を生じ，下垂体前葉機能低下症を呈する疾患である。1973年に英国の病理学者Sheehanによりはじめて報告された[1]。

シーハン症候群は重篤な産科ショックの約15％に発症し，成人下垂体機能低下症の6.4％といわれているが，産科技術の進歩により近年では頻度は減少している[2~4]。

▷病因・病態

下垂体前葉は妊娠時に増大し，分娩後に急速に退縮し血流量も減少する。これらの生理的変化に加え産科的ショックが生じることにより，下垂体内の末梢血管の血栓形成や循環虚脱が生じ，下垂体内の血流量が著明に減少し梗塞・壊死をきたす。慢性期では，下垂体前葉組織は著明に退縮し，線維組織に置換される。

▶ 臨床

▷症状

分娩時の大出血やショックのエピソードの後，下垂体前葉機能低下によるホルモン欠落による症状で発症する。下垂体壊死巣の部位や大きさにより症状の程度はさまざまである。軽症例では前葉ホルモンの単独の欠落や部分欠落の場合もあるが，重症例では汎下垂体機能低下症をきたす。

初発症状は分娩後の乳汁分泌不全が多く，その後，体重減少や身体疲労感，乳房萎縮，陰毛や腋毛の消失，外性器萎縮などが出現する。産褥期を過ぎても再潮がなく，汎下垂体前葉機能低下の症状を呈する。しかし，下垂体前葉の障害が軽度の例では一部のホルモン欠落症状を呈するのみの場合もあり，症状が軽度の場合，分娩後数年以上経ってから初めて発見されることも多い。

▷治療

病態に応じて，分泌が低下しているホルモンの補充療法を行う。適切なホルモン補充療法が行われれば予後は良い。

画像所見

急性期では下垂体は腫大し，T1強調像では低信号，T2強調像では高信号を示す．造影後T1強調像では辺縁部にrim状に造影効果を呈し，内部に造影効果を認めない場合が多いが，下垂体内に血流の残存した造影効果を呈する部分が散在する場合もある[5,6]．

出血を伴う場合は，出血の時期によりさまざまな信号を呈する．特に亜急性期の出血はT1強調像で高信号を示すことが多く，指摘しやすい（図1a, b）．ただし，下垂体は，妊娠後期・産褥期には，生理的に腫大し，T1強調像で高信号を呈することが多いことを念頭におく必要がある．

慢性期では，下垂体前葉は委縮し，MRIではトルコ鞍底部に菲薄化した前葉が確認される，いわゆるempty sellaの状態となる（図1c）．

図1 シーハン症候群
40歳台，女性．分娩時に多量出血のため子宮全摘術，内腸骨動脈塞栓術を施行．術後6日に低ナトリウム血症を伴う意識障害が出現した．
急性期：下垂体前葉の腫大を認める．内部にT1強調像（a）で高信号，T2強調像（b）で低信号を示す領域を認め，出血が考えられる．
発症2年後：トルコ鞍底部に萎縮した下垂体前葉を認める（c）．

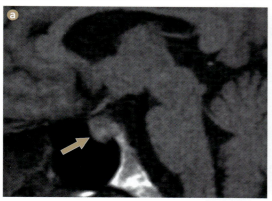

a：T1強調矢状断像

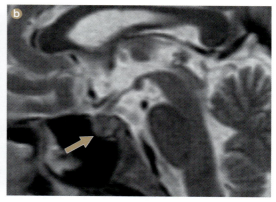

b：T2強調矢状断像

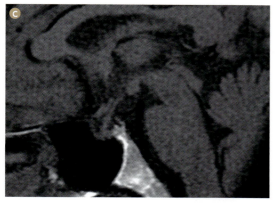

c：T1強調矢状断像

鑑別診断

　他の下垂体機能低下をきたす疾患が鑑別疾患となる。

　女性の産褥期に発症し下垂体機能低下をきたす疾患として，リンパ球性下垂体炎が鑑別に挙げられる。リンパ球性下垂体炎のMRI所見は下垂体や下垂体柄の腫大や均一な造影効果，ダイナミック造影MRIでの造影遅延が特徴であるため，鑑別が困難な場合は少ないが，まれにリンパ球性下垂体炎に嚢胞を形成する場合もあり，嚢胞等の造影不良域を伴う場合は鑑別困難となる[5]。

ポイント

シーハン症候群は，分娩時の大出血やショックが原因となる下垂体卒中である。
画像所見は，急性期では下垂体梗塞，出血の所見を呈し，慢性期ではempty sellaを呈する。

◆ 文献

1) Sheehan HL: Postpartum necrosis of the anterior pituitary. J Pathol Bacteriol, 45: 189-214, 1937.
2) 加藤譲: 厚生労働科学研究費補助金難治性疾患克服研究事業 間脳下垂体機能障害に関する調査研究班 平成13年度総括・分担研究報告書, 2002.
3) 肥塚直美: 続発性副腎機能低下症の診断 Sheehan症候群. 日内会誌, 97: 752-755, 2008.
4) 高橋慎治: Sheehan症候群. 臨婦産, 65: 454-457, 2011.
5) Kaplun J, Fratila C, Ferenczi A, et al: Sequential Pituitary MR Imaging in Sheehan Syndrome: Report of 2 Cases. Am J Neuroradiol, 29: 941-943, 2008.
6) Morani A, Parmar H, Ibrahim M: Teaching NeuroImages: Sequential MRI of the pituitary in Sheehan syndrome. Neurology, 78: e3, 2012.

Ⅳ 画像診断

非腫瘍性疾患

金属沈着

藤澤 一朗

　金属の沈着は，MRIの信号強度に大きな変化をもたらす。下垂体においては，前葉への鉄やマンガンの沈着が問題となる。

鉄沈着

▶ 病態と臨床

▷病態

　ヘモクロマトーシス（hemochromatosis）では，鉄過剰状態により様々な臓器に鉄が沈着し障害を起こす。遺伝性と続発性に分類される。欧米では遺伝性ヘモクロマトーシスが多いが，わが国では極めてまれである。続発性は，異常ヘモグロビン症（鎌状赤血球症・サラセミアなど）や先天性溶血性貧血，もしくは貧血に対して投与された鉄剤や輸血などにより生じる。わが国では，輸血後のヘモクロマトーシスの頻度が高いと推測されている。

▷臨床

　過剰な鉄は，肝臓・膵臓・脾臓・皮膚・関節・内分泌臓器など，全身のほとんどの臓器に沈着し，組織を障害する。臨床的には，肝硬変・糖尿病・皮膚色素沈着の3主徴に加え，心不全・関節症状や多彩な内分泌障害が生じる。

　下垂体では腺組織である前葉に沈着し，前葉機能低下・性腺機能低下（性欲減退・陰毛体毛の脱落・無月経・睾丸萎縮など）などが生じる。神経組織である後葉には沈着を認めない。

▶ 画像所見

　鉄の沈着は組織のT2値を短縮させるため，MRIでの前葉の信号強度に影響を与える[1]。特に，T2強調像において著明な信号低下を示す。T1強調像もT2値の影響を受けるため，信号が低下するが程度は軽い（図1）。ただし，鉄沈着が非常に強くなってくると，T1強調像においても著しく信号が低下する。T2*強調像は，スピンエコー法によるT2強調像と比較して，鉄沈着に鋭敏と報告されている[2]。

　遺伝性ヘモクロマトーシスや鎌状赤血球症・サラセミアが多いこともあり，欧米から，MRIによる前葉内の鉄沈着測定や症状との関連などの報告が数多くなされている[3]。

図1 ヘモクロマトーシス

20歳台，男性。
T1強調像において，前葉は軽度低信号を示している。後葉の高信号は保たれている（a；➡）。
T2強調像において，下垂体前葉が，著明な低信号で描出されている（b；➡）。

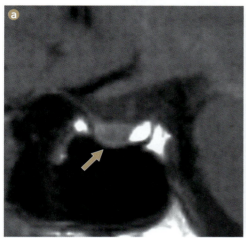
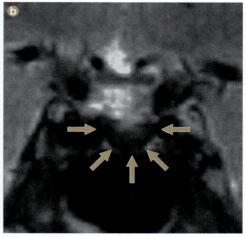

a：T1強調矢状断像　　　　　　　　　　b：T2強調冠状断像

（東京慈恵会医科大学 東條克能先生のご厚意による）

マンガン沈着

▶ 病態と画像所見

　下垂体にマンガンが沈着する病態として，慢性肝機能障害と中心静脈栄養（intravenous hyperalimentation：IVH）が挙げられる。

　慢性肝機能障害では，ときに，淡蒼球をはじめとして被殻・内包・黒質・大脳脚・四丘体などがT1強調像において高信号化することが知られている（図2）。マンガンは肝細胞から胆汁中に排泄されるが，肝硬変などではこの機能が障害され，体内のマンガン濃度が上昇する。また，門脈-体循環短絡を伴う例では血中マンガン濃度が上昇する。T1強調像における淡蒼球の信号強度が，血中マンガン濃度と相関することが報告されている[4]。

　下垂体では腺組織である前葉が高信号を示す。下垂体前葉が高信号を示すものとして，出生直後・妊娠後期/分娩時女性・ラトケ嚢胞・下垂体卒中・膿瘍・造影後などが挙げられるが，病歴・症状などから鑑別は比較的容易であると考えられる。

　一時期，IVHによっても，マンガン過剰が生じた[5]。わが国では1992年に，鉄・亜鉛・銅・マンガン・ヨウ素の5元素を含有した微量元素製剤が市販されるようになった。それら製剤では，マンガンの含有量が多く，過剰症の問題が起こった。慢性肝機能障害と同様，下垂体にもマンガンが沈着するため，前葉がT1強調像で高信号を呈する（図3）。2001年には含有量の減量された製剤，あるいは含有しない製剤が販売されるようになっている。現在，その使用によりマンガン過剰症をきたすおそれはない。

図2 肝硬変にともなうマンガン沈着

70歳台, 男性。
下垂体前葉が高信号を呈している(a; ➡)。淡蒼球も高信号で描出されている(b)。

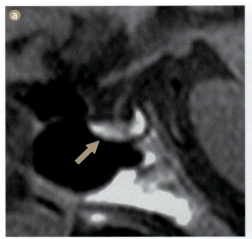

a：T1強調矢状断像

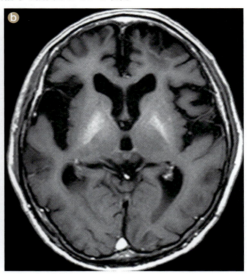

b：T1強調横断像

図3 IVHに伴う前葉へのマンガン沈着

10歳, 女児。
投与前では, T1強調像にて下垂体前葉は脳実質と同様の中等度の信号強度を示す。
投与後には, 前葉が高信号化している(b; ➡)。

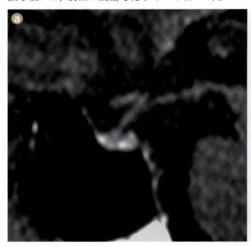

a：投与前　T1強調矢状断像

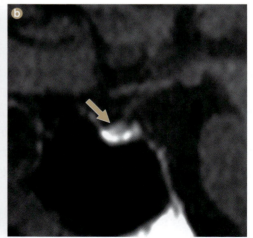

b：投与後　T1強調矢状断像

文献

1) Fujisawa I, Morikawa M, Nakano Y, et al: Hemochromatosis of the pituitary gland: MR imaging. Radiology, 168: 213-214, 1988.
2) Sparacia G, Banco A, Midiri M, et al: MR imaging technique for the diagnosis of pituitary iron overload in patients with transfusion-dependent beta-thalassemia major. AJNR Am J Neuroradiol, 19: 1905-1907, 1998.
3) Lan WW, Au WY, Chu WC, et al: One-stop measurement of iron deposition in the anterior pituitary, liver, and heart in thalassemia patients. J Magn Reson Imaging, 28: 29-33, 2008.
4) Uchino A, Hasuo K, Matsumoto S, et al: Cerebral magnetic resonance imaging of liver cirrhosis patients. Clin Imaging, 18: 123-130, 1994.
5) Suzuki H, Takanashi J, Saeki N, et al: Temporal parenteral nutrition in children causing t1 shortening in the anterior pituitary gland and globus pallidus. Neuropediatrics, 34: 200-204, 2003.

IV 画像診断

非腫瘍性疾患

ランゲルハンス細胞組織球症

榎園 美香子, 相田 典子

▶ 概念

▷病態

　ランゲルハンス細胞組織球症（Langerhans cell histiocytosis：LCH）は樹状細胞の一種であるランゲルハンス細胞の特徴を有する組織球が皮膚，骨，リンパ節，肝，脾，肺，軟部組織，下垂体などで異常増殖し，組織の障害と破壊を起こす疾患である。ランゲルハンス細胞の増殖機序についてはいまだ不明であるが，腫瘍説と免疫異常説がある。以前はhistiocytosis X とよばれ，Letterer-Siwe 病，Hand-Schüller-Christian病，好酸球性肉芽腫症（eosinophilic granuloma）の3つに分けられていたが，これらはすべてランゲルハンス細胞がかかわる病気であることがわかり，まとめてLCH とよばれるようになった。

　発症のピークは乳幼児であるが全年齢に発症しうる。日本でのLCH 発症数は乳児が年間15〜20例，乳児を除く小児が年間30〜40例，成人が年間20〜30例と推定される。

▷分類

　単一臓器のみに病変がある単一臓器型（主に骨）と，多臓器に病変がある多臓器型（骨，皮膚，造血器，リンパ節，肝臓，脾臓，軟部組織，肺，胸腺，下垂体など）に分類される。さらに単一臓器型は単独病変型と多発病変型に，多臓器型はリスク臓器（肝臓，脾臓，肺，造血器）浸潤の有無で2病型に分けられる。小児例では多臓器型が多い。

　乳突蜂巣や眼窩，頭蓋底，副鼻腔などの骨に病変があり軟部組織腫瘤を伴う場合，尿崩症の頻度が高くなり，これらの病変を中枢神経リスク病変とよぶ。

▶ 臨床

▷症状

　浸潤臓器により症状は多彩である。骨痛，腫瘤触知，皮疹，発熱，リンパ節腫脹，耳漏，肝脾腫，黄疸，貧血，呼吸困難，尿崩症など様々な症状を呈する。

　LCH の中枢神経病変では視床下部・下垂体への浸潤が最も多く，LCH の10〜25％に生じる。中枢性尿崩症を伴うことが多く，成長ホルモン分泌不全症やその他の内分泌異常を伴うことがある。

　他の頭蓋内病変としては経過中に小脳，脳幹，基底核，大脳白質に神経変性病変

199

IV 画像診断

> **トピック**
>
> LCHの増殖機序は未だ明らかではないが，近年，半数以上の例に*BRAF*遺伝子の変異が認められると報告された[4]。*BRAF*遺伝子は大腸癌や悪性黒色腫など多くの腫瘍性病変で変異が認められており，LCHが腫瘍性の側面を有することを支持する所見と考えられる。今後さらなる病態解明とともに新たな治療法の開発につながることが期待されている。

が認められることが知られている。こちらはランゲルハンス細胞の浸潤は認められず，組織学的に神経細胞の脱落や軸索変性，脱髄やグリオーシスが認められる。神経症状を認める症例と認めない症例があり，初期には小脳症状や錐体路徴候を呈し，その後，症状の増悪や他の重度の中枢神経障害に進行することがある。骨病変が眼窩，側頭骨，蝶形骨，前頭蓋窩，中頭蓋窩などに存在することや，慢性／再発性の経過，中枢性尿崩症の存在が神経変性病変の危険因子になると考えられている[1,2]。

▷診断

診断には病変部位の生検による病理組織診断が必要である。病変の広がりや程度の評価には，単純X線写真，超音波，CT，MRI，骨シンチグラフィーなどの画像検査を行う。

▷治療

単一臓器型で単独病変型は自然治癒することもあり，無治療で経過観察することもある。ただし，中枢神経リスク病変や椎体病変の場合には化学療法がすすめられる。骨病変を大きく削り取ると骨の再生が生じず骨欠損をきたすので，大きな外科的処置は避けたほうがよい。頭蓋底の単発浸潤性病変には低線量の局所放射線治療が用いられることがある。

乳幼児に多い多臓器型では，化学療法が必須である。多臓器型でリスク臓器浸潤のある場合には生命予後は不良であるが，その他の病型の生命予後は良好である。

LCHは再燃率が高く，多発病変単一臓器型の30％，多臓器型の40～50％は尿崩症や中枢神経変性病変など様々な不可逆的病変を残す。なお，中枢神経変性病変に対する標準的な治療法は確立されていない。

▶▶ 画像所見

▷下垂体・視床下部病変

下垂体柄の軽度の腫大から視床下部の腫瘤性病変とさまざまな大きさの病変として認識される。T1強調像での下垂体後葉の高信号の消失を認める。造影T1強調像では病変部に強い増強効果がみられる。同時に頭蓋骨・頭蓋底病変を伴うことが多い（**図1**）。

頻度は低いが，松果体や髄膜，脈絡叢にも同様の腫瘤性病変がみられることがある[3]。

▷ **神経変性病変**

小脳，脳幹，基底核，大脳白質にT1強調像で低信号あるいは高信号，T2強調像で高信号が左右対称性に認められる（図2）。ときに小脳萎縮を認める。

▷ **頭蓋骨・頭蓋底病変**

小児におけるLCHで最も頻度の高い病変である。頭蓋底より頭蓋冠病変の頻度が高い。

図1 LCHの下垂体病変と頭蓋底病変

3歳，女児。生後1カ月半より皮疹が出現し，生検にてLCHの診断となる。以後，腸骨や眼窩壁に骨腫瘤を形成したため，化学療法が行われた。治療後の経過観察中に中枢性尿崩症を発症。
T1強調像にて下垂体後葉を示す高信号域が消失している（a；➡）。下垂体柄は肥厚し，造影にて強く増強される（b；⇨）。蝶形骨体から篩骨洞にかけて溶骨性病変が認められ，同様に造影増強されている（a〜d；▶）。いずれもLCHによる病変を疑う。

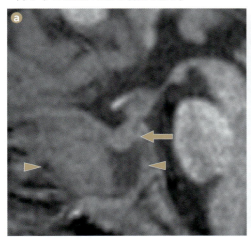

a：T1強調矢状断像

b：造影T1強調矢状断像

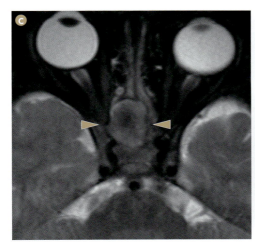

c：脂肪抑制T2強調横断像

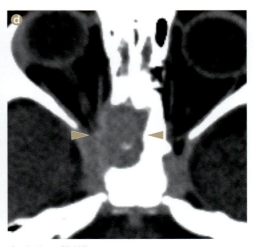

d：造影CT横断像

単純X線写真では典型的には"punched out lesion"と称される骨透亮像として認識され，CTでは溶骨性病変として認められる。境界明瞭で硬化縁を伴わない。外板と内板で不均等な骨破壊を示し，二重輪郭(double-contour appearance)を示す。骨膜反応はほとんど認められない。ただし典型的でない場合もあるので注意が必要である。

頭蓋底では側頭骨の乳突部および錐体部，蝶形骨，眼窩部にみられることが多い(図1)。眼窩のLCH腫瘤による眼球突出は，横紋筋肉腫や神経芽腫に酷似する。

T1強調像では低信号から高信号まで多彩な信号を示す。T2強調像では強い高信号を示し，周囲は浮腫あるいは炎症性変化を伴う。拡散強調像では脳実質と等信号から高信号まで様々である[5]。造影にて強く増強される。経過観察中に縮小することがある。

図2 LCHの神経変性病変

20歳台，男性。4歳時にLCHの眼窩，頭蓋骨病変に対して化学療法後，寛解を維持していた。3年前よりふらつき，1年前より動揺歩行や手の震えが出現した。
両側小脳白質に左右対称性のT1強調像低信号，T2強調像高信号域を認める(a, b；➡)。橋被蓋部にも淡いT2強調像高信号域あり(b；▶)。造影増強効果はない(c；➡)。拡散は亢進している。LCHの神経変性病変と考えられる(d, e；➡)。

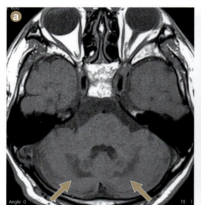

a：T1強調横断像

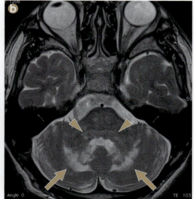

b：T2強調横断像

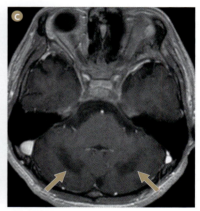

c：造影T1強調横断像

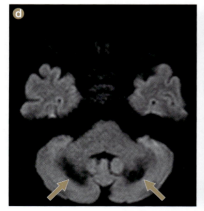

d：拡散強調横断像

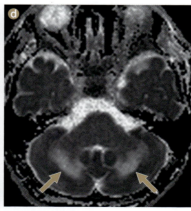

e：ADCマップ

(長崎大学放射線科 井手口怜子先生のご厚意による)

非腫瘍性疾患 ● ランゲルハンス細胞組織球症

▶▶ 鑑別診断

- **ジャーミノーマ(胚腫)**：小児・青年期の尿崩症をきたす疾患の鑑別として重要である。LCHと同様に下垂体柄と後葉に発生することが多く，T1強調像で後葉の高信号が消失する。松果体にも同様の腫瘍を形成することがある。細胞密度が高いため，単純CTで高吸収を示すことが多く，鑑別の一助となる。

- **リンパ球性下垂体炎**：同様に尿崩症の原因となる。LCHと同様に下垂体柄ないし下垂体の腫大が認められ，T1強調像で後葉の高信号が消失する。T2強調像でのparasellar T2-dark signやダイナミック造影MRIでの下垂体の造影効果の遅延が鑑別の一助となる。

- **サルコイドーシス**：尿崩症や下垂体前葉の機能不全を生じる。下垂体柄や脳神経の腫大，視床下部の腫瘍性病変，脳底部のびまん性の髄膜肥厚などが認められる。他の全身症状，検査所見などから鑑別可能なことが多い。

- **non-LCH(Rosai-Dorfman病，Erdheim-Chester病など)**：好発年齢や骨病変の性状，他臓器病変の性状の違いが鑑別のポイントとなる。

- **悪性リンパ腫**：トルコ鞍部のリンパ腫は全身性リンパ腫に伴うことが多いため，診断は難しくない。トルコ鞍周囲では脳底部の硬膜や海綿静脈洞，下垂体柄，脳神経などに沿って厚い造影効果が認められる。

ポイント

下垂体・視床下部病変のみでの鑑別は難しいが，同時に骨病変を伴うことが多いため頭蓋冠や頭蓋底，側頭骨の異常の有無に注意を払う。骨病変は拡散強調像で高信号を示すものもあるため，悪性腫瘍と間違えることがある。尿崩症以外に皮膚病変，肺病変などに伴う全身症状がないか確認することが重要である。

◈ 文献

1) Grois N, Fahrner B, Arceci RJ, et al: Histiocyte Society CNS LCH Study Group. Central nervous system disease in Langerhans cell histiocytosis. J Pediatr, 156: 873-881, 2010.
2) 日本ランゲルハンス細胞組織球症研究グループ：中枢神経変性LCHのフォローアップガイドライン(Vr.2011).
3) Prayer D, Grois N, Prosch H, et al: MR imaging presentation of intracranial disease associated with Langerhans cell histiocytosis. AJNR Am J Neuroradiol, 25: 880-891, 2004.
4) Badalian-Very G, Vergilio JA, Degar BA, et al: Recurrent BRAF mutations in Langerhans cell histiocytosis. Blood, 116: 1919-1923, 2010.
5) Ginat DT, Mangla R, Yeaney G, et al: Diffusion-weighted imaging for differentiating benign from malignant skull lesions and correlation with cell density. AJR Am J Roentgenol, 198: W597-601, 2012.

IV 画像診断

非腫瘍性疾患
神経サルコイドーシス

森 暢幸

▶▶ 概念

　サルコイドーシスは非乾酪性肉芽腫を形成する原因不明の慢性全身性炎症性疾患である。10万人に20人程度の頻度でみられ，男女とも20歳台と50歳台以降に多く二峰性である。男性は若年者，女性は高齢者に多くみられる。主な好発部位は肺門，縦隔リンパ節，肺，眼球，皮膚などであるが，心臓，神経，筋，腎臓，骨，消化器を含め，様々な臓器に発症しうる。

　神経サルコイドーシス（neurosarcoidosis）は全身型サルコイドーシスのうち，中枢神経・末梢神経を侵すものを指す[1]。全身型サルコイドーシスの約5〜13%に合併する比較的まれな病態とされる一方，剖検例の14〜50%程度に神経サルコイドーシスが見つかることも知られており，実際には臨床徴候が顕在化しない例も多いと考えられる[2]。症状は侵される部位や程度にもよるが，加療による改善がみられない場合も多く，致死率も10〜18%と高い[2,4]ため，サルコイドーシスのなかでは心病変とともに予後不良因子と見なされる。神経サルコイドーシスが単独ないし初発病変として見つかる場合も全身型サルコイドーシスの約10〜30%あり，迅速・正確な診断が重要である。

　視床下部−下垂体病変は神経サルコイドーシスの頻度は2.5%程度とされるものから50%程度と報告によりまちまちである。長期経過観察を欠いた症例報告を通じてその特徴が知られる程度で，治療も標準化されていない。

▷病態

　全身型サルコイドーシス同様，現時点では神経サルコイドーシスの病因は特定されていない。なんらかの体外要素（プロピオン酸菌[13]や結核菌[14]などの感染性，その他非感染性の環境因子）に対して宿主側の要素（主要組織適合遺伝子複合体など）がなす異常な免疫応答が重要であると考えられ，CD4陽性Th1細胞や貪食細胞によるサイトカイン産生が調節不能となっている。通常は無治療で治癒・消退するが，肉芽腫性炎症が線維化へと移行する場合がある。

▷病理

　全身型サルコイドーシスと同様，神経サルコイドーシスでは中心部に異物型多核巨細胞を伴った非乾酪性類上皮肉芽腫がみられる。多核巨細胞の細胞質に星芒体やSchaumann小体（層状の石灰性封入体）がみられることがある。

　肉芽腫は脳表の髄軟膜に好発し，肉芽腫性炎症性髄膜炎から始まると考えられて

いる。その後，この肉芽腫性炎症性浸出物が，クモ膜下腔から血管周囲腔を介して浸透することで脳実質内病変が形成される。脳底部においては前有孔質・後有孔質を含めた血管周囲腔が他の領域と比較して発達しており，同領域に神経サルコイドーシス病変が多い要因と考えられている。血管周囲腔では肉芽腫は血管外膜を侵す。通常は血管中膜および内膜は保たれるが，血管内腔の狭小化（ときに閉塞）をきたし，肉芽腫性血管炎と同様に脳梗塞を生じうる[7]。

▶ 臨床

▷ 症状

神経サルコイドーシスでは脳神経（特に顔面神経や視神経）・脊髄・脳幹・小脳・髄軟膜・硬膜などが侵され，脳神経症状・四肢脱力・頭痛・てんかん，尿崩症や水頭症など，侵される部位や程度に応じて多彩な像を示す。

下垂体・視床下部に生じた場合は，睡眠過剰，体温調節障害，尿崩症などを呈する。なお，無症候性の神経サルコイドーシスも剖検で多くみられ，画像上は下垂体が侵されているにもかかわらず症状を呈さない症例も報告されている。

▷ 検査所見（頭部画像以外）

日本サルコイドーシス／肉芽腫性疾患学会が定めた「サルコイドーシスの診断基準と診断の手引き−2015」では，以下の5項目中2項目以上が陽性であることがサルコイドーシス臨床診断群の要件となっている。

1）両側肺門リンパ節腫脹
2）血清アンジオテンシン変換酵素（ACE）活性高値（肉芽腫内の類上皮細胞が産生）または血清リゾチーム値高値
3）血清可溶性インターロイキン−2受容体（sIL2-R）高値
4）Gallium（^{67}Ga）citrate シンチグラムまたは^{18}F-FDG PETにおける著明な集積亢進
5）気管支肺胞洗浄検査でリンパ球比率上昇，CD4／CD8比＞3.5を超える上昇

これらに加えて，神経サルコイドーシスでは脳脊髄液中のACE活性高値や蛋白上昇・オリゴクローナルバンドの出現・リンパ球主体の細胞増多，血清Ca上昇などが知られるが，いずれも疾患特異性は低い。

▷ 治療

全身性サルコイドーシスで症状の軽い例では自然寛解を期待して経過をみるのが一般的である。しかし神経サルコイドーシスの場合は，予後不良とみなされている点からも，高容量のグルココルチコイドでの積極治療が用いられることが多い。またステロイド抵抗性のサルコイドーシスに対して，あるいはステロイド投与に伴う合併症やその懸念のある症例でのステロイド減量目的で，免疫抑制剤（メトトレキサート，アザチオプリン，シクロスポリンA，ホスファミドなど），生物学的製剤（インフリキシマブなど）が使用されることがある。抗マラリア薬である（ハイドロキシ）クロロキ

Ⅳ 画像診断

ンが用いられることがある。これらの治療が奏効しない場合には，放射線治療20〜25Gy程度を行うこともある。ただ，治療を行っても神経サルコイドーシスに関連した障害は直らないことも多い。なお外科的治療は生検を除いて一般的ではない[1]。

▶▶ 画像所見

神経サルコイドーシスでは軟膜−血管周囲腔病変，脳実質内病変，脳室周囲病変，脳神経病変，硬膜病変，水頭症などがみられる[10]。

白質病変が最も高頻度にみられるとされ，単純CTでは白質病変が捉えられないことも多いが，MRのT2強調像にて淡い高信号がみられ，多発性硬化症や腫瘍性疾患との鑑別が問題となる場合がある[10]。

結節病変はCTで高吸収を呈するという報告がある（図1a）。またT2強調像では結節病変は低〜等信号を呈する（図1b）。これは膠原線維が含まれていることが原因の1つと想定されている。造影後T1強調像にて結節状・比較的均質な強い造影効果を伴う（図1c, 1d）。単純CT・MRIでは結節病変・髄軟膜病変の同定が困難な場合があり，造影MRIでの評価が重要である。拡散強調像での信号についてのまとまった報告は見当たらないが，脳脊髄液に近い著明な低信号を呈した症例，若年男性で基底核領域の梗塞を呈した症例が報告されている。

視床下部・下垂体も脳底部に位置していることから神経サルコイドーシスの好発部位の1つで，下垂体柄の腫大や造影増強効果（図1e, 1f）がみられる。浸潤性の病態を反映して下垂体後葉のT1強調像での高信号が確認できなくなる場合があり，臨床でみられる中枢性尿崩症と対応している[11]。

▶▶ 鑑別診断

視床下部−下垂体にサルコイドーシスを疑う造影病変がみられた場合の鑑別疾患として，リンパ球性下垂体炎・転移性腫瘍・悪性リンパ腫・ジャーミノーマ（胚腫）・ランゲルハンス細胞組織球症（LCH）・結核などが含まれる。これらの中で髄軟膜病変との混在や他部位の多発病変をみた場合，リンパ球性下垂体炎は除外可能と思われるが，他疾患は画像のみでは鑑別が難しい。結節の粒が小さい点や，拡散制限が軽微である点が腫瘍性疾患や組織球症との鑑別に有用かも知れない。

> **＋α**
>
> Kveimテスト（サルコイドーシス患者の脾臓からの抽出物の皮内注射後4〜6週間で丘疹が出現するかどうか）は，胸部単純X・CT所見が正常で，原因不明のぶどう膜炎・カルシウム尿・肝の肉芽腫・神経サルコイドーシス疑い症例・反復性結節性の紅斑症例にも適応があるとされていたが，基材の在庫がなくなっていること，偽陰性・偽陽性症例の存在，変異性Creutzfeldt-Jakob病などの感染リスクへの懸念などから最近では用いられないとされる[8, 9]。

図1 神経サルコイドーシス

20歳台，男性．複視で発症．脳脊髄液で蛋白軽度上昇，リンパ球優位の細胞数軽度上昇を認めた．尿崩症なし．左母指の疼痛あり，他院で同部より生検が施行され類上皮肉芽腫を指摘されている．
CTでは，両側視床内側部に淡く不均一な等〜淡い高吸収の結節影を認める（a；➡）．
MRIのT2強調像では同部位に低〜等信号の結節がみられ，周囲に比較的限局的な淡い高信号を伴う（b；➡）．T1強調像では等信号（c；➡），造影後T1強調像では結節状に境界明瞭に強く造影される（d；➡）．また，視床下部−下垂体柄にかけても同様の結節性病変が描出される（e, f；➡）が，CT・T2強調像では不明瞭（非掲載）であった．
胸部単純X線写真では，両側肺門リンパ節腫脹あり（g；➡）．
手指単純X線写真にて，左母指基節骨にレース様の溶骨性変化あり（h；➡）．

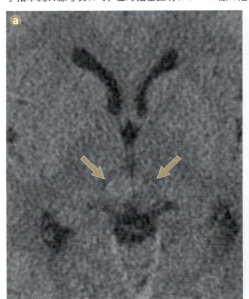

a：CT横断像

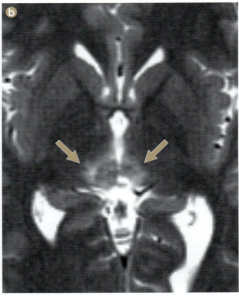

b：T2強調横断像

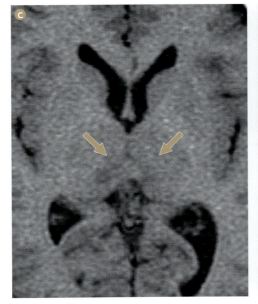

c：T1強調横断像

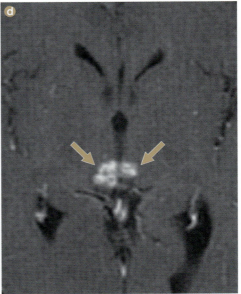

d：造影T1強調横断像

Ⅳ 画像診断

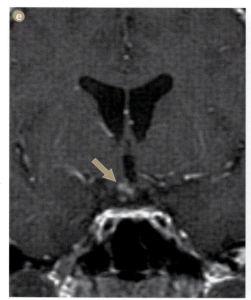

e:造影T1強調冠状断像

f:造影T1強調横断像

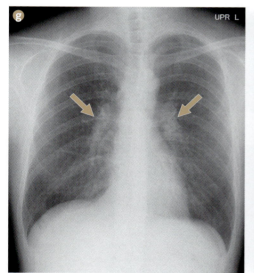

g:胸部単純X線写真

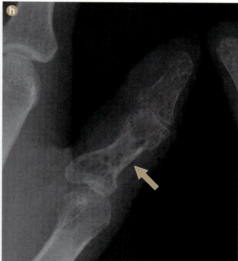

h:手指単純X線写真

非腫瘍性疾患 ● 神経サルコイドーシス

　なお，神経サルコイドーシスの下垂体病変に囊胞を形成する症例や，ラトケ囊胞
と併存した下垂体サルコイドーシスの症例も報告されていて，囊胞の存在が神経サ
ルコイドーシスを除外する根拠とはならない点には注意が必要である。

ポイント

サルコイドーシスの診断基準と診断の手引き — 2015

サルコイドーシスは組織学的に類上皮細胞肉芽腫が証明されることで診断確定となるが，侵襲性の高さによる技術的制約などで組織学的診断に至らない症例も多く存在していて，適切な診断基準が望まれていた。日本サルコイドーシス/肉芽腫性疾患学会が2006年に定めたサルコイドーシスの診断基準と診断の手引き[10]では，神経組織内のサルコイドーシスが証明された場合のみ神経サルコイドーシスの組織診断群（definite）とされ，それ以外は臨床診断群（probable またはpossible）に位置づけられていた。だが，2015年の改訂にて神経組織内にサルコイドーシスが証明されなくても，ほかのいずれかの組織で類上皮肉芽腫が証明されれば組織診断群に組み入れられることになった。脳MRIの特徴的な画像所見を拾うこと，診察・CT・核医学検査を含めた全身検索を通じて組織診断する部位を適切に選ぶことが神経サルコイドーシスの診断に重要となっている。

謝辞：
京都大学大学院医学研究科放射線医学講座（画像診断学・核医学）の山本憲先生に貴重な症
例をご提供戴きました。ここに深謝いたします。

◆ 文献

1) Al-Kofahi K, Korsten P, Ascoli C, et al: Management of extrapulmonary sarcoidosis: challenges and solutions. Ther Clin Risk Manag, 12: 1623-1634, 2016.
2) James DG: Life-threatening situations in sarcoidosis. Sarcoidosis Vasc Diffuse Lung Dis, 15: 134-139, 1998.
3) Randeva HS, Davison R, Chamoun V, et al: Isolated neurosarcoidosis--a diagnostic enigma: case report and discussion. Endocrine, 17: 241-247, 2002.
4) Sharma OP: Neurosarcoidosis: a personal perspective based on the study of 37 patients. Chest, 112: 220-228, 1997.
5) Ishige I, Usui Y, Takemura T, et al: Quantitative PCR of mycobacterial and propionibacterial DNA in lymph nodes of Japanese patients with sarcoidosis. Lancet, 354: 120-123, 1999.
6) Mitchell IC, Turk JL, Mitchell DN: Detection of mycobacterial rRNA in sarcoidosis with liquid-phase hybridisation. Lancet, 339: 1015-1017, 1992.
7) Brown MM, Thompson AJ, Wedzicha JA, et al: Sarcoidosis presenting with stroke. Stroke, 20: 400-405, 1989.
8) The Chief Medical Officer of the Department of Health in England：Withdrawal of Kveim test. CMO's Update 21, February, 1999.
9) Marangoni S, Argentiero V, Tavolato B: Neurosarcoidosis. Clinical description of 97 cases with a proposal for a new diagnostic strategy. J Neurol, 253: 488-495, 2006.
10) Lexa FJ, Grossman RI: MR of sarcoidosis in the head and spine: spectrum of manifestations and radiographic response to steroid therapy. AJNR Am J Neuroradiol, 15: 973-982, 1994.
11) Koyama T, Ueda H, Togashi K, et al: Radiologic manifestations of sarcoidosis in various organs. Radiographics, 24: 87-104, 2004.
12) 日本サルコイドーシス/肉芽腫性疾患学会: サルコイドーシスの診断基準と治療指針—2006. 日本サルコイドーシス/肉芽腫疾患学会誌, 27: 89-102, 2007.

IV 画像診断

非腫瘍性疾患
結核

東山 央, 西澤 光生, 鳴海 善文

▶▶ 概念

　下垂体結核(pituitary tuberculosis)とは，結核性下垂体炎ともよばれ，結核菌(*Mycobacterium tuberclosis*)が下垂体や下垂体柄に病巣を形成した状態である。一般に頭蓋内結核は，①結核性髄膜炎，②結核腫(肉芽腫)，③膿瘍，の3種類の病態を呈し，これらが同時に合併することもある。下垂体結核とはこれらのうち，主に下垂体や下垂体柄に形成された結核腫のことであるといってよいが，膿瘍の報告もみられる。結核菌の下垂体への進入経路は血行性，あるいは頭蓋底部からの直接進展によると考えられている。若年から中年の女性に好発するとされるが，頭蓋内結核腫の頻度は頭蓋内腫瘍の0.15～4%程度であり，下垂体結核はさらにまれな病態である[1,2]。正確な頻度は不明であるが，結核高蔓延国のインドでさえ，鞍内・鞍上部の結核腫は頭蓋内結核の1%程度であると報告される[3]。

　結核の蔓延には地域差が大きく，国別罹患者数はインドが最多である。下垂体結核の症例報告もアジア，特にインドからの報告が多い。日本の罹患率(人口10万人対，2015年)は14.4であり，欧米先進諸国の3～5倍にのぼり，結核中蔓延国に位置付けられる。さらに日本の中でも地域差があり，大阪市34.4，名古屋市22.4，東京特別区19.1など大都市に集中している[4]。まれな病態ではあるが，わが国でも下垂体腫瘍の鑑別疾患の1つに結核を考えることは必要と思われる。

▶▶ 臨床

▷症状

　症状は頭痛，視野障害，嘔気・嘔吐，全身倦怠感，体重減少，三叉神経麻痺，外転神経麻痺などであり，頭痛(91～100%)，視野障害(46～64.6%)の頻度が高いとされる[5,6]。頭痛は随伴する髄膜炎や血管炎による梗塞のためであると考察されている。内分泌学的な異常を伴う場合も多く(77～86%)，汎下垂体機能低下，性腺機能低下症，高プロラクチン血症(無月経)，先端巨大症，尿崩症，SIADH(syndrome of inappropriate secretion of antidiuretic hormone：抗利尿ホルモン不適合分泌症候群)の報告がある[6,7]。肺や副鼻腔に活動性結核が存在する症例もあるが，二次結核としての発症や下垂体以外に結核病変を認めない場合もある。

210

非腫瘍性疾患 ● 結核

▷治療

　下垂体結核は抗結核薬での治療が必要であり，治療方針が他の下垂体疾患とは大きく異なる。適切な治療によって予後は良好であり，安易なステロイド投与は症状を増悪させるため，臨床上も鑑別が重要である。

画像所見

　下垂体結核は下垂体および下垂体柄の腫瘤性病変として認められ，充実性腫瘤から嚢胞までの形態を呈しうる。充実性腫瘤として認めた場合は，T1強調像で低信号，T2強調像で低〜高信号な非特異的な信号を呈し，下垂体腺腫に似るとされるが，炎症や乾酪壊死の程度によって様々な信号を呈する。MRIでの造影効果は均一，不均一，リング状の3パターンがあり，22例中，10例でリング状，6例で均一，6例で不均一な造影効果を示したと報告される[8]。非造影域は乾酪壊死を反映しているとされる。膿瘍を形成した場合は，リング状濃染を呈する。

　下垂体のみでなく，下垂体柄の腫大を伴うことが特徴的とされ，下垂体柄のみの腫大をきたした報告もある。下垂体柄の腫大は非特異的な所見ではあるが，MRIにて下垂体柄の評価が可能であった下垂体結核19例中，18例で下垂体柄の腫大を認めたと報告される[8]。近接する硬膜の造影増強効果もみられ，炎症波及による髄膜炎を反映した所見とされる[6]。まれではあるが，出血をきたした症例報告もあり，二次的な血管炎によるとされる。CTでは造影効果のある腫瘤性病変として認め，接する蝶形骨の菲薄化を認めることがある[6]。

鑑別診断

　鞍内，鞍上部の充実性腫瘤として腫瘍性病変では下垂体腺腫，ジャーミノーマ（胚腫），悪性リンパ腫など，非腫瘍性病変ではリンパ球性下垂体炎，ランゲルハンス細胞組織球症，サルコイドーシス，IgG4関連下垂体炎など，感染症としては梅毒などが鑑別疾患に挙げられる。画像のみでこれらの疾患の鑑別は困難であると考えられ，患者背景や臨床経過を参考にすること，頭蓋内や副鼻腔，他の全身諸臓器に結核病変を疑う所見を認めないかを検索することが重要である。ジャーミノーマ（胚腫），リンパ球性下垂体炎，ランゲルハンス細胞組織球症は尿崩症での発症が知られるが，下垂体結核では尿崩症は11％でしか認めなかったとの報告がある[5]。

211

IV 画像診断

図1 結核性下垂体炎

50歳台，女性．1カ月前から続く頭痛，嘔気，嘔吐を主訴とする．

当院初診時（a〜f）：画像所見では，下垂体から下垂体柄にびまん性の腫大を認める．腫大した下垂体はT1強調像で等信号（a），T2強調像で低〜高信号な不均一な信号（b），拡散強調像で低信号（c）を呈する．矢状断像で下垂体後葉のT1強調像高信号は保たれているものの，伸展されている（d；▶）．Gd造影にて均一に増強され（e, f），下垂体柄の肥厚と造影増強効果を認め（e；▶），腫瘤近傍の硬膜にも造影増強効果を認める（f；▶）．

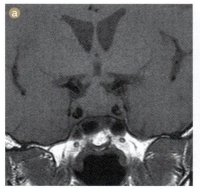

a：T1強調冠状断像

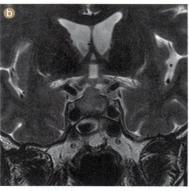

b：T2強調冠状断像

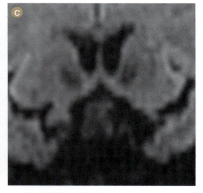

c：拡散強調冠状断像

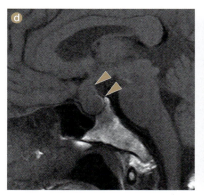

d：T1強調矢状断像

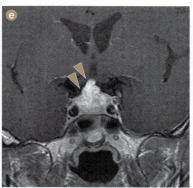

e：造影T1強調冠状断像

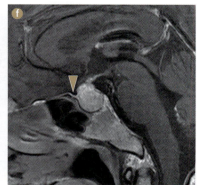

f：造影T1強調矢状断像

文献

1) Maurice-Williams RS: Tuberculomas of the brain in Britain. Postgrad Med J, 48: 678-681, 1972.
2) DeAngelis LM: Intracranial tuberculoma: case report and review of the literature. Neurology, 31: 1133-1136, 1981.
3) Ghosh S, Chandy MJ: Intrasellar tuberculoma. Clin Neurol Neurosurgery, 94: 251-252, 1992.
4) 公益財団法人 結核予防会編：結核の統計2016, 2016.
5) Sunil K, Menon R, Goel N, et al: Pituitary tuberculosis. J Assoc Physicians India, 55: 453-456, 2007.
6) Sharma MC, Arora R, Mahapatra AK, et al: Intrasellar tuberculoma--an enigmatic pituitary infection: a series of 18 cases. Clin Neurol Neurosurg, 102: 72-77, 2000.
7) Bonifacio-Delgadillo D, Aburto-Murrieta Y, Salinas-Lara C, et al: Clinical presentation and magnetic resonance findings in sellar tuberculomas. Case Rep Med, 2014. doi: 10.1155/2014/961913. Epub 2014 Jul 9.
8) Tanimoto K, Imbe A, Shishikura K, et al: Reversible hypopituitarism with pituitary tuberculoma. Intern Med, 54:1247-1251, 2015.

臨床経過(g〜i)：無治療で縮小、再増大をきたした。

前医にて下垂体腫瘤(g)を指摘され当院紹介となった。当院受診時には、無治療で症状は軽快し、下垂体腫瘤は縮小していた(h)。2カ月後、再び頭痛、嘔気・嘔吐が出現し、下垂体腫瘤の再増大を認めた(i)。低ナトリウム血症(117mEq/dL)を認め、SIADHの診断基準を満たした。経蝶形骨洞生検が施行され、病理にて乾酪壊死を伴った類上皮細胞性肉芽腫、多数のラングハンス巨細胞を認め、下垂体結核と診断された。抗結核薬による内服治療で、症状、腫瘤ともに軽快した(j)。

g：T1強調矢状断像、h〜i：造影T1強調矢状断像

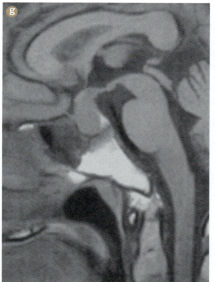

g：前医初診時(約3カ月前)

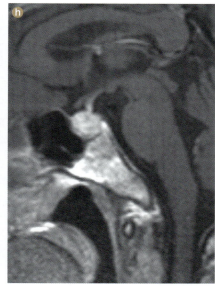

h：症状軽快時(約2カ月前)

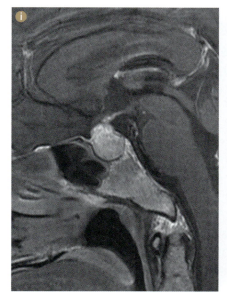

i：症状再増悪時(a〜fと同一検査)

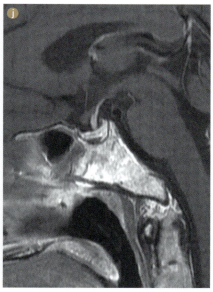

j：抗結核薬にて治療後(約半年後)

(図1 e, f, i, jはKeiji T et al: Reversible hypopituitarism with pituitary tuberculoma. Intern Med, 54: 1249, 2015. Fig 1より許可を得て転載)

IV 画像診断

非腫瘍性疾患
トルコ鞍部黄色肉芽腫

外山 芳弘

▶ 概念

トルコ鞍部黄色肉芽腫(xanthogranuloma of the sellar region)は組織内出血や炎症などに対する反応性変化である。以前は頭蓋咽頭腫の亜型と考えられていたが，現在では異なる病態と考えられている（「プラスα」参照）[1]。発生機転はいまだ不明であるが，ラトケ嚢胞や頭蓋咽頭腫に伴う炎症性変化により形成されるとする説がある[2,3]。病理学的には血液崩壊により発生するコレステロール裂隙やヘモジデリン沈着，多核異物巨細胞やリンパ形質細胞浸潤，線維増生などを含有する肉芽腫である。組織内にエナメル上皮や扁平上皮様組織（頭蓋咽頭腫様変化），円柱上皮（ラトケ嚢胞様変化）が確認される場合もあり，二次性変化説の一因となっている[2,3]。

▶ 臨床

非常にまれな病態でトルコ鞍／鞍上部腫瘍の1.3〜1.9%程度である[3]。好発年齢は20〜40歳台で，明確な性差はない[1,4]。臨床症状として視野欠損や内分泌障害が認められる。内分泌障害は特定の機能低下（性腺機能不全や中枢性尿崩症）から汎下垂体機能低下まで様々で，病巣が小さくとも程度は強いとされる。

治療の基本は外科的摘出であり，再発率は低く，予後良好である。本症の内分泌障害は難治性であることが多いが，内分泌障害の発症から3カ月以内に手術が施行された場合では比較的良好であるといわれている[2]。一方，視野欠損や複視など，腫瘤による圧迫症状は術後に改善する場合がほとんどである。

+α

本症は，WHO脳腫瘍分類[5]では頭蓋咽頭腫の鑑別診断の項目に記載されており，病態の概要が病理学的見地から述べられている。一方，「Histiocytic tumors」の項目にはjuvenile xanthogranuloma（JXG）という疾患が記載されている。

JXGは乳幼児の皮膚に好発する良性の黄色腫様病変である。神経系病巣は全体の1〜2%程度で，約半数が脳内に発生するが，トルコ鞍部に発生した報告もある。これらの報告では画像上，比較的強く不均一から均一に濃染される充実性腫瘤として認められている。トルコ鞍部黄色肉芽腫と比較した記載は認められないが，画像および臨床的特徴が異なっており，注意が必要と考えられる（近年，JXAは良性から悪性まで広い性質を含む腫瘍性病変ではないかともいわれている）。

非腫瘍性疾患 ● トルコ鞍部黄色肉芽腫

▶ 画像所見（図1, 2）

　病巣はトルコ鞍内に好発するが，鞍上部病巣であっても鞍内成分を持つことが多い。組織内に含まれるコレステロール裂隙はT1強調像で高信号，T2強調像で低信号を，ヘモジデリンはT2強調像で低信号を，線維組織はT1強調像，T2強調像とも低信号を呈するが，本症ではこれらの要素が複雑に混在しており，一定した信号強度を取りにくい。また造影増強効果も，不均一な増強効果を示す症例から造影増強効果を認めない症例など様々である[2,6]。石灰化を伴う頻度は低い。

図1　トルコ鞍部黄色肉芽腫

40歳台，男性。全身倦怠感，体重減少（8kg/4カ月），上方視野欠損，下垂体機能不全（LH, FSH低下）あり。MRIでは鞍内から一部鞍上部に進展する不均一な囊胞性陰影を認める。T1強調像では高信号領域，T2強調像では低信号領域が混在している（a, b）。造影後には腫瘤辺縁部に薄い被膜様増強効果を認める（c, d；➡）。

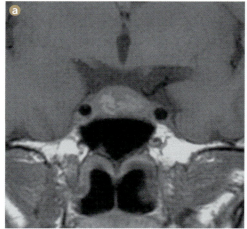

a：T1強調冠状断像

b：T2強調冠状断像

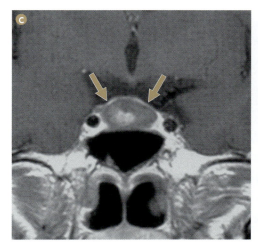

c：造影T1強調冠状断像

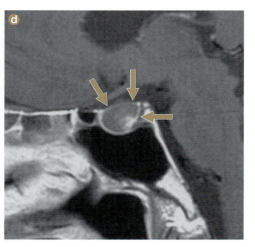

d：造影T1強調矢状断像

Ⅳ 画像診断

図2　トルコ鞍部黄色肉芽腫
20歳台，男性。慢性頭痛，下垂体機能低下あり。
MRIでは鞍内から鞍上部に進展する腫瘤影を認める。T1強調像で高信号，T2強調像で低～高信号が混在した不均一信号を呈し，辺縁部には低信号帯を認める。一部に造影効果を認める。

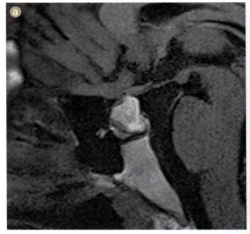

a：T1強調矢状断像

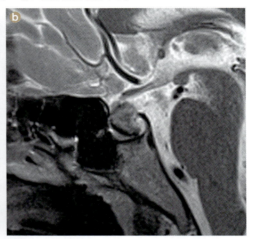

b：T2強調矢状断像

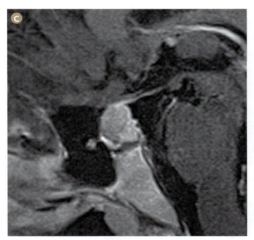

c：造影T1強調矢状断像

（金沢医科大学放射線科　道合万里子先生のご厚意による）

▶▶ 鑑別診断

　鑑別疾患としては，ラトケ囊胞，頭蓋咽頭腫，出血性下垂体腺腫が挙げられる。ラトケ囊胞は内部信号パターンが多彩なため，鑑別できない場合も多い。頭蓋咽頭腫は病巣の主座が鞍上部であり，石灰化を伴うことが多い。出血性下垂体腺腫は急激な頭痛で発症し，充実成分が比較的多ければ鑑別の一助となるが，本症の画像所見は多彩であり，臨床的に鑑別を行うことは困難とされている。

文献

1) Paulus W, Honegger J, Keyvani K, et al: Xanthogranuloma of the sellar region: a clinicopathological entity different from adamantinomatous craniopharyngioma. Acta Neuropathol, 97: 377-382, 1999.

2) Nishiuchi T, Murao K, Imachi H, et al: Xanthogranuloma of the intrasellar region presenting in pituitary dysfunction: a case report. J Med Case Rep, 6: 119, 2012.

3) Rahmani R, Sukumaran M, Donaldson AM, et al: Parasellar xanthogranulomas. J Neurosurg, 122: 812-817, 2015.

4) Kamoshima Y, Sawamura Y, Motegi H, et al: Xanthogranuloma of the sellar region of children: series of five cases and literature review. Neurol Med Chir , 51: 689-693, 2011.

5) Louis DN, Ohgaki H, Wiestler OD, et al: Craniopharyngeoma. Tumors of the seller region. World Health Organization Histological Classification of Tumours of the Central Nervous System (4th), International Agency for Research on Cancer, France, p324-328, 2016.

6) Sugata S, Hirano H, Yatsushiro K, et al: Xanthogranuloma in the suprasellar region. Neurol Med Chir, 49: 124-127, 2009.

IV 画像診断

非腫瘍性疾患
リンパ球性下垂体炎

中田 安浩, 佐藤 典子

▶ 概念

　リンパ球性下垂体炎(lymphocytic hypophysitis：LYH)は下垂体組織へのリンパ球を主体とした自己免疫性の細胞浸潤により引き起こされる非感染性の慢性炎症性疾患である。病理学的には非特異的な炎症細胞浸潤を認める。

　本症はかつてはlymphocytic adenohypophysitis(LAH)ともよばれ, 特に妊婦や産褥期の女性に好発する疾患と考えられていたが, Imuraらの報告[1]によりその概念が変化した。すなわち, 尿崩症があり下垂体柄から後葉の腫大がMRIで確認され, ステロイド投与あるいは自然経過で腫大が消退する症例が存在し, 病理では下垂体炎の所見を呈していたため, リンパ球性漏斗下垂体後葉炎(lymphocytic infundibuloneurohypophysitis：LIN)という疾患名を提唱し, 特発性中枢性尿崩症の原因の多くはこれではないかと結論付けられている。またこれらの症例には小児例や男性例も含まれ, 自己免疫性膵炎や関節リウマチなどの自己免疫疾患も高率に合併していた。このため現在では, 本症はあらゆる年齢・性別で生じ, 自己免疫機序が関与していると考えられている。

　このような歴史的背景があるため, 過去の文献では用語の使い分けに混乱が見られる。本症は侵される部位により, 腺下垂体を侵すlymphocytic adenohypophysitis(LAH), 神経下垂体を侵すlymphocytic infundibuloneurohypophysitis (LIN), 両方を侵すlymphocytic panhypophysitis (LPH)と用語を使い分けるほうが混乱は少ないと考えられる(図1)。

　なお, 原発性の下垂体炎のうち, リンパ球浸潤が主体のものがリンパ球性下垂体炎とされる。これは自己免疫性の下垂体炎と現在考えられている。最近, LINに対する自己抗原としてラブフィリン3Aが同定され, 抗ラブフィリン3A抗体が有用な診断マーカーとなる可能性が報告されている[2]。この他, 肉芽腫病変の細胞浸潤が主体のものは肉芽腫性下垂体炎(granulomatous hypophysitis), 泡沫化組織球の浸潤が主体のものは黄色腫性下垂体炎とされるが, いずれも非常にまれで, 通常は剖検で診断される[3]。

▶ 臨床

　LAHでは男女比1対6と女性が多い一方, LINは男女差はなく, LPHは男女比1対1.9とやや女性に多い。平均罹患年齢はLINやLPHはLAHに比べて高く, LAHは総じて若い女性に多くみられる傾向がある[4]。臨床症状は様々で, 頭痛, 視交叉の圧迫によ

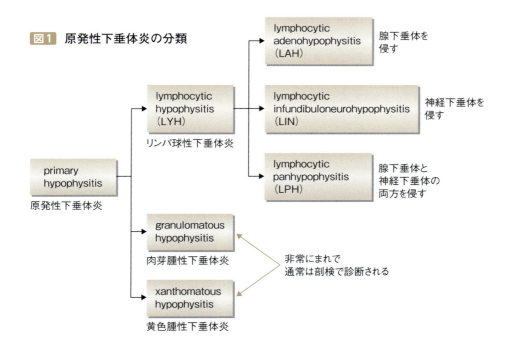

図1 原発性下垂体炎の分類

る視野障害，下垂体機能低下症（前葉ホルモン欠乏による易疲労感・食欲不振・性欲減退・無月経・低身長など，後葉ホルモン欠乏による尿崩症）などがある。LAHは頭痛や視野障害，hypocortisolismが多く，LINとLPHは尿崩症の症状が多くみられる[4]。治療法は確立されていないが，経過観察やステロイド投与で寛解するものが多い。予後も様々で，完全回復するものから汎下垂体機能低下をきたすものまである。

画像所見

　下垂体の腫大，下垂体柄の腫大，あるいはその両者を認める[5]（図2）。腫大した下垂体および下垂体柄は左右対称で，均一な強い造影効果を示すことが多い。腫大した下垂体はまれに不均一な造影効果を示すこともある[6]。病変が大きいと鞍上部に進展し，視交叉を圧排する。また，尿崩症を反映して造影前のT1強調像で下垂体後葉の高信号が消失することも多い。T2強調像では下垂体辺縁の著明な低信号域を認めることがあり（parasellar T2-dark sign；「鑑別診断」で詳述），隣接する海綿静脈洞への浸潤により内頸動脈が狭窄することもある[7]（図3）。

　造影MRIの撮像時にダイナミック撮影を行えば，下垂体の血管障害を描出可能であり，本症の診断に役立つとされる[8,9]。下垂体，下垂体柄，正中隆起には血液脳関門がなく，造影剤静注後には強い造影効果を認める。このうち下垂体後葉，下垂体柄，正中隆起は動脈支配，下垂体前葉は門脈支配と血管支配が異なる。ダイナミック造影MRIを撮像する，後葉，下垂体柄は前葉より早期（造影剤静注後30秒以内）に濃染し，その後で前葉が徐々に染まってくる（造影剤静注後60～90秒後）。もしリンパ球性下垂体炎などの炎症があり，血管床に破壊性変化をもたらせば，このよ

図2 リンパ球性下垂体炎の浸潤部位による分類

a：lymphocytic adenohypophysitis (LAH)（病変の主座が腺下垂体）。トルコ鞍内の下垂体が腫大し，不正な造影効果を示す。下垂体柄は腫大した腫瘍に圧排されて評価困難だが，後葉の機能は保たれていた。
b：lymphocytic infundibuloneurohypophysitis (LIN)（病変の主座が神経下垂体）。下垂体柄が腫大し，不正な造影効果を示す。トルコ鞍内の下垂体の腫大はないが，後方の後葉に相当する部位は前方に比べて造影不良である。
c：lymphocytic panahypophysitis (LPH)（病変の主座が腺下垂体と神経下垂体の両方に及んでいる）。トルコ鞍内の下垂体および下垂体柄の両方が腫大し，造影されている。

a〜c：造影後T1強調矢状断像

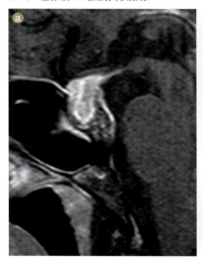 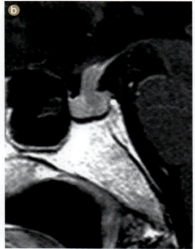 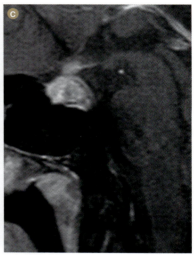

a：LAH　　　　　　　　　　　b：LIN　　　　　　　　　　　c：LPH

図3 リンパ球性下垂体炎におけるparasellar T2-dark sign

30歳台，男性。多飲多尿で発症。ホルモン検査では前葉機能はほぼ正常で，部分性尿崩症と診断され，デスモプレシン点鼻を開始された。発症9カ月後にMRIが撮像された。発症11カ月後には性欲低下が出現し，ホルモン検査でcortisolの基礎値低下がみられた。
a：下垂体上縁に著明な低信号域(parasellar T2-dark sign)がみられ，右側では低信号域が海綿静脈洞に達している(➡)。
b：右内頸動脈の狭窄を認める(➡)。トルコ鞍内の下垂体は全体に腫大し造影効果を示す。

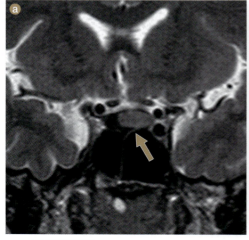 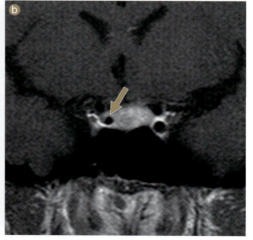

a：T2強調冠状断像　　　　　　　　　　b：造影T1強調冠状断像

うな造影パターンは崩れる。例えば早期相で後葉や下垂体柄の染まりが認められなかったり，造影剤静注後90秒たっても下垂体全体が造影されなかったり，といった所見を示す（図4）。リンパ球性下垂体炎は自然消退することもあり，形態が正常に戻る場合もあって異常を指摘しにくいことがあるが，ダイナミック造影MRIを行えば上記血管床の破壊を指摘でき，診断に寄与することができる。

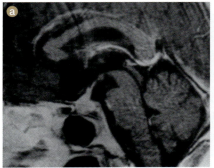
a：初診時 造影T1強調矢状断像

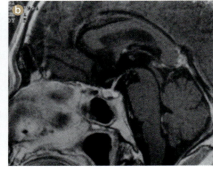
b：3カ月後 造影T1強調矢状断像

図4 リンパ球性下垂体炎のダイナミック造影MRI

30歳台，男性。汎下垂体機能低下と尿崩症を認める。
発症時(a)：下垂体，下垂体柄ともに腫大している。
発症後3カ月後(b)：下垂体，下垂体柄とも腫大は消失して，形態の異常は指摘できない。
発症後3カ月後ダイナミック造影MRI(c〜f)：造影前では後葉の高信号は消失している(c；➡)。ダイナミック造影MRI動脈相では，下垂体柄だけが造影され，後葉は造影されていない(d；➡)。門脈相でも下垂体の上半分だけしか造影されておらず(e；➡)，90秒たった静脈相でも下垂体の造影は弱いままであり，血管床の破壊が示唆される。

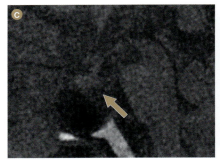
c：3カ月後 ダイナミック造影前

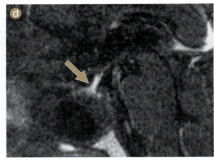
d：3カ月後 ダイナミック造影開始30秒後

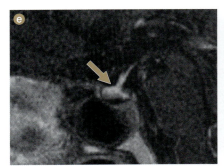
e：3カ月後 ダイナミック造影開始60秒後

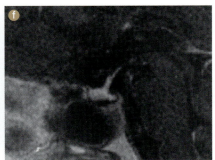
f：3カ月後 ダイナミック造影開始90秒後

ポイント

リンパ球性下垂体炎はあらゆる年齢・性別で生じ，自己免疫機序の関与が示唆される。MRIでは下垂体の腫大，下垂体柄の腫大，あるいはその両者を認め，強い造影効果を示す。ダイナミック造影MRIやparasellar T2-dark signが鑑別診断の一助となることがある。

IV 画像診断

▶▶ 鑑別診断

　下垂体が腫大する疾患の重要な鑑別診断として，下垂体腺腫が挙げられる。リンパ球性下垂体炎と下垂体腺腫は臨床症状，画像所見ともよく似ており，両者の鑑別が難しい場合が多い。下垂体腺腫と間違えて経蝶形骨洞腫瘍摘出術が行われると下垂体機能低下などの合併症を伴う場合もあり，侵襲的な治療を避けるためにも下垂体腺腫との鑑別は重要である。リンパ球性下垂体炎の約1/3において下垂体辺縁や海綿静脈洞にT2強調像で著明な低信号域を認め（parasellar T2-dark sign），慢性炎症による線維性変化と推測される。この所見は下垂体腺腫では認められない。下垂体腺腫では腫瘍内に出血や線維化が生じてT2強調像で著明な低信号域を認めることはあるが，parasellar areaに出血や線維化は生じない。よってparasellar T2-dark signは感度は低いが特異度の高い所見であり，鑑別診断の一助となると考えられる[7]。ただし，parasellar T2-dark signはサルコイドーシス，悪性リンパ腫，Tolosa-Hunt症候群など線維化が生じる疾患でみられる場合があるため，下垂体腺腫以外の鑑別診断が必要となる。また，ダイナミック造影MRIでは，下垂体腺腫は正常下垂体よりも遅れて造影されるものの，リンパ球性下垂体炎ほどは造影が遅延せず，両者の鑑別に有用である。

　下垂体柄が腫大し造影効果を示す疾患の鑑別診断としては，ジャーミノーマ（胚腫），悪性リンパ腫，ランゲルハンス細胞組織球症，サルコイドーシス，結核，転移性腫瘍などが挙げられる。これらは画像のみでの鑑別診断は困難と考えられ，臨床経過，血液検査，体幹部の画像所見などからの鑑別診断が重要となる（図5）。

トピック

特異な下垂体炎

近年，免疫チェックポイント阻害薬による副作用として，下垂体炎が報告されている。T細胞を再活性化する薬剤で，抗がん剤として使用されているイピリムマブ（抗CTLA-4モノクローナル抗体，商品名：ヤーボイ）による報告が多い。下垂体炎の合併は9％とされ，投与後5〜36週（平均9週）で発症し，男性・高齢・高用量投与・前立腺癌の補助療法がrisk factorとされている。この他の副作用として，原発性甲状腺機能低下症は15％，副腎炎は1％に合併する。画像はリンパ球性下垂体炎と同様で，下垂体や下垂体柄の腫大を示す。ステロイド投与後徐々に縮小する。重篤な症状を呈することもあるので，上記薬剤を投与した場合は注意してフォローすべきである[9]。

また，まれな自己免疫性下垂体炎に抗PIT-1抗体症候群がある。PIT-1（pituitary-specific transcriptional factor-1）はGH/PLH/TSHを制御する下垂体の転写因子で，これに対する自己抗体が形成され，後天的にGH/PLH/TSH低値/欠損をきたす疾患である。40〜70歳台に中枢性甲状腺機能低下症で発症することが多く，様々な自己免疫性疾患の合併により，糖尿病や性腺機能低下症などを呈することがある。下垂体の画像は，正常あるいは軽度萎縮との報告がある[10]。

非腫瘍性疾患 ● リンパ球性下垂体炎

図5 下垂体柄の腫大と造影効果を示す疾患

下垂体柄の腫大と造影効果を示す疾患として，リンパ球性下垂体炎のほか，ジャーミノーマ（胚腫），悪性リンパ腫，ランゲルハンス細胞組織球症，サルコイドーシス，結核，転移性腫瘍などが挙げられる。画像のみでの鑑別診断は困難と思われる。

a〜f：造影T1強調矢状断像

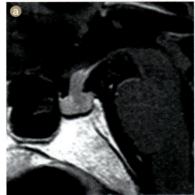
a：リンパ球性漏斗下垂体後葉炎

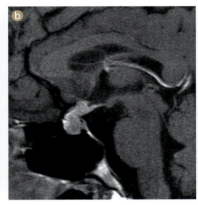
b：ジャーミノーマ

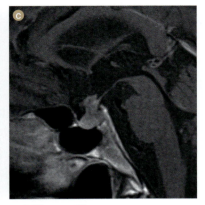
c：悪性リンパ腫

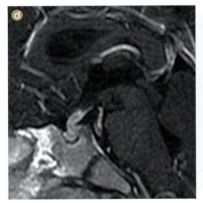
d：ランゲルハンス細胞組織球症

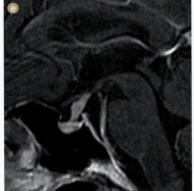
e：サルコイドーシス

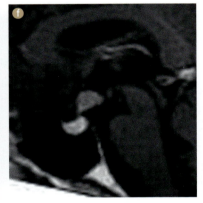
f：転移性腫瘍（原発巣は頭蓋内の血管外皮腫）

文献

1) Imura H, Nakao K, Shimatsu A, et al: Lymphocytic infundibuloneurohypophysitis as a cause of central diabetes insipidus. N Engl J Med, 329: 683-689, 1993.
2) Iwama S, Sugimura Y, Kiyota A, et al: Rabphilin-3A as a targeted autoantigen in lymphocytic infundibuloneurohypophysitis. J Clin Endocrinol Metab, 100: E946-E954, 2015.
3) Bellastella A, Bizzarro A, Coronella C, et al: Lymphocytic hypophysitis: a rare or underestimated disease? Eur J Endocrinol, 149: 363-376, 2003.
4) Gaturegli P, Newschaffer C, Olivi A, et al: Autoimmune hypophysitis. Endocrine Reviews, 26: 599-614, 2005.
5) Rivera JA. Lymphocytic hypophysitis: disease spectrum and approach to diagnosis and therapy. Pituitary, 9: 35-45, 2006.
6) Pérez-Núñez AI, Miranda P, Arrese I, et al: Lymphocytic hypophysitis with cystic MRI appearance. Acta Neurochir (Wien) 147: 1297-1300, 2005.
7) Nakata Y, Sato N, Masumoto T, et al: Parasellar T2 dark sign on MR imaging in patients with lymphocytic hypophysitis. AJNR Am J Neuroradiol. 31: 1944-1950, 2010.
8) Sato N, Sze G, Endo K: Hypophysitis: endocrinologic and dynamic MR findings. AJNR Am J Neuroradiol, 19:439-444, 1998.
9) Sato N, Ishizaka H, Yagi H, et al: Posterior lobe of the pituitary in diabetes insipidus: dynamic MR imaging. Radiology, 186: 357-360, 1993.
10) Joshi MN, Whitelaw MTP, Palomar YW, et al: Immune checkpoint inhibitor-related hypophysitis and endocrine dysfunction: clinical review. clinical endoclinology. Clinical Endoclinology, 85: 331-339, 2016.
11) Yamamoto M, Iguchi G, Takeno R, et al: Adult combined GH, prolactin, and TSH deficiency associated with circulating PIT-1 antibody in humans. J Clin Invest, 121: 113-119, 2011.

IV 画像診断

非腫瘍性疾患

IgG4 関連下垂体炎

豊田 圭子

▶ 概念

　IgG4関連疾患は，免疫異常や血中IgG4 高値に加え，局所臓器におけるリンパ球とIgG4 陽性形質細胞の著しい浸潤と線維化により，同時性あるいは異時性に全身諸臓器の腫大や結節・肥厚性病変などを認める原因不明の疾患である。わが国より発表され世界に発信された新しい疾患概念である。

　そのうちIgG4関連下垂体炎(IgG4-related hypophysitis)は下垂体を侵すもので，元来リンパ球性下垂体炎として分類されている型のうちの一型で，かつIgG4関連疾患の一型としてみられるものである。IgG4関連下垂体炎の頻度はIgG4関連疾患全体からみた発症頻度としてはまれである[1,2]が，多くは見逃されている可能性が推察され留意すべきである。

　IgG4関連下垂体炎も，リンパ球性下垂体炎の項目にて解説されているように細分類するとlymphocytic adenohypophysitis(LAH), lymphocytic infundibuloneurohypophysitis (LIN), lymphocytic panhypophysitis(LPH)と分類される[3]。IgG4関連疾患におけるLAH, LINの頻度は今のところ明らかではない[3]。

▶ 臨床

　臨床症状ではリンパ球性下垂体炎に相当する下垂体機能低下が生じる。

　島津らによる22例の症例報告を集めたレビューではほとんど(95％)は男性で，平均年齢は64歳という比較的高齢という本疾患に特徴的な点がみられている。下垂体ホルモンの低下では様々な程度の前葉ホルモンの低下がほとんどの症例でみられ，約半数に中枢性尿崩症がみられる。これらの両者合併も半数の症例にみられる。臨床症状としては，全身倦怠感，頭痛，視力低下，眼球運動障害，発熱，尿崩症，食欲不振，体重減少，性欲低下などが挙げられる[4]。なお，22例中11例に全身性IgG4関連疾患が先行し，8例で下垂体炎と多臓器疾患が同時に発症したとされており，それぞれの罹患臓器による症状も加わる[4]。

　治療はステロイドが著効するが，経過は長く再発も多い。

▶ 画像所見

▷読影のコツ

　下垂体の腫大，下垂体柄の腫大を認める(図1, 2)。軽微な腫大の変化もあり見落

非腫瘍性疾患 ● IgG4関連下垂体炎

図1 IgG4関連下垂体炎

80歳台，男性。下垂体腫大にて経過観察。汎下垂体機能低下，視力低下。
下垂体はT1強調像にて全体的に腫大し下垂体柄の腫大も認められ（a；➡），T2強調像にて辺縁は低信号を呈する（b；▶）。造影T1強調像にて腫大した下垂体は増強効果が認められる（c, d）。顎下腺はやや腫大し（e；➡），低信号の成分を認める（e；▶）。
本例は6年前に顎下腺，耳下腺腫瘤にて生検を施行し，顎下腺の病理でリンパ球浸潤が認められていた。

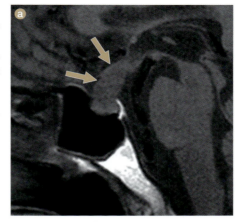

a：T1強調矢状断像

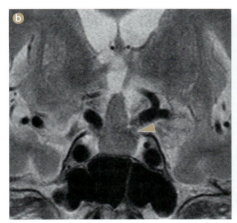

b：T2強調冠状断像

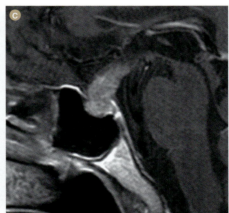

c：造影T1強調矢状断像

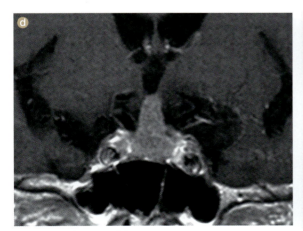

d：造影T1強調冠状断像

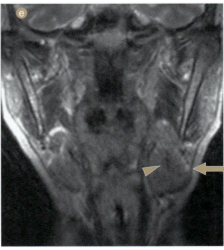

e：T2強調冠状断像

（元 国立国際医療研究センター放射線科 蓮尾金博先生のご厚意による）

とさないようにすることが重要である．T1強調像における正常後葉の高信号の消失がみられることもある．Gd造影では均一～不均一な増強効果が認められる[5]（図1c, dおよび図2b）．T2強調像では低信号を呈し，IgG4関連疾患の特徴である病理学的な線維性硬化性変化を反映する（図1b, e）．下垂体内部にもみられることがあるが，辺縁ではparasellar T2 dark signとしても認められる[6]．

これらの画像所見は「リンパ球性下垂体炎」（p.218）と重複するので，詳細はそちらを参照されたい．

図2　IgG4関連下垂体炎（治療前および後）

70歳台，女性．
下垂体柄の腫大と増強効果がみとめられる（a, b；➡）．本例では涙腺腫大が同時撮像MRIの撮像範囲に認められ（c；➡），涙腺のIgG4関連疾患も伴っていると診断した．プレドニゾロン投与にて治療し，2週間後の画像にて，下垂体柄の腫大（d）および涙腺腫大は改善した（なお治療後の涙腺像は呈示せず）．

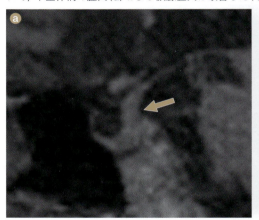

a：造影前T1強調矢状断像

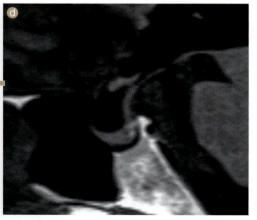

b：造影後T1強調矢状断像

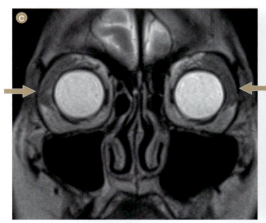

c：造影後T1強調冠状断像

d：治療後T1強調矢状断像（2週間後）

▷傍鞍部病変および頭部・頭頸部病変

　IgG4関連疾患の傍鞍部病変としては，海綿静脈洞の病変や硬膜の肥厚を伴うことがある。硬膜病変ではびまん性あるいは限局性に肥厚がみられ，腫瘤形成の報告例がみられる[7]。

　また海綿静脈洞内に増強効果を伴った腫大がみられることがあり，これは脳神経特に三叉神経病変との関連が高い。三叉神経では海綿静脈洞のほか，眼神経，上顎神経，下顎神経の腫大と増強効果がみられることがあり，特に上顎神経の分枝である眼窩下神経の同心円状の腫大（MRI，CT）眼窩下神経孔の拡大（CT）を認めるのが特徴的である[5]（**図3b**）。

　さらに涙腺の腫大は高頻度にみられる（**図2c**および**図3a**）。筆者らの検討では頭部・頭部領域のIgG4関連疾患での涙腺病変は15例中8例と多く，眼窩の炎症性偽腫瘍の病変も多くみられた[5]。腺の腫大は両側性がほとんどで，均一に増強される。脳神経では三叉神経のほかに顔面神経も侵されることがある。脳底動脈，内頸動脈周囲に腫瘤を形成したという報告も認められる。また筆者らの検討では下垂体病変があるもの（5例）は脳神経腫大かあるいは涙腺腫大，眼窩内炎症性腫瘤といった他の頭頸部病変を伴っていた[5]。

　したがって，リンパ球性下垂体炎が画像から疑われた場合には，IgG4関連疾患の可能性として涙腺，唾液腺病変（**図1e**）はもとより硬膜病変（**図3c**），脳神経周囲病変，血管周囲病変，リンパ節病変，副鼻腔炎などの有無を画像から探し，より正確な診断に結びつくようにすることが重要である。また，IgG4関連疾患の一型として下垂体病変があるかの存在診断も画像診断の役割として重要である。

▶▶ 鑑別診断

　IgG4関連下垂体炎は，単一な病変であることはまれで，異時性あるいは同時性に他臓器病変が生じるので鑑別に困ることは少ないが，他部位の病変をきたすことがある疾患としてサルコイドーシスや悪性リンパ腫が鑑別に挙がる。

▢ トピック

全身の領域で見られる所見

IgG4関連疾患の罹患臓器としては膵臓，胆管，涙腺・唾液腺，中枢神経系，甲状腺，肺，肝臓，消化管，腎臓，前立腺，後腹膜，動脈，リンパ節，皮膚，乳腺などが知られている。病変が複数臓器および全身疾患としての特徴を有することが多いが，単一臓器病変の場合もある。
頻度では，膵炎（60%），唾液腺炎（40%），尿細管間質性腎炎（23%），涙腺炎（23%），大動脈周囲炎（20%）の順に頻度が高い[1]。膵病変（**図3d**）が最も多く自己免疫性膵炎とされたものであり，膵の限局性あるいはびまん性の腫大と膵表面の凹凸が消失してsausage-like appearance所見がみられる。膵周囲の被膜様変化capsular-like rimも特徴的である。MRCPでは主膵管の狭細像も認められる。
下垂体病変単独は極めてまれである。

IV 画像診断

図3 下垂体以外の頭頸部・頭部病変と膵病変（各図は別症例）

a：涙腺病変。50歳台，女性。無痛性眼球突出。両側涙腺の腫大が認められる（➡）。
b：眼窩病変。60歳台，男性。眼窩円錐内に増強される多数の腫瘤性病変が認められる。三叉神経のV2の分枝である眼窩下神経の腫大と増強効果が認められる（➡）。その腫大は棍棒状である。左側では海綿静脈洞まで連続していた。
c：硬膜病変。60歳台，男性。眼窩円錐外に肥厚が著明である（➡）。硬膜にもびまん性の肥厚を認め（▶），著明なT2短縮が認められる。
d：膵病変。60歳台，男性。膵にびまん性の腫大とsausage-like appearanceがみられる。膵周囲の被膜様変化capsular-like rimも認められる（▶）。

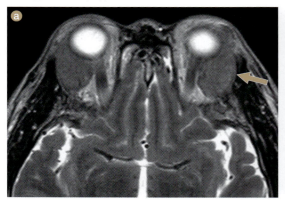

a：T2強調横断像

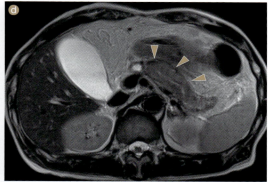

b：造影T1強調冠状断像

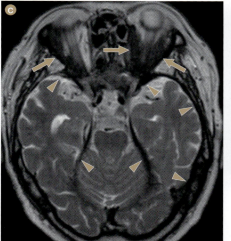

c：T2強調横断像

d：T2強調横断像

（図3a〜c：豊田圭子：IgG4関連疾患の画像所見を整理する．頭頸部・頭部．臨床画像, 30: 46-55, 2014. より転載）

文献

1) Inoue D, Yoshida K, Yoneda N, et al: IgG4-related disease: dataset of 235 consecutive patients. Medicine (Baltimore), 94: e680, 2015.
2) Campochiaro C, Ramirez GA, Bozzolo EP, et al: IgG4-related disease in Italy: clinical features and outcomes of a large cohort of patients. Scand J Rheumatol, 45: 135-145, 2016.
3) Masaki Y, Kurose N, Tonamiet H, al: Other organs (Central Nervous system, Prostate). IgG4-related Disease, Umehara H, Okazaki K, Stone JH, Kawa S, Kawano M, Eds. p113-117, Spinger, Japan, 2014.
4) Shimatsu A, Oki Y, Fujisawa I, et al: Pituitary and stalk lesions (infundibulo-hypophysitis) associated with immunoglobulin G4-related systemic disease: an emerging clinical entity. Endocr J. 56: 1033-1041, 2009.
5) Toyoda K, Oba H, Kutomi K, et al: MR imaging of IgG4-related disease in the head and neck and brain. AJNR Am J Neuroradiol, 33: 2136-2139, 2012.
6) Nakata Y, Sato N, Masumoto T, Mori H, et al: Parasellar T2 dark sign on MR imaging in patients with lymphocytic hypophysitis. AJNR Am J Neuroradiol, 31: 1944-1950, 2010.
7) Nishino T, Toda J, Nakatsuka T, et al: IgG4-related inflammatory pseudotumors mimicking multiple meningiomas. Jpn J Radio, 31: 405-407, 2013.

Ⅳ 画像診断

非腫瘍性疾患
下垂体膿瘍

土井下 怜, 三木 幸雄

▶ 概念

▷病態

下垂体に膿瘍を形成する病態である。感染経路として，血行性感染や，蝶形骨洞炎や髄膜炎などの周囲炎症の直接波及が挙げられる。起炎菌はグラム陽性球菌が最多である[1]。カンジダ，クリプトコッカス，アスペルギルスなどの真菌も原因となりうる[2]。術前からの抗生物質使用のため，起炎菌を同定できないことも多い[3,4]。

▷分類

正常腺組織に感染が起こる原発性と，下垂体腺腫，ラトケ囊胞，頭蓋咽頭腫などの既存の下垂体病変に感染が生じる二次性とに分類される。約1/3が二次性である[5]。

▶ 臨床

▷症状

頭痛，下垂体前葉機能の低下，中枢性尿崩症，視野異常など，下垂体腫瘍としての症状が多い。発熱，末梢血中の白血球上昇，髄膜炎症状など，感染に起因する症状を認めるのは半数以下と報告されている[1,4]。

▷リスクファクター

下垂体や蝶形骨洞の術後，最近の抜歯などの菌血症の素因，脳脊髄液漏出症の既往，トルコ鞍部の放射線治療後，長期の副鼻腔炎が報告されている[1]。

▷治療

標準治療は，内視鏡下経蝶形骨洞手術とドレナージ，抗生物質投与である。下垂体機能低下は非可逆的で，術後にホルモン補充療法が必要となることが多い[1,4]。

▶ 画像所見

▷読影のコツ

脳実質と比較してＴ1強調像で軽度低〜等信号に，Ｔ2強調像で高信号になることが多い。ただし，内容物の性状により様々な信号をとりうる。大多数の症例では，

造影剤投与により辺縁が強く増強される[3~5]。拡散強調像では，他部位の膿瘍と同様に，著明な高信号を呈する[6,7]（図1）。

図1 下垂体膿瘍

20歳台，女性。3カ月前からの全身倦怠感，頭痛。トルコ鞍内から鞍上部に突出する囊胞性腫瘤を認め（a, b；➡），下垂体柄の腫大を伴っている（a, b；▶）。腫瘤はリング状に増強され（c, d；➡），下垂体柄にも増強効果がみられる（c；▶）。囊胞内容物は拡散強調像高信号である（e；➡）。手術が施行され，膿瘍と確定診断された。

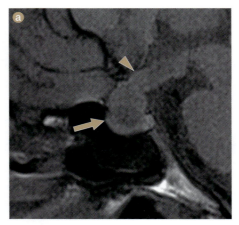

a：T1強調矢状断像

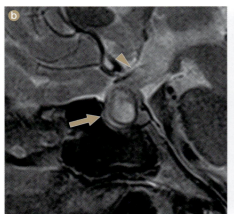

b：T2強調矢状断像

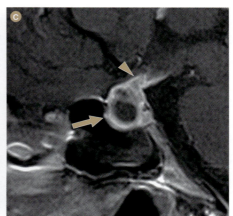

c：造影MRI矢状断像

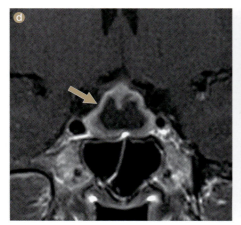

d：造影MRI冠状断像

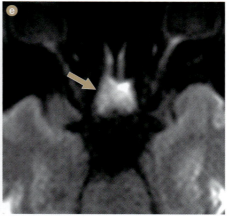

e：拡散強調横断像

図2 下垂体にとどまらず視床下部にも膿瘍を形成した症例

60歳台，女性。突然発症の頭痛。10カ月前に副鼻腔炎に対して内視鏡下手術を受けた既往あり。病変は下垂体（→）および下垂体柄（▶）にとどまらず，視床下部にもリング状増強病変を認める（▷）。手術が施行され，膿瘍と確定診断された。

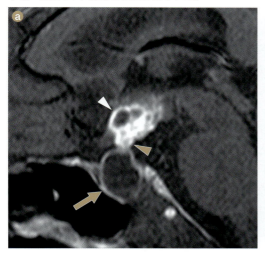
a：脂肪抑制造影MRI矢状断像

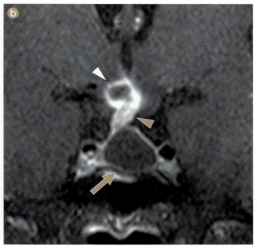
b：脂肪抑制造影MRI冠状断像

（大阪南医療センター放射線科 神納敏夫先生，田中佐織先生のご厚意による）

炎症の波及による下垂体柄の腫大や異常増強も高頻度でみられる。近傍の髄膜の異常増強を認めることもある[3,5]。また，ときに視床下部にも膿瘍を形成することがある[7]（図2）。

▷ 所見描出のコツ

造影MRIおよび拡散強調像がなければ，MRIで下垂体膿瘍と診断するのは難しい。臨床的に感染徴候を認める頻度は高くはなく，検査前には膿瘍を疑われていないことが多い。下垂体腫瘍が疑われる症例では，造影MRIと拡散強調像を撮像シーケンスに加えておくのが望ましい。

▶▶ 鑑別診断

下垂体に嚢胞性腫瘤を形成する種々の疾患が鑑別に挙がる。

● 嚢胞性下垂体腺腫，下垂体卒中との鑑別

大部分のmacroadenomaは充実性であり，造影MRIがあれば鑑別に迷うことは少ない。

ただし，嚢胞性下垂体腺腫ではリング状増強が認められ，膿瘍との鑑別が問題となる。嚢胞性下垂体腺腫では拡散強調像で内容物の信号が膿瘍ほど高くはないことが鑑別点の1つだが，判断が難しい場合もある。

Ⅳ 画像診断

　また，下垂体卒中でもリング状の造影効果を認めることがあり，特に出血を伴わない純粋な梗塞性の下垂体卒中では病変内部が拡散強調像高信号となるため，MRIでの鑑別は困難であることが多い。下垂体卒中では，急性期のMRI撮像にて高率に蝶形骨洞の粘膜肥厚がみられること，下垂体卒中特有の症状（突然の頭痛，嘔気，嘔吐など）がみられることが，鑑別の一助となる。

　嚢胞性下垂体腺腫，下垂体卒中ともに，通常は下垂体柄の腫大は認めない。また，臨床的に尿崩症を認めることもまれである。下垂体柄腫大や尿崩症が認められる場合は，膿瘍をより強く疑うことになる。

●頭蓋咽頭腫・ラトケ嚢胞との鑑別

　エナメル上皮腫型の頭蓋咽頭腫がトルコ鞍内を主座に存在する場合に，膿瘍と似たMRI像を呈しうるが，CTで高率に壁の石灰化を認めることが鑑別点となる。

　ラトケ嚢胞では通常は壁の増強効果は認めない。辺縁に圧排された正常下垂体が造影されて壁のようにみえることがあるが，薄く均一である。ただし，ラトケ嚢胞に無菌性炎症を伴うことがあり，その場合はMRIのみで膿瘍と鑑別することは困難である。

●その他の鑑別となる疾患

　転移性下垂体腫瘍でも辺縁優位の造影効果を呈することがある。悪性腫瘍の既往，原発巣や他の転移巣の有無など，下垂体以外の情報が重要となる。

　リンパ球性下垂体炎や結核でも，リング状の造影効果を呈して膿瘍と鑑別困難なことがあるが，その頻度はまれである。

ポイント

拡散強調像での高信号，造影MRIでのリング状増強が診断のポイントである。加えて，場所を選ばず波及する炎症の性質を反映し，下垂体柄やときに視床下部にまで病変が進展しうることも，他疾患との鑑別の助けとなる。下垂体は拡散強調像で磁化率アーチファクトの強い部位だが，近年臨床応用が進みつつあるnon-EPI法の拡散強調像は歪みが少なく，下垂体病変の診断においても有用性が期待される[8]。

◆ 文献

1) Vates GE, Berger MS, Wilson CB: Diagnosis and management of pituitary abscess: a review of twenty-four cases. J Neurosurg, 95: 233-241, 2001.

2) Iplikcioglu AC, Bek S, Bikmaz K, et al: Aspergillus pituitary abscess. Acta Neurochir (Wien), 146: 521-524, 2004.

3) Kashiwagi N, Fujita N, Hirabuki N, et al: MR findings in three pituitary abscesses. Case reports. Acta Radiol, 39: 490-493, 1998.

4) Gao L, Guo X, Tian R, et al: Pituitary abscess: clinical manifestations, diagnosis and treatment of 66 cases from a large pituitary center over 23 years. Pituitary, 20: 189-194, 2017.

5) Wolansky LJ, Gallagher JD, Heary RF, et al: MRI of pituitary abscess: two cases and review of the literature. Neuroradiology, 9: 499-503, 1997.

6) Takao H, Doi I, Watanabe T: Diffusion-weighted magnetic resonance imaging in pituitary abscess. J Comput Assist Tomogr, 30: 514-516, 2006.

7) 亀岡聖史，藤井進也，黒崎雅道，ほか: 下垂体膿瘍の1例. 臨床放射線, 51: 865-869, 2006.

8) Hiwatashi A, Yoshiura T, Togao O, et al: Evaluation of diffusivity in the anterior lobe of the pituitary gland: 3D turbo field echo with diffusion-sensitized driven-equilibrium preparation. AJNR Am J Neuroradiol, 35: 95-98, 2014.

索引

あ

アーチファクト ……………………… 42, 44, 46, 179
悪性リンパ腫 …………… 61, 105, 122, **160**, 168, 203
　　　　　　　　206, 211, 222, 223, 227
アスペルギルス ……………………………………… 229
鞍隔膜上進展 ……………………………………… 17
鞍隔膜部のくびれ ………………………………… 37
鞍棘 ………………………………………… **95**, 96
鞍結節 ……………………………………………… 79
鞍結節部髄膜腫 ……………………… 107, 171, 172
鞍上部クモ膜嚢胞 ……………………………… 175
鞍上部ジャーミノーマ …………………………… 68
鞍上部腫瘍 ……………………………………… 143
鞍背 ………………………………………………… 79

い

異所性下垂体組織 ……………………………… 28, 104
異所性後葉 … 59, **62**, 63, 69, 104, 181, 182, 183
異所性灰白質 ……………………………………… 184
位相エンコード …………………………………… 44
イピリムマブ ……………………………………… **222**
異物型多核巨細胞 ………………………………… 204
インスリン様成長因子-1 ……………………… 2, **3**, 4

え　お

エナメル上皮型頭蓋咽頭腫 … 126, 127, 128, 129, 173
炎症性偽腫瘍 ……………………………………… 227
炎症性疾患 ………………………………………… **40**
黄色腫性下垂体炎 ……………………………… 218, 219
黄色肉芽腫 …………………………………… 35, **214**
黄体形成ホルモン ……… 3, **7**, 9, 28, 31, 52, 156, 187
大型腺腫 …… 32, 34, 97, 98, **100**, 105, 106, 148
オキシトシン …………………………… 3, 28, **59**, 66

か

開口放出 …………………………………………… **71**
外転神経 …………………………………………… 80
解剖 ………………………………………………… **28**
海綿静脈洞 …………………………… **78**, 79, 81, 107
　　──の脳神経 …………………………………… **80**
　　──の静脈路 ……………………………… **80**, 81
　　──の構造 …………………………………… 79
　　──の画像評価 ……………………………… 82
　　──の造影3D-CISS …………………… 82, 83

　　──のダイナミック造影MRI ……………… 82
　　──の内頸動脈 ……………………… **80**, 81
海綿静脈洞進展 ……………… **14**, 15, 16, **100**
下海綿間静脈洞 ……………………… 188, 191
化学性髄膜炎 ………………………………… 121
下眼静脈 ……………………………………… 81
拡散強調像 …………………… **49**, 231, 232
下垂体 ………………………………………… 79
　　──の解剖 …………………………………… 28
下垂体過形成 ………………… 105, **186**, 188, 189
下垂体機能低下(症) … 9, 88, 89, 95, 98, 147
　　　　　　160, 164, 195, 219, 224
下垂体炎 ……………………………………… 222
　　──の機能障害 …………………………… 11
下垂体窩 ……………………………………… 79
下垂体癌 ………………… 30, 39, 105, **155**, 157
下垂体近傍腫瘍 …………………………… 9, 29
下垂体偶発腫瘍 ……………………… 99, 131
下垂体茎途絶症候群 ……………… 5, 62, 181
下垂体梗塞 …………………………………… 195
下垂体後葉 …………………………………… 74
　　──の病変 …………………………………… **37**
下垂体細胞腫 ………… 30, **37**, 38, 105, 136
　　　　　　140, 141, 143, 148
下垂体腫大 ……………………………… 162, 186
下垂体神経膠腫 ……………………………… **151**
下錐体静脈洞 ………………………………… 81
下垂体性巨人症 ………………………… 3, 97
下垂体腺腫 …………… 5, 8, 9, **14**, 18, 19, 28, 30
　　　63, **97**, 110, 134, 146, 150, 155, 157
　　168, 171, 172, 173, 174, 211, 222, 229
　　──の構造 …………………………………… **34**
　　──の出血 …………………………………… **110**
　　──の組織分類 …………………………… 32
　　──の分類 ………………………………… 31
　　──の薬物療法 ………………………… **9**, 56
下垂体前葉 ………………………………… 52, 74
下垂体前葉機能低下症 …………………… 193
下垂体卒中 ……… 110, 135, 173, 195, 231, 232
下垂体転移 ……………………………… 141, 161
下垂体膿瘍 ………… 61, 105, 115, **229**, 230
下垂体発生悪性リンパ腫 ………… **160**, 162
下垂体部紡錘形細胞腫瘍 ……………… 38
下垂体柄 ………………………………… **74**, 168
　　──のFLAIR像 …………………………… 75

INDEX

——の高分解能Ｔ２強調像 …………… 77
——の腫大 ………………………… 211, 219
——の信号パターン ……………………… **75**
——の造影パターン ……………………… **75**
——の重複 …………………………………… 87
下垂体柄肥厚 ……………………………… 75
下垂体ホルモン …………………………… **3**
家族性下垂体腺腫 ………………………… 97
家族性成長ホルモン産生腺腫 ………… 97
滑車神経 …………………………………… 79
鎌状赤血球症 ……………………………… 196
顆粒細胞腫 ………… 30, **37**, **38**, 140, **143**
カルマン症候群 ……………………… **92**, 93
眼窩下神経 ………………………………… 227
カンジダ …………………………………… 229
間葉系腫瘍 ………………………………… **39**
関節リウマチ ……………………………… 218

き

奇形腫 ……………………… 61, 118, 121
機能性腺腫 ………………… **8**, 31, **34**, 97
偽被膜構造 ………………………………… 32
嗅覚低下 …………………………………… 92
嗅神経芽腫 ………………………………… 105
棘孔 …………………………………… 79, 81
巨細胞腫 …………………………………… 105
巨大腺腫 …… 32, 34, 97, 98, **100**, 105, 106, 148
菌血症 ……………………………………… 229
金属沈着 …………………………………… **196**

く

クッシング病 ………… 6, 8, 97, 104, 171
クモ膜 ……………………………………… 79
クモ膜下腔 ………………………………… 79
クモ膜囊胞 …… 30, 135, 137, **175**, 176, 177
グラム陽性球菌 ………………………… 229
クリプトコッカス ……………………… 229

け

経蝶形骨洞的摘出術 …………………… 164
経鼻内視鏡手術 ………………………… 14
茎部の病変 ………………………………… **36**
血液脳関門 …………………………… 54, 98
結核 …………………… 61, 121, 142, 154, 161
168, 206, **210**, 222, 232

結核菌 ……………………………………… 204
結核性下垂体炎 ……………………… 210, 212
原発性下垂体炎 ………………………… **219**
——の分類 ……………………………… 219
原発性甲状腺機能低下症 ……………… 222

こ

後海綿間静脈叢 ………………………… 81
好酸球性肉芽腫症 ……………………… 199
甲状腺機能亢進症 ……………………… 97
甲状腺機能低下症 …… 186, 187, 188, 189
甲状腺刺激ホルモン … 3, **5**, 9, 28, 52, 156, 187, 189
——産生性癌 …………………………… 156
——産生細胞 …………………………… 52
——産生腺腫 …………………… 8, 34, 97
——不適合分泌症候群 ………………… 5
——放出ホルモン ……… 4, 28, 187, 189
後床突起 …………………………… 78, 79
梗塞 …………………………… 110, 111, 116
交通性クモ膜囊胞 ……………………… 175
更年期 ……………………………………… 52
高プロラクチン血症 …… 4, **5**, 101, 164, 210
合胞性栄養膜細胞 ……………………… 119
硬膜動静脈瘻 …………………………… 187, 190
硬膜病変 …………………………………… 227
硬膜輪 ……………………………………… 81
後葉 ………………………… 28, 54, **58**, 69
——の高信号 …… 45, 59, 60, **63**, 69, 104
119, 161, 182, 197, 200
201, 203, 206, 219, 226
後葉系の信号パターン ………………… **59**
後葉細胞の形態学的特徴 ……………… 37
後葉ホルモン ……………………………… **58**
抗ラブフィリン３Ａ抗体 ……………… 218
抗利尿ホルモン ………… 3, **7**, 8, 28, 52
——不適合分泌症候群 ……… 7, 8, 164, 210
抗CTLA-4モノクローナル抗体 …… **222**
抗PIT-1抗体症候群 …………………… **222**
涸渇後葉 …………………… 59, **60**, 61, 64
骨膜硬膜 …………………………………… 79
ゴナドトロピン …………………… 3, **7**, 52
——産生細胞 ……………………… 29, 52
——産生腺腫 ……………………… 32, 34, 97
——放出ホルモン ………………… 28, 92
——陽性非機能性腺腫 ………………… 32

235

コペプチン······································ **66**
固有硬膜······································ 79
コルチゾール································· 6
コレステリン肉芽腫························· 35
混合性胚細胞腫瘍··························· 118
コントロール不良の糖尿病················ 60

さ

サイトカイン産生··························· 204
サラセミア···································· 196
サルコイドーシス······ 5, 30, 61, 122, 142, 146, 154
　　　161, 168, 203, **204**, 207, 211, 222, 223, 227
産科ショック································· 193
三叉神経······································ 79
産褥期女性···································· 53, 54

し

シーハン症候群··············· 56, 61, **193**, 194
磁化率アーチファクト······················99, 232
視交叉······································ 21, 74
自己免疫性下垂体炎························· 222
自己免疫性膵炎··························· 218, 227
思春期早発症································· 187
視床下部過誤腫················ 30, 135, 137, 175
視床下部-下垂体後葉系···················· **58**
視床下部腫大································· 84, 85
視床下部星細胞腫··························· 61
視神経低形成································· 88
ジャーミノーマ··········36, 37, 50, 66, 68, 105, **118**
　　　119, 120, 121, 124, 125, 135, 136
　　　141 161, 181, 203, 206, 211, 222, 223
周波数エンコード··························· 45
絨毛癌····································· 118, 125
手術難易度···································· 22
出血························ 110, 111, 116, 172, 194
　　──を伴った下垂体腺腫················ 114
出血性下垂体卒中··························· 113
出血性梗塞····················· 110, 111, 116
出血性梗塞性下垂体卒中··················· 112
術前画像診断·····················14, **21**, 105
主要組織適合遺伝子複合体················ 204
上衣腫····································· 151, 152
上顎体······································· 84
上眼静脈······································ 81
上錐体静脈洞································· 81

衝突腫瘍··························· **171**, 173
静脈洞サンプリング························· 103
心因性多飲症··························· **59**, 60
真菌症·· 121
神経因性拒食症····························· **69**
神経芽腫································ 40, **164**
神経下垂体顆粒細胞腫····· 105, 136, 140
　　　141, **143**, 144, 148
神経下垂体ジャーミノーマ····· 68, **118**, 120
神経膠腫····· 105, 151, 152, 154, 171
神経サルコイドーシス··············· **204**, 207
神経周囲進展································· 161
神経性下垂体··········· 28, 37, 74, 168
神経節芽細胞腫······················· 164, 166
神経節細胞腫····················· 151, 164, 171
神経分泌顆粒································· **59**
神経変性病変································· 201
浸潤性下垂体腺腫··························· 30
新生児·· 54
腎性尿崩症······························· 69, **70**

す

錐体骨·· 79
髄膜腫··································· 105, 16
頭蓋咽頭腫········5, 21, 22, 29, 30, **35**, 36, 61
　　　105, 106, **126**, 134, 138, 139, 141, 161
　　　171, 172, 177, 181, 214, 216, 229, 232
　　──の細分類························· **21**
頭蓋骨病変································· 201
頭蓋底の解剖································· 79
頭蓋底病変································· 201
頭蓋内結核腫································· 210
頭蓋内転移腫瘍······························ 167

せ

正円孔·· 81
星細胞腫······································ 151
成熟奇形腫······························· 118, 123
正常下垂体の病理··························· 29
正常下垂体柄のシェーマ··················· 74
性腺機能低下症······················· 186, 210
性腺刺激ホルモン（ゴナドトロピン）　············3, **7**, 52
　　──放出ホルモン················· 28, 92
正中隆起······································ 74
成長ホルモン··· 2, **3**, 4, 28, 52, 156, 171, 181, 187

INDEX

──過剰産生 …………………………………… 171
──産生細胞 ……………………………… 29, 52
──産生性癌 …………………………………… 156
──産生腺腫 …………… 8, 32, 34, 97, **102**, 103
──産生腺腫のサブタイプ ………………… 33
──分泌不全症 ……………………………… 199
──分泌不全性低身長症 …………… 62, 77, **181**
──放出ホルモン …………………………… 28
星芒体 …………………………………………… 204
性欲低下 ……………………………… 4, 97, 224
生理的肥大 …………………………………… 53
脊索腫 ……………………………………… **39**, 105
せき止め現象 ………………… 59, **62**, 63, 66
線維化 ………………………………………… 222
前海綿間静脈叢 ……………………………… 81
前床突起 ………………………………… 78, 79
染色 …………………………………………… **31**
全身性炎症性疾患 …………………………… 204
腺性下垂体 …………………… 28, 52, 76, 168
──主部 ……………………………… 74
──中間部 …………………………… 74
──隆起部(漏斗部) …… 28, **52**, 74, 76, 104
腺性下垂体紡錘形細胞オンコサイトーマ
…………… 105, 140, 141, 143, 146, **147**, 148
選択的脂肪抑制法 …………………………… 45
先端巨大症 ………………………… **3**, 8, 97, 210
浅中大脳静脈 ………………………………… 81
先天奇形 …………………………………… **84**
前葉 ………………………………… 28, **52**, 54
──の信号強度 …………………… **54**
──の造影パターン ……………… **54**
──のダイナミック造影 MRI ………… **57**
前葉ホルモン染色 …………………………… 31

そ

造影 3D-CISS ……………………………… 82, 83
造影 MDCT …………………………………… 101
ソマトスタチン …………………… 28, 171
──アナログ …………………… 33, 34
──誘導体 ………………………… 102

た

第三脳室底 …………………………………… 21
胎児性癌 ……………………………………… 118

ダイナミック造影 MRI ………… 43, **47**, 49, 55, **57**, 69
70, 76, 82, **98**, 99, 100, 102
103, 106, 119, 148, 150, 168
170, 191, 203, 219, 221, 222
胎盤性アルカリフォスファターゼ ………………… 118
唾液腺病変 …………………………………… 227
多嚢胞性卵巣症候群 ……………………… **5**, 186
多発血管炎性肉芽腫症 ………………… 61, 122
多発性内分泌腫瘍症 1 型 …………………… 97

ち

中隔視神経形成異常症 ……………………… **88**
中間葉 ………………………………… 52, 74
中床突起 ……………………………………… 79
中心静脈栄養 ………………………………… 197
中枢神経 ……………………………………… 204
中枢神経原発悪性リンパ腫 ………………… 160
中枢神経病変 ………………………………… 199
中枢神経変性病変 ………………… 200, 202
中枢性甲状腺機能低下症 …………………… 222
中枢性思春期早発症 ………………………… 186
中枢性特発性尿崩症 ……………………… **69**
中枢性尿崩症 ……………… 7, 59, **60**, 61, 64, 69
199, 200, 201, 224
──の病因 …………………… 61
中脳水道狭窄 ………………………………… 177
蝶形骨 ………………………………………… 79
──小翼 ……………………………… 79
──大翼 ……………………………… 79
蝶形骨洞粘膜肥厚 …………………………… 111
蝶形頭頂静脈洞 ……………………………… 81
重複下垂体 ……………………………… **84**
重複脳底動脈 ………………………………… 84

て

低ゴナドトロピン性性機能低下症 …………… 92
低髄液圧症候群 ………………… 188, 191, 192
鉄沈着 ………………………………………… 196
テモゾロミド ……………………… 156, 157
転移 …………………………………………… 161
転移性下垂体腫瘍 ……………… **167**, 169, 170
転移性癌 ……………………………………… 39
転移性腫瘍 ………… 30, 105, 122, 206, 222, 223
転移性神経芽腫 ……………………………… 166
転写因子染色 ………………………………… 31

237

と

動眼神経……………………………………… 79
糖尿病………………………………………… 60
動脈瘤………………………………………… 61
特発性中枢性尿崩症………………………… 218
ドパミン作動薬…………………………34, 101
トルコ鞍横隔膜……………………………… 168
トルコ鞍空洞症……… 5, **55**, 111, 177, 194, 195
トルコ鞍周囲炎……………………………… 40
トルコ鞍の拡大……………………………… 134
トルコ鞍部黄色肉芽腫……… 135, **214**, 215, 216
トルコ鞍部上衣腫……………………… 30, **37**
トルコ鞍部神経芽腫………………… **164**, 165
ドレロ管……………………………………… 80

な

内頸動脈……………………………………… 79
内頸動脈海綿静脈洞部……………………… 15
内頸動脈傍斜台部…………………………… 15
内頸動脈傍前床突起部……………………… 15
内頸動脈瘤…………………………………… 107
内層………………………………………… 79
軟骨肉腫…………………………………39, 105

に

肉芽腫性炎症性髄膜炎……………………… 204
肉芽腫性下垂体炎…………………… 218, 219
乳汁分泌…………………………………4, 97
乳汁分泌ホルモン…………………………… 189
ニューロフィジンI………………………… **66**
ニューロフィジンⅡ………………………… **66**
尿崩症……………… 60, 119, 147, 161, 169
　　　　　　　　　　205, 210, 219, 224
妊娠(妊婦)…………… **52**, 101, 110, 115, 193, 218
妊娠後期……………………………………… 54

ね の

ネルソン症候群……………………………… 156
脳炎…………………………………………… 61
脳梗塞………………………………………… 205
脳脊髄液減少症…………………… 188, 191, 192
脳底静脈叢…………………………………… 81
嚢胞性下垂体腺腫………………… 114, 135, 231
嚢胞性病変………………………………… **35**

囊胞性変化………………………………… 172, 174
膿瘍…………………………………………… 229

は

傍鞍部腫瘍の切除範囲……………………… 14
膠芽腫………………………………………… 151
胚細胞腫瘍…………… 5, **36**, **118**, 121, 168
胚腫……… 30, **36**, 37, 50, 61, 105, **118**, 119, 135
　　　　　136, 141, 161, 181, 203, 206, 211, 222
バゾプレシン……… 3, 8, 28, 29, **58**, 59, 60, 66, 70
発生異常説…………………………………… 184
汎下垂体炎…………………………………… 40
汎下垂体機能低下……… 110, 131, 151, 210, 219

ひ

非乾酪性肉芽腫……………………………… 204
非機能性腺腫……………… 8, 30, 31, **34**, 97, 101
　　　　　　　　　　104, 106, 108, 148
非交通性クモ膜囊胞………………………… 175
微小腺腫……………………… 34, 52, 97, **98**
皮様囊腫……………………………………… 177
病理……………………………………… **28**
ヒルトニン…………………………………… 116
　　──投与による下垂体卒中…………… 117

ふ

フィードバックによるホルモン調節……… 189
副腎皮質刺激ホルモン… 3, **6**, 9, 28, 52, 155, 171, 187
　　──過剰産生……………………………… 171
　　──産生細胞…………………………… 29, 52
　　──産生腫瘍…………………………… 6
　　──産生性癌…………………………… 155
　　──産生腺腫……… 8, 31, 97, 98, **99**, **102**
　　──放出ホルモン……………………… 28
副鼻腔炎……………………………………… 229
プロチレリン酒石酸塩水和物……………… 116
プロピオン酸菌……………………………… 204
プロラクチノーマ………………………… 8
プロラクチン…………… 3, **4**, 28, 52, 187, 189
　　──過剰産生……………………………… 171
　　──産生細胞…………………………… 52
　　──産生性癌…………………………… 155
　　──産生腺腫……… 8, 34, 97, **101**, 105
　　──抑制因子…………………………… 28
　　──値上昇……………………………… 131

238

INDEX

へ

閉塞性水頭症	177
ヘモクロマトーシス	196, 197
扁平上皮化生	132
扁平上皮・乳頭型頭蓋咽頭腫	30, **35**, 126, 127, 130

ほ

放射線治療	9, 56, 124
紡錘形細胞オンコサイトーマ	30, **37**, 140
紡錘形細胞腫瘍	37
ホルモン	28
——陰性腺腫	**31**
——検査	**2**
——補充療法	92, 193, 229

ま

マクロプロラクチン血症	**5**
末梢神経	204
マトリクス	46
マンガン沈着	197, 198
慢性肝機能障害	197
慢性原発性副腎皮質機能低下症	186

み む め も

未熟奇形腫	118, 121, 124
水選択励起法	45, 51
無月経	4, 97, 210
免疫チェックポイント阻害薬	**222**
毛様細胞性星細胞腫	135, 136, 151, 152, 153, 154
門脈再開通	182

や ゆ よ

薬物療法	**9**
遊離サイロキシン	5
溶骨性病変	202
翼突静脈叢	80, 81

ら

ラトケ嚢	28, 131
ラトケ嚢胞	30, **35**, 63, 105, 115, 126
	131, 132, 133, 134, 171, 172, 173
	174, 177, 209, 214, 216, 229, 232
ラトケ裂	131
ラブフィリン3A	218

ラブドイド腫瘍	151
卵円孔	79, 81
卵黄嚢腫瘍	118, 125
ランゲルハンス細胞組織球症	5, 36, 61, 119
	121, 142, 168, **199**
	206, 211, 222, 223
卵胞刺激ホルモン	3, **7**, 28, 52, 156, 187
——産生腺腫	100

り

隆起部	52, 74, 76, 104
リュープリン	116
リュープロレリン酢酸塩	116
リンパ球性下垂体炎	30, 40, 56, 105, 115, 116
	121, 141, 154, 161, 168, 195, 203, 206
	211, **218**, 219, 220, 221, 222, 224, 232
——の浸潤部位による分類	220
——のダイナミック造影MRI	221
リンパ球性漏斗下垂体後葉炎	30, 61, 68
	69, **218**, 223
リンパ球前葉炎	40

る ろ

類上皮腫	135, 138
涙腺	227
類皮嚢胞	121, 123, 177
漏斗下垂体後葉炎	40
漏斗陥凹	74, 75, 76
漏斗（茎）	28, 52, 74, 76
漏斗部の病変	**36**
濾胞星状細胞	52

その他

2D撮像	47
3D撮像	47
3テスラMRI	42, 101, 102
3D-CISS	179

A

acidophil stem cell adenoma	34
acromegaly	**3**, 8, 97, 210
ACTH：adrenocorticotropic hormone	
	3, **6**, 9, 28, 52, 155, 171, 187
——（→副腎皮質刺激ホルモン）	
adamantinomatous type	30, **35**, 126, 173

Addison病 ･･････････････････････ 186
ADH：antidiuretic hormone ･･････ 3，**7**，8，28，52
AFP：α-fetoprotein ･･････････････ 119
aliasing artifact ･･････････････････ 44
ANCA関連血管炎 ･････････････････ 142
anterior capsular artery ･･････････ 81
arachnoid cap cell ･･･････････････ 171
arachnoid cyst ･･･････ 30，135，137，**175**，176，177
arachnoid menbrane ･･････････････ 79
artery of the foramen ovale ･･････ 81
artery of the foramen rotundum ･･･ 81
artery of the foramen spinosum ･･･ 81
AT/RT：atypical teratoid/rhabdoid tumour ･･･**152**

B

βカテニン ･･･････････････････････ 35
ballooning ･･･････････････････････ 134
βhCG：β human chorionic gonadotropin ･･･ 119
brachyury ･･･････････････････････ 39
BRAFV600 ･･････････････････････ 35
BRAF遺伝子の変異 ･････････････ 200

C

c-kit ･･････････････････････････ 37
Carney complex ･････････････････ 97
cavernous sinus ･･･････････ **78**，79，81，107
central diabetes insipidus
･･････ 7，59，**60**，61，64，69，199，200，201，224
central precocious puberty ･･････ 186
CHARGE症候群 ･････････････････ 94
chemical meningitis ･･････････････ 121
chemical shift artifact ･･････････ 45，51
choriocarcinoma ･･･････････ 118，125
choristoma ･････････････････････ 143
choroid glioma ･････････････････ **152**
choroid plexus papilloma ･････････ **152**
chromogranin A ･･････････････････ 31
collision tumor ･･････････････ **171**，173
corticotroph ･････････････････････ 52
craniopharyngioma ･･････ 5，21，22，29，**30**，35
36，61，105，106，**126**，134
138，139，141，161，171，172
177，181，214，216，229，232
CRH：corticotropin-releasing hormone ･････ 28
CT ･･･････････････････････ 49，107

────撮像方法 ･･･････････････ 49
Cushing disease ･･･････ 6，8，97，104，171

D

D2-40 ･･･････････････････････ 37
damming-up phenomenon ･････････ **62**
densely granulated adenoma ･････**31**，33，102
depleted posterior lobe ･･････ 59，**60**，61，64
depletion process ･･････････････ 64
dermoid cyst ･･･････････ 121，123，177
DHEA-S：dehydroepiandrosterone sulfate ･･････ 6
diffuse astrocytoma ･･･････････････ **152**
distal ring ･･･････････････････････ 81
dorsal meningeal artery ･･････････ 81
DPG-plus症候群：duplication of the pituitary
gland-plus syndrome ･･････････ 85
DSDE-TFE ･･･････････････････････ 49
duplication ･･････････････････････ **84**
dural tail sign ･･･････････････････ 172
dure propria ･･･････････････････ 79

E

ectopic posterior lobe ･･････ 59，**62**，63，69
104，181，182，183
embryonal carcinoma ･･････････ 118
emissary vein ･･････････････････ 81
empty sella ･･･････ 5，**55**，111，177，194，195
engulf ･････････････････････････ 172
eosinophilic granuloma ･･････････ 199
ependymal cyst ･････････････････ 177
ependymal pituicyte ･･･････････････ 151
ependymoma ･･･････････････ 151，152
epidermoid ･････････････････ 135，138
Erdheim-Chester病 ･･････････････ 203
EXIT（exutero intrapartum treatment）procedure
･････････････････････････ 84
exocytosis ･･････････････････････ **71**

F

FDG-PET ･･･････････････ 108，161，163
FIPA：familial isolated pituitary adenoma ･･････ 97
FLAIR像 ･･･････････････････ 75，76
flow artifact ･･･････････････････ 44，51
folliculostellate cell ･････････････ 52
FOV：field of view ･･････････････ 46

INDEX

FSH：follicle stimulating hormone
·················· 3, **7**, 28, 52, 156, 187
FSH-LH 群 ························· 9, 31
FSH-LH 産生細胞 ···················· 52
FT 4：free thyroxine 4·················· 5
functional pituitary adenoma ·········· **8**, 31, **34**, 97

G

ganalioglioma···························152
gangliocytoma ············ 105, 151, 152, 154, 171
ganglioneuroblastoma ···················· 164, 166
ganglioneuroma ···················· 151, 164, 171
germ cell tumors ············· 5, **36**, **118**, 121, 168
germinoma ·········· 30, **36**, 37, 50, 66, 105, **118**
119, 121, 124, 125, 135, 136, 141
161, 181, 203, 206, 211, 222, 223
GH：growth hormone ·············· 2, **3**, 4, 28, 52
156, 171, 181, 187
───（→成長ホルモン）
GH-PRL-TSH 群 ···················· 31
GHRH：gtowth hormone-releasing hormone ······ 28
giant adenoma ························· 97, 98
glioblastoma ···························152
glymphatic system ·················· 161
GnRH：gonadotropin releasing hormone ··· 92
gonadotroph ···························· 52
gonadotropin··························3, **7**, 52
───（→ゴナドトロピン）
granular cell myoblastoma ·················143
granular cell tumor ············· 30, **37**, **38**, 140, 143
granular cell tumor of the neurohypophysis
·············· 105, 136, 140, 141, **143**, 144, 148
granulomatous hypophysitis ·············· 218, 219
growing teratoma syndrome ·············· 123
growth hormone deficiency········ 62, 77, **181**, 199

H

Hand-Schüller-Christian 病 ·············· 199
heavily T2-weighted image ··· 16, 82, 87, 100, 127
hemangiopericytoma ·····················141
hemochromatosis·················· 196, 197
hypocortisolism··························219
hypothalamic hamartoma········· 30, 135, 137, 175
hypothyroidism ·············· 186, 187, 188, 189

I

IFS：isolated familial somatotropinoma ·········· 97
IGF-1：insulin-like growth facter-1 ·········· 2, **3**, 4
IgG 4 関連下垂体炎（IgG4-related hypophysitis）
····· 30, 40, 61, 122, 161, 221, **224**, 225, 226, 227
immature teratoma ···················· 118, 121, 124
inferior capsular artery ···················· 81
inferior hypophyseal artery ···················· 81
inferior intercavernous sinus ·········· 188, 191
inferolateral trunk ························· 81
infundibular recess ························· 74
infundibular stem ························· 74
infundibuloma ···························143
inner layer ···························· 79
intermediate lobe·························· 52
intra-ventricular type ·············· 22, **24**, 25
intrasellar type ···················· 21, **22**, 23
isolated-SOD ···················· **89**, 90
IVH：intravenous hyperalimentation ·············· 197

J K

JXG：juvenile xanthogranuloma ·················214
KAL 1 遺伝子変異 ························· 92
Kallmann syndrome·················· **92**, 93
Ki 67 labeling index·················· 32, 156
Klinefelter 症候群 ·····················186
Kveim テスト ·····················206

L

lactotroph ···························· 52
LAH：lymphocytic adenohypophysitis ······ **218**, 219
220, 224
LCH：Langerhans cell histiocytosis ·············· 5, 36
61, 119, 121, 142, 168
199, 206, 211, 222, 223
less enhancement ·························· 32
Letterer-Siwe 病 ·························199
LH：luteinizing hormone······ 3, **7**, 28, 52, 156, 187
LH-FSH：luteinizing hormone - follicle-stimulating
hormone ·········· 9, 31, 52, 156
LHRH：luteinizing hormone-releasing hormone ··· 28
Liliequist 膜 ·········· 175, **178**, 179, 180
LIN：lymphocytic infundibuloneurohypophysitis
···················· 68, **69**, **218**, 219, 20, 224

241

LPH：lymphocytic panhypophysitis
　　·················· **218**, 219, 220, 224
LYH：lymphocytic hypophysitis
　　················30, 40, 105, 115, 116, 121, 141
　　　　　154, 161, 168, 195, 203, 206, 211
　　　　　218, 219, 220, 221, 222, 224, 232
lymphoma ··································· **160**

M

macroadenoma······ 32, 34, 97, 98, **100**, 105, 106
　　——のダイナミック造影MRI ···················100
mature teratoma ··················· 118, 123
McConnell's capsular artery·················· 82
MDCT ··107
median eminence···························· 74
MEN 1：multiple endocrine neoplasia type 1 ··· 97
meningohypohyseal trunk···················· 81
metastatic pituitary tumor ··········· **167**, 169, 170
MIB- 1 index ····························39, 156
microadenoma ···················· 34, 52, 97, **98**
　　——のダイナミック造影MRI ········· 98, 99
middle meningeal artery ···················· 81
mixed gangliocytoma-pituitary adenoma ·········171
mixed germ cell tumors························118
MRI ··· 42
　　——撮像条件 ···························· 42
　　——撮像装置 ···························· 42
　　——撮像断面 ···························· 42

N

Nelson syndrome ····························156
neuroblastoma ·······················40, **164**
neurocysticercosis ··························177
neurohypophyseal germinoma ········ 68, **118**, 120
neurohypophysis ············ 28, 37, 74, 168
non-EPI法 ······································232
non-functional pituitary adenoma
　　····· **8**, 30, 31, **34**, 97, 101, 104, 106, 108, 148
null cell adenoma···················· 31, **33**, 97

O

oliabetes insipidus ················· 60, 119, 147, 161
　　　　　169, 205, 210, 219, 224
oligoastrocytoma ····························152
ophthalmic artery····························· 81

optic chiasm ································ 74
OXT：oxytocin ················· 3, 28, **59**, 66

P

paraganglioma ·······························152
parasellar T 2-dark sign ················· 219, 221, **222**
pars distalis································· 74
pars intermedia ························· 52, 74
pars intermedia cyst ·······················136
pars tuberalis ·············· 28, **52**, 74, 76, 104
PCNSL：primary central nervous system
　　lymphoma ····························160
periosteal dure ······························ 79
persistent trigeminal artery ················ 82
PET健診 ··108
PIF：prolactin inhibiting factor··············· 28
pilocytic astrocytoma ················· 135, 136, 151
　　　　　152, 153, 154
pilomyxoid astrocytoma ···················152
PIT- 1：pituitary-specific transcriptional factor-1 ···**222**
Pit-1群 ·························· **31**, 32, 33
pituicytoma·················· 30, **37**, 38, 105, 136
　　　　　140, 141, 143, 148
pituitary adenoma
　　·············· 5, 8, 9, **14**, 18, 19, 28, 30, 63, **97**
　　　　　110, 134, 146, 150, 155, 157, 168
　　　　　171, 172, 173, 174, 211, 222, 229
pituitary apoplexy ···**110**, 135, 173, 195, 231, 232
pituitary capsule ··························· 79
pituitary carcinoma ·········· 30, 39, 105, **155**, 157
pituitary glioma ····························· **151**
pituitary hyperplasia ·········· 105, **186**, 188, 189
pituitary incidentaloma ·················99, 131
pituitary tuberculosis ·······················**210**
PITX-1 ·· 31
PLAP：placental alkaline phosphatase········36, 118
polycystic ovary syndrome ··············· **5**, 186
prechiasmatic type ···················· 21, 22, **23**
prefixed chiasm·····························100
primary empty sella························ 55, 56
primary hypophysitis ·······················**219**
PRL：prolactin ············· 3, **4**, 28, 52, 187, 189
　　——（→プロラクチン）
PROP 1関連複合下垂体ホルモン欠損症 ·················187
PROPELLER ································· 49

INDEX

proximal ring ·· 81
PSIS : pituitary stalk interruptionsyndrome
··· 5, 62, 181
PXA : pleomorphic xanthoastrocytoma ··········· 152

R

Rathke cleft cyst ········ 30, **35**, 63, 105, 115, 126
131, 132, 133134, 171, 172, 173
174, 177, 209, 214, 216, 229, 232
Rathke pouch·································· 28, 131
Rathke's cleft ··································· 131
repletion process ······························ **60**, 64
RESOLVE ·· 49
retrochiasmatic type ·························· 22, **24**
rim 状造影効果····································· 194
Rosai-Dorfman病································· 203

S

S 状静脈洞·· 81
SALL 4 ·· 37
sarcoidosis ··· 5, 30, 61, 122, 142, 146, 154, 161
168, 203, **204**, 211, 222, 223, **227**
saucer-like sella ····························· 127, 135
Schaumann小体································· 204
secondary empty sella ························ 55, 56
sellar ependymoma······························ 30, **37**
sellar spine ··································· **95**, 96
SF-1群 ·· 31, 33
Sheehan syndrome ······················56, 61, **193**
SIADH : syndrome of inappropriate secretion
of anti-diuretic hormone ··········· 7, 8, 164, 210
SITSH : syndrome of inappropriate sercretion
of TSH ····································· 5
SOD : septo-optic dysplasia ····················· **88**
SOD-plus ······································ **89**, 91
solitary fibrous tumor ···························· 141
somatotroph ··································· 29, 52
sparsely ······································· **31**, 33
SPGR法 ··· 47
spindle cell oncocytoma ··············30, **37**, 140
spindle cell oncocytoma of the adenohypophysis
·········· 105, 140, 141, 143, 146, **147**, **148**
squamous-papillary type ··· 30, **35**, 126, 127, 130
stalk effect ··································· 28, 101, 131
STGC : syncytiotrophoblastic giant cell ··········· 119

subarachnoid space ······························ 79
subclinical pituitary apoplexy ······················· 116
superior hypophyseal artery ······················· 81
suprasellar germinoma ······················· 66, 68
susceptibility artifact ························· 44, 47
synaptophysin ··································· 31

T

T 2 dark sign ······································ 69
Tpit群 ·· 33
temozolomide ······························ 156, 157
tentorial artery ·································· 81
teratoma ·· 118
thyrotroph ·· 52
Tolosa-Hunt症候群······························ 222
Tpit群 ·· 31
TRH : thyrotropin-releasing hormone
··································· 4, 28, 187, 189
triplication ······································· 84
TSH : thyroid stimulating hormone
··············· 3, **5**, 9, 28, 52, 156, 187, 189
TTF- 1 : thyroid transcription factor- 1
··································· 28, 37, 38, 140, 143
Turner症候群 ··································· 186

V W

view sharing ···································· 48
waxy nodule ······················· 115, 132, 134, 172
Wegener肉芽腫症·························61, 122
WHO分類
····· 37, 97, 126, 140, 143, 144, 147, 151, 164

X Y

X-linked acrogigantism ···························· 97
xanthogranuloma of the sellar region
··················· 135, **214**, 215, 216
xanthomatous hypophysitis···················· 219
yolk sac tumor ·························· 118, 125

下垂体の画像診断

2017 年 12 月 1 日　第 1 版第 1 刷発行
2022 年 11 月 10 日　　第 3 刷発行

■編　集　　三木幸雄　　みき ゆきお
　　　　　　佐藤典子　　さとう のりこ

■発行者　　吉田富生

■発行所　　株式会社メジカルビュー社
　　　　　　〒162-0845　東京都新宿区市谷本村町 2-30
　　　　　　電話　03 (5228) 2050 (代表)
　　　　　　ホームページ http://www.medicalview.co.jp/

　　　　　　営業部　FAX 03 (5228) 2059
　　　　　　　　　　E-mail eigyo @ medicalview.co.jp

　　　　　　編集部　FAX 03 (5228) 2062
　　　　　　　　　　E-mail ed @ medicalview.co.jp

■印刷所　　三美印刷株式会社

ISBN978-4-7583-1603-3　C3047

©MEDICAL VIEW, 2017.　Printed in Japan

・本書に掲載された著作物の複写・複製・転載・翻訳・データベースへの取り込みおよび送信 (送信可能化権を含む)・上映・譲渡に関する許諾権は, (株) メジカルビュー社が保有しています.
・ JCOPY 〈出版者著作権管理機構 委託出版物〉
　本書の無断複製は著作権法上での例外を除き禁じられています. 複製される場合は, そのつど事前に, 出版者著作権管理機構 (電話 03-5244-5088, FAX 03-5244-5089, e-mail：info@jcopy.or.jp) の許諾を得てください.

・本書をコピー, スキャン, デジタルデータ化するなどの複製を無許諾で行う行為は, 著作権法上での限られた例外 (「私的使用のための複製」など) を除き禁じられています. 大学, 病院, 企業などにおいて, 研究活動, 診察を含み業務上使用する目的で上記の行為を行うことは私的使用には該当せず違法です. また私的使用のためであっても, 代行業者等の第三者に依頼して上記の行為を行うことは違法となります.